结核病种群生物学

The Population Biology of Tuberculosis

原　著　Christopher Dye

主　译　贾忠伟　陆祖宏

主　审　王黎霞

译　者（按汉语拼音排序）
　　　　樊　成　贾效伟　马　艳　王　静
　　　　张　慧　张　乐　朱　雷

校　对（按汉语拼音排序）
　　　　李　梦　李志军　刘宇红

U0363123

人民卫生出版社

图书在版编目(CIP)数据

结核病种群生物学/(英)克里斯托弗·戴伊(Christopher Dye)著;贾忠伟,陆祖宏译.—北京:人民卫生出版社,2017
ISBN 978-7-117-24839-6

Ⅰ.①结… Ⅱ.①克… ②贾… ③陆… Ⅲ.①结核病-种群-生物学 Ⅳ.①R52

中国版本图书馆 CIP 数据核字(2017)第 169852 号

人卫智网	www.ipmph.com	医学教育、学术、考试、健康,购书智慧智能综合服务平台
人卫官网	www.pmph.com	人卫官方资讯发布平台

版权所有,侵权必究!

图字:01-2016-4657

结核病种群生物学

主　　译:贾忠伟　陆祖宏
出版发行:人民卫生出版社 (中继线 010-59780011)
地　　址:北京市朝阳区潘家园南里 19 号
邮　　编:100021
E - mail:pmph @ pmph.com
购书热线:010-59787592　010-59787584　010-65264830
印　　刷:三河市博文印刷有限公司
经　　销:新华书店
开　　本:710×1000　1/16　印张:15
字　　数:277 千字
版　　次:2017 年 8 月第 1 版　2017 年 8 月第 1 版第 1 次印刷
标准书号:ISBN 978-7-117-24839-6/R·24840
定　　价:98.00 元
打击盗版举报电话:010-59787491　E-mail:WQ @ pmph.com
(凡属印装质量问题请与本社市场营销中心联系退换)

序 一

　　目前大部分结核病论著论述的是结核病的历史、文化、临床和微生物学方面的问题。本书把结核病的战略性研究作为主题,系统地把结核病相关的流行病学主要特征还原到人口生物学的背景中,再利用数学模型将这些因素联为一个整体,利用系统论方法,研究不同防控策略下结核病的演变过程。作者Christopher Dye 是 WHO 战略办公室主任,也是英国皇家科学院院士。其对结核病的系统性和战略性研究,不仅提示了结核病防控的有效干预节点,同时也为其他相关传染病的防控研究提供了一种可借鉴的思路。

　　传染病产生和暴发的背景相对复杂。长期以来,限于疾病产生背景数据获取手段有限、困难,人们更多关注的是疾病的产生机制及可观察到的自然影响因素。随着信息技术的发展,疾病监测系统不断升级完善,传染病相关数据积累丰富。面对大量的传染病信息,即在当今大数据时代,如何将疾病还原到其产生的自然和社会背景之中,充分应用围绕疾病产生的多源相关数据开展研究,不仅是对公共卫生管理者的挑战,也是对传统公共卫生管理模式的挑战。

　　本书恰逢此时翻译出版,相信作者在结核病领域的研究能够为公共卫生管理人员提供一种看问题的新思路,也为从事基于数据驱动的疾病防控研究人员打开一个新视角。

王陇德院士

2017 年 6 月

序 二

本书主要译者贾忠伟教授邀我作中文版序,深感荣幸,也借此机会进行了系统的学习,进一步加深了对结核病流行和防控的理解。

2000 年左右,世界卫生组织热带病研究和培训项目(the Special Programme for Research and Training in Tropical Diseases,TDR)将结核病纳入支持范围,开始组织和开展结核病社会经济行为等方面的研究。本人有幸得到第一批 TDR 支持的结核病研究课题资助,此后多年,我和我的同事连续得到 TDR 结核病研究资助。我从开展所承担的第一个结核病研究项目起,就开始学习本书作者 Christopher Dye 的研究成果,其发表的论文成为我们研究中引用最多、帮助最大的知识来源。

现在学习 Christopher Dye 及其主要研究成果的《结核病种群生物学》,愈发体会到 Christopher Dye 对结核病研究的重要性和影响力。我的研究领域是卫生经济与政策,在开展结核病政策研究过程中,深深受益于 Christopher Dye 等人所做的基础性研究。记得我做的第一个结核病研究项目是分析我国财政分权制度对结核病控制的影响,选取不同的经济发展地区,比较其在结核病卫生筹资能力和疾病负担等方面的差异。其中,估计各个研究地区的结核病患病率就是利用了 Christopher Dye 的方法。

本书对我国当前及今后结核病防控策略、政策和干预的制定和评估具有重要意义。正如书中指出的,结核病是一个人口、生态、经济和环境进化所决定的疾病,结核病控制效果之所以还有很大改善的空间,不是因为我们缺乏有效的诊断和治疗手段,而是在降低结核病发病等方面,结核病高负担国家的卫生体系(health system)能力薄弱。卫生体系存在的种种缺陷和问题,严重制约了结核病控制技术的应用和发展。这让我们认识到,要有效防控结核病,实现国家结核病防控目标,需要从卫生体系的角度,关注结核病卫生筹资、人力资源、服务体系和模式、建立更加整合的结核病防控网络等问题。

正如本书所强调的人群(population)视角,在结核病风险因素估计的基础上,利用健康社会决定因素等先进理念,进一步明确和强调结核病危险因素控制的重点,并指出全民健康覆盖(universal health coverage)在结核病控制中的重要性。这提示我们,在健康中国的建设过程中,如何以健康公平为核心,关注结核病这类与经济和生态相关的疾病,在国家脱贫战略中提高结核病防控的成效,通过结核病控制也助力国家脱贫战略目标的实现。

他山之石,可以攻玉。相信本书的出版对于提升我国结核病研究将发挥重要作用。

孟庆跃教授

2017 年 5 月

序 三

结核病是最古老的疾病之一,人类从未停止与结核病的抗争,1882 年 Koch 发现了结核分枝杆菌,这是人类与结核病斗争的新起点。1921 年卡介苗问世并逐步广泛接种;20 世纪 40—60 年代,有效抗结核药物相继成功开发、先后组成了标准和短程治疗方案医治结核病。此间结核病疫情下降,发达国家尤为明显。20 世纪 80 年代 Karel Styblo 提出了控制与消除结核病的指标,科学家们乐观地认为人类进入了控制结核病时代;不幸的是,90 年代纽约市结核病趋势持续上升。结核病重新引起全球关注,1993 年 4 月 WHO 宣布"全球处于结核病紧急状态"并于 1994 年在全球大力推广 DOTS 策略,我国成为落实该策略最好的国家之一。包括我国在内,全球还投入了大量资金用于结核病控制和新技术研发。但是,截至 2015 年全球结核病、耐多药结核病、HIV/TB 形势仍十分严峻,结核病平均年递降率仅为 1.5%,我国为 3.4%。正确解读这种状况并借鉴经验与教训,采取何种措施实现 2015 年消除结核病的目标(发病率≤1/100 万),成为我们面临的重大挑战。

《结核病种群生物学》一书,采用了不同于传统流行病学和一些结核病专业巨著的方法,将发生结核病的人物、地点和时间还原到人口生物学背景中,再利用简单数学模型,模拟结核分枝杆菌与人类宿主之间的动态交互过程和规律,回答了为什么结核病流行会如此顽固和持久;综合人口生物学流行病学观点,将结核病放在其产生的社会背景中,视结核病为"社会疾病"进行研究,从更开阔的角度探讨并揭示在 21 世纪中叶消除结核病的难点及我们必须做什么;再次确证了"立竿见影控制疫情的措施是患者早期诊断和高效的治愈性疗法",我们需要引进新技术,更需要完善基本医疗服务职能与程序,使之与达到消除结核病目标相匹配的水平,并提出按"社会病"解决与结核病相关社会问题等,是该书的精髓。

该书为我国学者提供了一种新的、系统的研究思路和方法,也为在当前形势下引入新防控策略,消除结核病提供了颇有价值的参考。感谢贾中伟教授带领她的同事将此译为中文,为广大读者提供了阅读的方便。我深信仔细研读此书一定会受益匪浅。

王撷秀教授

2017 年 5 月

目　录

引　言

奔马痨、虚弱、驼背、狼疮、肺结核、瘰疬、脊椎痨、潮热、胃热、波特（Pott）氏病和科赫氏（Koch）病，这些不同历史阶段的结核病表现形式，在 20 世纪里杀死了 1 亿多人口，在上千年间夺去不计其数的生命。目前每年全球新发 TB（tuberculosis，结核病）患者约 900 万，略低于千年发展目标中新发 TB 人数上限。人类已经有 90 年的疫苗接种和 60 多年的药物治疗历史，但 TB 依然是人类排名前 10 位的死因。一些富裕国家在上个世纪里的 TB 发病率和死亡率明显下降，但没有一个国家接近于消除这种疾病（发病率≤1/100 万）。本书将阐述为什么 TB 会如此顽固和持久，并揭示如果要在 21 世纪里消除 TB，必须做些什么。

目前大部分 TB 的书是有关疾病的历史、文化、临床和微生物学方面的问题，例如，René 和 Jean Dubos 的《白色瘟疫》（*The White Plague*, 1952）是阐述社会背景下 TB 流行病学的经典论著。被誉为欧洲公共卫生巨人的 Karel Styblo，其论文集（1991）如今依然是 TB 专家案边必备的手册。终生在北美从事 TB 工作的 George Comstock 立志不出版任何一本书籍，但他 1980 年的关于 TB 流行病学里程碑的综述，成为业内必读的文献。根据在国际防痨与肺部疾病联盟（International Union Against Tuberculosis and Lung Disease）的丰富工作经验，Hans Rieder 在 1999 年和 2002 年先后撰写了关于 TB 流行病学（1999）和 TB 控制（2002）的指南。这两本指南系统检验了与 TB 感染、发病和死亡相关的因素，评估了药物治疗和疫苗的效力和效益。

本书所采用的方法与上述完全不同，主要目的是把流行病学的主要特征——人物、地点和时间还原到人口生物学背景中，也就是人口学、生态学、进化和群体遗传学的研究。再利用简单数学模型，模拟结核分枝杆菌与人类宿主之间的动态交互过程和规律，从而阐述如何在几十年内将 TB 发病率和死亡率降到一定程度，如何通过引入新的防控策略彻底消灭 TB。这些研究的目的不是针对一个具体场所的流行病学描述，而是力争探索 TB 防控的普适性模式和原则。因此本书观点更倾向于战略性研究，而非战术研讨，而且这种战略方法与近期发表的、针对具体或局部问题探索 TB 解决方案的研究不同。另外，虽然一些研究结果基于数学模型分析，但本书不涉及、也不是数学模型或流行病学统计方法的启蒙教材，相关研究方法可在被引用的文献中查到详细的介绍和描述。

流行病学的常规研究方法包括横断面、病例对照、队列及完美的对照实验性试验。利用这些方法和技术可以评估耐药结核分枝杆菌是否与某些基因型相关,吸烟人群发生 TB 的相对风险,以及新药的治疗效果。这些研究主要基于相对孤立静止的思路,例如,一项随机对照试验证明一个新的 TB 疫苗对成年人的保护功效大约为 70%,这个结果是 TB 控制的一个突破。仅基于这种保护效果,我们无法预测、也无法追溯 10 年期间该疫苗接种计划对全社区的影响。要想知道这些情况,还必须了解人口和结核杆菌的演变规律,以及结核杆菌和人类之间长期共存的作用关系。这些过程可以通过量化患者再生数、异质性传播、种群免疫、反馈机制、系统平衡和进化选择压力等指标实现和说明。这些人口生物学概念有助于表述传染病控制中的重要问题,但却超出了以描述性和危险因素研究为主的传统流行病学的线性、时限范畴。

作者受 Roy Anderson 和 Robert May《人类感染性疾病》(*Infectious Diseases of Humans*)一书的影响,也和两位作者持有类似的观点。Anderson 和 May 在 1991 年出版的这本论著,标志流行病学的新时代诞生,是流行病学发展史上的一个里程碑。这本书借鉴了大量群体科学的思想,并紧密结合数据发展了数学理论。在我看来,该书最大的遗憾是在长达 700 页的研究中,仅在历史背景介绍中提到一次 TB。

过去 20 年里,人们大规模推广 TB 药物治疗,实施了前所未有的控制策略,在联合国定的最后时限 2015 年达到了千年发展目标(Millennium Development Goals,MDG)。如今,全球艾滋病流行几乎达到顶峰,比以往任何时候都多的资金正投入到为 TB 所实施的前所未有的控制策略、研究和发展中。然而在许多低收入、高负担国家,TB 疫情下降缓慢,每年都有新的耐药菌株出现。乐观一派认为 2050 年可以消灭 TB,悲观一派则认为对所有抗生素产生耐药的结核病菌将在全球蔓延。当然两种结果皆有可能,但本书希望能助力实现前者,避免后者。

本书主题线索如下:第 1 章介绍全球各地人群中 TB 进化和流行学史的背景。第 2 章首先引入一个由动力学模型族构成的数学框架,据此介绍与 TB 进化和流行史相对应的概念,研究 TB 流行及控制的关键问题。这些动力学模型在接下来的章节里也将用到。尽管第 2 章里制订的原则是从群体角度观察问题,即基于群体中个体特征的平均值,但流行病学的核心目标之一,也是宿主与病原体进化的基础,就是解释差异,即为什么有些人感染并发病,有些人不感染或感染了也不发病。因此第 3 章研究影响感染结核病杆菌的危险因素及发病的风险,一个重要的发现是影响 TB 感染和发病的因素很多,但每一个因素的影响都很小,在任何选定人群中都只能解释疾病的一小部分原因,这些发现对 TB 控制很有意义。第 4 章围绕 TB 的众多危险因素展开研究。如果不知道哪些人容易感染和发病,就无法实现针对性的预防和治疗,这也是为什么当前的 TB 主要控制措施不是针对少数热点人群,而是面向全人群防控。为活动性患者提供药物治疗是 TB 控制的主要措施,这项措施挽救了数百万 TB 患者的生命,但目前远远无法控制疾病的传播。第 4 章的主要结论是,控制糖尿病、营养不良或烟草有助于 TB 控制,但对 TB 疫情能够立竿见影的措施是患者早期诊断和高效的治愈性疗法。

第 5 章~第 7 章分别讨论 TB 流行病学及其控制的三个具体而重要的主题:多种结核菌株和耐药性,结核病与艾滋病的双重流行,消灭和根除结核病的可能性。如今,全球各地都面临结核病耐药的威胁,但这种传播不是不可以避免的。无论理论上还是实际防控工作,即使在耐药菌株很普遍的地区,通过采用目前最好的管理模式,耐药 TB 病例数量和耐药率都可以得到扭转。非洲 HIV/AIDS 流行使该地区 TB 发病率增加了 3 倍,但考虑 HIV 预防性治疗方案和 TB 治疗方案的综合实施效果,以及艾滋病流行在最糟糕的地区已达到峰值,HIV-TB 控制有着不可想象的巨大潜力。再次重申,耐药和 HIV 相关的 TB 控制的当务之急是早期诊断、菌株特异性诊断及实施治愈性治疗。解决问题的核心是 TB 控制计划的开展必须与健康服务的基本职能相适应。书中第 4 章~第 7 章的主要结论相辅相成,相互印证和支持。

虽然前景听起来很乐观,但 2015 年后规划的 TB 防控目标给我们未来几十年的 TB 防控工作提出了艰巨的任务。第 7 章中的研究结果明确提示,要实现 2015 年后结核病防控目标,在本世纪中叶抓住机会消灭 TB,不仅要完善基本医疗服务程序,同时需要预防新感染和中和感染的新技术和方法。

第 8 章综合人口生物学流行病学观点,将 TB 放在其产生的社会背景中考虑。显然,将 TB 当做一种"社会疾病"研究,能够从更开阔的角度探讨影响疾病分布和死亡的影响因素。这里人口生物学的独特作用是实现对人口学特征、生态学特征、流行病特征、环境特征及进化特征等量化。拓宽研究角度,能够在以健康和可持续发展为核心的后 2015 时代,在更大范围内选择疾病应对措施。第 8 章研究还提示,药物治疗潜在影响和实际效果的巨大差别说明我们应加强 TB 早期发现,加强对活动期和早期 TB 的有效治疗,这意味着要想办法提高健康服务的需求和供给。我们过去重点放在开发控制 TB 的新技术上面,但对设计使用这些技术的卫生和社会系统方面的关注还不够。

本书一定程度上是应用种群生物学的练习。值得反思的是,任何科学分支寻求的普遍性都来自具体实例的研究。Daniel Bernouilli,William Hamer,Anderson Gray McKendrick,Ronald Ross 和 Fred Soper 的工作,是对流行病学的真正开创性的贡献,因为他们构想了更容易了解和控制天花、麻疹及疟疾的办法。结核病研究也已揭示了人群疾病的一些基本事实,书中讨论的一些基本流行病学过程包括:疾病如何能够在低基本再生数下维持生存;部分免疫流行病学后果;或多或少的感染性临床状况谱的含义;巨量隐性感染者存在时疾病的生存和灭绝;药物和疫苗的相似性、差异性及在联合干预中的效果;在流行病学和人口学变化下,TB 的动力学改变。

本书既有传承,也有创新。在本书写作过程中,众多同行为本书提供了慷慨帮助,包括提供资料、原始数据、想法、文字编辑、建设性建议等,在此我们表示诚挚的感谢。我妻子 Enricke Bouma 总能在合适的时间,用合适的方法给予我恰到好处的支持。除了表达我最深切的谢意,我还将重拾我们的周末,弥补"TB 消耗的时光"。本书的观点并不一定反映审稿人意见,与作者所在单位世界卫生组织(WHO)的决策、政策和观点没有必然的联系。若书如有不当之处,我个人承担全部责任。

第 1 章

打不败的结核病

全球目前有 1200 万～2500 万的传染性结核病例。面对如此巨大灾难,人类战胜结核病任重而道远。

——John Crofton(1960)

2012 年,世界卫生组织(WHO)估计全球新发结核患者 860 万,死亡人数 130 万,全球当年有 1200 万结核患者。

——世界卫生组织(2013)

"打不败的结核病(tuberculosis,TB)"是 Crofton 教授为纪念在联合药物治疗结核病方面作出重要贡献的一位同事在 1960 年 Marc Daniels 演讲时选用的题目。自 1960 年以来,TB 的群体生物学特征发生了很多变化,但 Crofton 当年所用的演讲题目仍然能反映世界卫生组织统计数据所展示的当今全球结核病实际状态。在过去若干年,用于结核病防治的高效药物治疗不断取得进展,但 2012 年全球仍然有 800 万～1000 万人新发展为各种形式的 TB,全年大约 1100 万～1400 万患者,死亡人数约 120 万～150 万人。在 2000—2009 年期间,TB 年发病人数不断下降,目前可能已降到了 10 年来的最低点,但是 TB 仍然是由单一的、可治愈的传染病导致死亡人数最多的疾病。

21 世纪我们面临的主要挑战是:控制并最终消灭这一寄生在人体(包括最早的原始人)千百万年的病原菌。为了解如何消灭结核病,本书开章首先定义这个问题。本章主要内容是:介绍病原菌的基本特征及其导致的疾病;病原菌的起源和在人群中的分布;病原菌随时间的主要演变趋势和当前的疾病负担。本章内容主要是描述性介绍,更多有关 TB 流行病学和控制的分析性研究将在随后的章节中展开。

分 枝 杆 菌

结核分枝杆菌的所有生物学特性变化都表现得很缓慢,如其他细菌能在几分钟内完成分裂,结核分枝杆菌则需要几个小时;大多数细菌培养需要几个小时,结核分枝杆菌需要几个星期;大部分细菌感染暴发持续几天或几星期,结核分枝杆菌流行是几年、几十年甚至几个世纪。

结核分枝杆菌是一种细小的杆状(测量单位为 μm)、需氧、大多数状态下无运动性、无芽孢型的细菌。按照细菌学惯例,分枝杆菌主要根据显微镜下观察到的其被标准染色处理的反应来分类。结核分枝杆菌是蜡质状细胞壁,富含脂肪酸,细胞壁革兰氏染色呈中性,但结核分枝杆菌被归为革兰氏阳性菌(Hinson 等,1981)。然而,这种不易着色的细胞壁一旦被浓缩燃料(如品红)成功染色,就难以被酸性物质脱色。因此,处理分枝杆菌一般使用齐-内(Ziehl-Neelsen)染色法,可以在光学显微镜下看到蓝色背景上呈现红色的分枝杆菌。分枝杆菌的菌种是根据它们的外形(结核分枝杆菌相对较粗)和对生物化学试验的反应进行区分(Ait-Khlaed 和 Enarson,2003)。

分枝杆菌在液体培养基中(数天)相对比在固体培养基中生长速度较快(在传统的罗氏培养基中大约需要数周)。在依赖培养结果得出诊断的实验室中,结核菌较慢的生长速度显然导致诊断延迟、患者失访,以及获得治疗前继续传播等一系列临床和流行病学后果。但是,不同分枝杆菌的生长速度不同,在结核杆菌的鉴别诊断中能起到一定的提示作用。

分枝杆菌在环境中广泛分布,常见于土壤和水中,不都是寄生菌。结核分枝杆菌复合菌群(*M. tuberculosis*,MTBC)包括主要的哺乳动物病原菌,狭义的结核杆菌和非洲杆菌,还包括主要的动物性病原菌,如牛型分枝杆菌、山羊型分枝杆菌、田鼠型分枝杆菌及海狮海豹型结核杆菌。牛型结核分枝杆菌作为人类结核病的病因之一,主要见于肺外结核感染(Durr 等,2013)。随着奶牛结核感染防控的改善,以及巴氏杀菌技术在牛奶产业中应用,目前因牛型结核分枝杆菌感染的人类结核病例已经很少(全球中位数小于 3%)。但是,在没有实施结核病基本防控措施的局部地区,由牛型结核分枝杆菌感染的患者比例依然较高,如 2013 年的一项系统分析研究发现,非洲个别国家由牛型结核分枝杆菌感染患者比例高达 30% ~ 40%(Muller 和 Durr 等,2013)。与结核分枝杆菌复合群同一属中的另两个重要人类致病分枝杆菌是麻风分枝杆菌和溃疡分枝杆菌,其他 100 多种已知分枝杆菌(更多待发现)称为环境分枝杆菌或非结核分枝杆菌(nontuberculous mycobacteria,NTM,可导致肺结节)、非典型分枝杆菌、非结核菌的分枝杆菌(MOTT 杆菌)。Hoefsloo 的研究尽管是非均匀抽样,但显然非结核分枝杆菌分布世界各地,并且各大洲之间、同一大洲的不同国家之间种类皆不同(Hoefsloot 等,2013)。

人型结核分枝杆菌和非洲型结核分枝杆菌是导致人肺部疾病(肺结核)的主要病原体,同时也可导致其他器官和组织上的疾病(肺外 TB)。人体所有器官都对这些杆菌易感,尤其淋巴结、骨骼、大脑和皮肤更容易发生继发感染。结核杆菌从肺部转移到其他器官上的播散性疾病,大多数发生在免疫功能低下或受损的人群,如 HIV 感染者、糖尿病患者、恶性肿瘤患者、婴儿及接受肿瘤抑制因子和激素治疗的患者。尽管越来越多的基因研究否定了结核分枝杆菌基本是一个克隆体的观点,但和其他细菌相比,结核分枝杆菌因缺少遗传变异性是其一显著特点而闻名(Borrell 和 Gagneux, 2011; Gagneux, 2013; Coll 等, 2014; Anderson 和 May, 1991)。另外,当 TB 患者治疗所用药物剂量不当时,结核分枝杆菌表现出非凡的耐药突变能力(见第 5 章)。迄今为止,我们掌握的结核分枝杆菌遗传变异性有限,但一套标记物被证明能够提供结核分枝杆菌的生物学信息。研究基因变异的工具箱包括:TB 分枝杆菌插入序列 IS6110 的限制性片段长度的多态性(restriction fragment length polymorphisms, PFLP)、间隔区寡核苷酸分型(基于唯一、非重复的间隔序列 DNA)、可变数量串联重复序列(variable number tandem repeats, VNTR)、单核苷酸多态性(single nucleotide polymorphisms, SNP)、多位点序列(multilocus sequences, MLS)及研究数量不断增多的全基因组测序(Tortoli, 2011; Ford 等, 2012; Walker 等, 2013; Bryant 等, 2013; Merker 等, 2013; Kohl 等, 2014; Anderson, 2014; Niemann 和 Supply, 2014)。基因标记物研究可追溯 TB 感染发生过程;揭示复发 TB 是再次感染还是旧病复发;探索良性、毒性和耐药 TB 杆菌的动力学特征,以及 TB 菌传播历史和地理特点等。

人 群 宿 主

　　结核杆菌是人体的一种免疫系统寄生菌,它从人体防御核心攻击宿主细胞,即通过诱导宿主细胞自我毁灭引发传播。

　　结核杆菌在巨噬细胞、中性粒细胞和树突状细胞等吞噬细胞内中存活和复制。巨噬细胞是通过吞噬外来异物(如微生物)来保护宿主机体的一种细胞。一部分侵入机体的结核杆菌会立刻被机体的先天免疫系统杀死,幸存的结核分枝杆菌通过刺激免疫细胞产生一种既不弱也不强的适应性反应,最终建立一个可在多个宿主之间传播的感染。免疫力过低可诱发肺部感染倍增和传播,造成广泛的组织和器官损害,最终杀死宿主减少传播机会。无论是先天存在还是后天获得,只要免疫力足够强大,有可能阻止细菌复制或在细菌传播前早早杀死它们(van Crevel 等, 2002; Verrall 等, 2014; Ernst, 2012; Cooper 和 Torrado, 2012)。

　　当结核患者咳嗽、打喷嚏、吐痰或仅仅大声说话时,在空气中产生大量包含细菌的飞沫。通常情况下,这些飞沫能在空气中停留几个小时,如果健康人在这段时间内吸入这些带菌的飞沫,就发生了传播。

　　当含有病原菌的空气飞沫进入肺部组织时,即启动了结核感染过程。侵入肺泡的结核菌首先被肺泡清除巨噬细胞吞噬,被吞噬而未被杀死的结核菌避开巨噬细胞的破坏机制在其内部慢慢复制繁殖。巨噬细胞内的结核菌增殖到一定数量时,将破壁而出感染相邻的肺泡,引来更多的巨噬细胞吞噬从被破坏的巨噬细胞中释放出的结核菌。在这个最初的感染阶段,感染的巨噬细胞通过淋巴系统扩散到引流淋巴结,但是肺部也有感染。

由于结核菌对巨噬细胞和其他免疫细胞产生的刺激,宿主在几周内建立细胞介质免疫反应,以阻止结核杆菌复制。这个阶段的反应,可通过抗原刺激试验检测感染和细胞介导免疫应答。皮上划痕、结核菌素皮内试验和结核菌素皮肤试验,都是通过皮内接种结核分枝杆菌纯蛋白衍生物唤起皮肤产生免疫应答。免疫应答通常在皮肤表面产生红斑、水肿和硬化。目前另外一种常用方法,用结核杆菌特异性抗原刺激巨噬细胞和 T 细胞,通过在其他细胞因子中产生伽马干扰素(伽马干扰素释放试验基础,interferon gamma release assays,IGRA),从而检测结核菌感染(Grosset,2003;Pai 等,2014)。

被激活的巨噬细胞群和淋巴细胞群聚集在感染部位,形成小节或结节状肉芽肿瘤(Ehlers 和 Schaible,2012)。肉芽肿内,控制细菌繁殖的反复斗争导致人体破坏自己的肺组织。肉芽肿内的细胞死亡,产生埃曼塔尔样肺结核空洞(干酪样坏死)。典型的空洞是在中下肺叶,这是肺结核的一个特点。

如果肉芽肿分解,释放出的结核菌像在巨噬细胞内一样,继续增殖(Grosset,2003;Shakak 等,2013)。如果感染能继续发展,细菌复制产生越来越多的空洞,肺组织会在几个月或几年中逐渐被损坏。肺损伤会引起咳嗽,咳嗽把结核菌排进空气并引起排痰,晚期阶段的咳嗽还会有咯血现象。对于 TB 来说,肺部病变范围和严重程度同传染性有关,这些因素之间的关系可用结核病传播数学模型来调整和模拟(见第 2 章)。

免疫应答越有效,个体发展为活动性肺结核的速度就越慢,获得性感染速度同样缓慢。不同程度的免疫应答抑制产生关于潜伏或亚临床的状态谱。状态谱的范围包括通过先天或后天免疫应答抑制的早期感染,被抑制而不能复制的活性结核杆菌,以及被免疫部分抑制的低水平复制的结核杆菌(Barry 等,2009;Young 等,2009;Colangeli 等,2014)。结核菌素皮肤试验检测到细胞介导免疫应答意味着我们人体内携带着大量活的结核杆菌。传统的观点认为,人体内的结核菌在长期感染过程中一直处于静止或潜伏状态。经过数年或数十年的休眠,结核菌可能再次被激活而导致个体发病。然而,由于潜伏状态来自不断严格的检查,所以说潜伏是一个单独的发病状态(Barry 等,2009)的观点,或者说潜伏存在所有感染过程(Shakak 等,2013)的观点已受到质疑(见第 2 章)。一个更现代的观点是,潜伏性结核,即无临床症状的感染,是一组条件,这些条件构成一部分针对结核杆菌入侵的异质性反应的一部分反应。感染形成不同的肉芽肿性病变,这些肉芽肿有不同程度支持或抑制结核菌复制的能力(Barry 等,2009;Lin 等,2013)。不管持续感染的真正原因是什么,有些人在第一次暴露后几个月或几年后发展成结核病,但绝大多数有暴露感染迹象或可能携带活结核菌的健康人,在有生之年并没有发展成 TB。

结核菌影响其他疾病的分布

结核菌是通过人体免疫系统竞争性地或兼容地产生相互作用的一组病原体之一。前面描述的适应免疫应答产生两种对抗性的辅助性 T 细胞亚群 Th1 和 Th2,每种亚型细胞都有自身的一套细胞因子介质。微生物感染改变细胞因子谱,可能影响 Th1 和 Th2 的免疫应答平衡,但对疾病进展的影响还不明确。细菌感染在过敏个体上可能有这样的作用:一次过敏状态刺激产生哮喘症状的黏膜炎症,整个过程伴随 Th2 细胞因子过度反应。

简单说,Th1 对结核菌感染的应答与肉芽肿形成和保护有关,Th2 应答与组织杀伤高度过敏性和疾病进展有关。决定两种应答反应平衡过程与结核菌与其他传染病原体(从病毒到蠕虫)的相互作用、相互影响和相互制约有关。

分枝杆菌引起强烈的 Th1 响应,导致 Th1/Th2 失衡,Th2 细胞应答处于劣势。由此可见,结核分枝杆菌感染可以防止哮喘。一项针对日本儿童的研究发现,强结核菌素反应与童年后期较低发生哮喘、结膜炎和湿疹有关系(Shirakawa 等,1997)。结核菌素试验呈阳性人群的哮喘过敏反应患病率是结核菌素试验呈阴性人群患病率的 1/3,哮喘症状是结核菌素阴性人群的 1/3~1/2。除此之外,在结核菌素反应为阳性的 7~12 岁儿童中,其特异性反应缓解概率是阴性患者的 6~9 倍。南非的一项儿童研究发现结核菌感染和过敏性鼻炎之间具有负相关性(Obihara 等,2005)。一些其他国家的对照研究也发现,没有 TB 的地方,哮喘更为常见(von Mutius 等,2000;Shirtcliffe,2002)。这些研究提示 TB 可能抑制哮喘和其他过敏反应的发生,进一步大胆推断,可以开发分枝杆菌的疫苗,用于防治哮喘和过敏反应(Hopkin,2000)。虽然证据尚不十分明确,卡介苗(Bacillus Calmette-Guérin vaccine,BCG)接种已经开始试用(Karonga 预防实验组 1996)。一些研究还发现,结核菌感染还可能预防麻风病,欧洲麻风病发病率下降也可能和自然传播的 TB 有关(Lietman 等,1997)。

由于 TB 和哮喘之间免疫联系的证据越来越明确,其与其他感染病之间的交互关系也不断引起研究者的关注。例如,蠕虫感染引起 Th2 活跃,调节过敏性疾病,但是损害卡介苗与结核的免疫应答(Hopkin,2000;Obihara 等,2006;Ferreira 等,2002;Franke 等,2013)。

结核杆菌和个体免疫系统之间相互作用的复杂性反映出宿主体内系列新奇和重要的种群生物学问题。其中一个重要问题就是,结核杆菌如何在宿主体内潜伏多年,既没有被宿主杀死,也没有从肉芽肿瘤内突分解出来导致机体发病。一个理论认为,这是菌群在细胞内外分布平衡的原因(Blaser 和 Kirschner,2007)。随着细菌、巨噬细胞、T 细胞和其他细胞种类的生态学的研究发展,一个关键问题是宿主体内的系统生物学是否能揭示人群中 TB 宿主间的动力学特点(见第 8 章;Young 等,2008)。

细菌、病毒、寄生虫感染之间基于免疫调控产生的协同和对抗作用很复杂,目前尚未得到充分研究和解决。但是,以上例子至少在更大范围提示结核菌和其他感染之间的相互影响,这一发现在人群水平上有潜在的影响。可以大胆想象,调控 Th1 和 Th2 反应,对 TB 免疫治疗具有潜力。

人群中的传染性疾病

对每一个个体,结核病都是三个状态之一:传播—感染—发病。这一过程是结核病在人群中基本特点。这里概述的特征,作为第 2 章、第 3 章的导言。

主要特征:较低的传播率(每个患者每年大约感染 10 个以下患者,van Leth 等,2008;Styblo,1991;Bourdin Trunz 等,2006);较低的获得性感染率(目前每年低于 2%);大量长期亚临床或潜伏性感染人群(在高发地区通常有 1/3 的人有细胞免疫应答,如果是肺活动性带菌状态,说明过去曾经暴露感染过结核菌);较低感染者发病率;一定数量感染状态的疾病谱。亚临床感染和临床感染,都可能持续数周至数年。

不考虑其他条件,有 5%~25%的感染者在被感染的头 5 年内发展成原发性结核患者(Sutherland,1968;Comstock 等,1974a;Sutherland 等,1976)。潜伏感染 5 年后每年再发病的风险很小(每年 10~100/10 万,Dye 等,1998;Horsburgh 等,2010;Shea 等,2013)。婴幼儿感染者的发病风险很高,随着免疫系统的逐渐成熟完善而降低(Shey 等,2014),在 5~15 岁期间的儿童发病率显著降低,青春期儿童的发病风险再次升高,女孩更早一些。男女成年期间发病风险都非常低(Comstock 等,1974a;Sutherland 等,1982;Vynnycky 和 Fine,1997b)。亚临床感染的存在机制还不清楚,但某些感染者的发病风险一直持续到老年阶段。总之只有很少的感染者发病,人体有强大抵抗能力来阻止发病。

细胞介质对感染的免疫应答是先天性或获得性免疫的一个主要标志物,只能发挥有限的保护作用(Sutherland 等,1982;Vynnycky 和 Fine,1997b;Dye 等,1998;Andrews 等,2012),因此潜伏性感染者和持续暴露的人群都有发病的风险。基于对细菌表型(主要为耐药型)和基因型的观察,大量研究表明 TB 患者携带多种菌株,可能来自多次感染(Richardson 等,2002;van Rie 等,2005;Baldeviano-Vidalon 等,2005;Warren 等,2004)。目前的 TB 患者,尤其合并感染

HIV 的患者,既可能是感染再次激活,也可能是感染新的致病菌(de Viedma 等,2002;Van Rie 等,1999;Crampin 等,2010;Chiang 和 Riley,2005)。

透过 TB 控制研究史可见,部分保护免疫性应答机制能够解释研发有效结核病疫苗非常困难——人工疫苗的保护作用很难超过人体自然免疫作用。在对宿主和病原体关系的长期研究中,值得探索的是:为什么且结核菌如何长期潜伏(细菌可存活数十年)和宿主局部免疫(感染个体的供给)演变为结核菌生存史的策略,第 2 章内容将详细讨论这个问题。

在大多数的传染性病例中,特别是那些有结核空洞的病例中,可以在显微镜下看到痰涂片上被染色的结核菌(60%~70%的肺结核病例,Styblo,1991)。这些病例构成"传播池"的主体部分(Canetti,1962),其中患者咳嗽产生的气溶胶传播风险最大(Jones-Lopez 等,2013)。痰涂片阴性的 TB 可以通过敏感度更高的培养方法检测细菌,培养阳性而痰涂片阴性的患者同样能传染别人。每一个痰涂片阴性的患者传播风险很小,但全部痰涂片阴性人群对结核病传播的贡献大概是 15%~40%(Behr 等,1999;Hernandez-Garduno 等,2004)。当然,比例将根据被研究的特定人群通过显微镜所发现痰涂片阴性的比例变化而变化。无论如何,它表明痰涂片阴性但培养阳性的病例能够传播结核病。不同人群间的肺外结核病例的比例不同,总的来说占结核病的 10%~30%。与成年男性相比,肺外结核(特别是淋巴结核)在妇女、儿童和那些免疫力低下的人群(尤其是 HIV 感染比)中更为常见(Shafer 和 Edlin,1996;Rieder 等,1990;Rieder,1999;Aaron 等,2004)。

纵观感染者一生,感染者发病的风险主要取决以下三个因素:从感染到发病的速率,感染后的预期寿命和再次感染的机会。总的来说平均 10%左右的感染者在一生中可能发展为结核患者,但这个变化也不尽相同。20 世纪后半期,英格兰和威尔士各种形式的肺部疾病的发病率大约为 12%(Vynnycky 和 Fine,2000)。较低的感染率,加之较慢的发病速率,导致较低的 TB 发病率,TB 发病率大约为每年 0.1 人年(100/10 万),少有超过 1 人年(1000/10 万)。

显然,和其他传染病(如流感等)相比,结核病的发病率并不高。结核病被列为影响全球健康的主要疾病之一,并不是因为大量的结核病例,而是因为其致死率较高。对痰涂片阳性患者来说,如果不进行治疗,50%以上的患者将在 5 年内死亡(Berg,1939;Thompson,1943;Buhl 和 Nyboe,1967;Styblo,1991;Rieder,1999),70%的患者在 10 年内死亡(Tiemersma 等,2011)。8 年后还存活的患者,大多数处于一种暂时自愈的休眠结核病状态,这种状态很容易复发,其中一部分还将成为慢性排菌患者。由于痰涂片阴性患者肺部一般受创较小,所以不接受治疗的死亡比例也相对较低,大约为 20%(Tiemersma 等,2011;Krebs,1930)。另一方面,即使使用最有效的药物治疗,最终也有 5%~10%的患者因医治无效而死亡。

结核杆菌的起源和扩散

目前基因型的地理分布式研究正被用来重建结核病的起源和传播。利用可变遗传标记绘制的结核分枝杆菌家族树(系统发育进化)显示,现存人类结核分枝杆菌的共同祖先是源于非洲的一种人类病原体(Brosch 等,2002;Gutierrez 等,2005;Comas 等,2010;Smith 等,2009;Comas 等,2013)。非洲大陆有结核杆菌最丰富的遗传多样性,也是唯一发现了全部 7 个人类适应的结核菌种的大陆(图 1.1)。7 个家系中的 3 个家系(5、6、7)是非洲大陆特有的。与古老的变种——"光滑"的坎纳分枝杆菌家系相比,两个来自非洲西部的 5 和6 家系离进化树根部最近(de Jong 等,2010)。坎纳分枝杆菌和其他古老的结核杆菌显然都是某种古老结核杆菌的直系后代,这种古老结核杆菌严格来说是在人型、非洲型、牛型及其他型分枝杆菌都没有分离出来时就已经存在的结核菌种(Brosch 等,2002)。家系 7 只在非洲之角的人群中发现,分支点明显晚于家系 5 和 6。因此,结核杆菌共同的祖先很可能类似人型或坎纳型菌,是一种来自人类而非动物的病原体,与东非早期原始人类共存,并和人类共同进化了数万年至几百万年而演化到今天(Brosch 等,2002;Gutierrez 等,2005)。

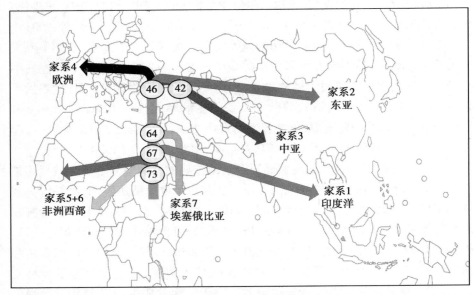

图 1.1 结核病"走出非洲"的假设,显示出系统发育分离点和结核复杂杆菌 7 个家系的地理分布。分离点位置是标记分离出来的日期(数千年以前)。改编自 Comas 等(2013)

当代全球结核菌群的分布和两个因素有关:人类走出非洲,以及近几百年,随着非洲、印度、中国和美国增加的人口流动。在对这种分布模式的众多解释中,Gagneux 和他的同事们基于人类走出非洲的背景,提出结核分枝杆菌复合群"走出非洲"的系统生物地理学说(Filliol 等,2006;Comas 等,2010;Hershberg 等,2008;Comas 等,2013)。现代人类携带结核菌走出非洲,最先横跨印度洋和东南亚,同时传入家系 1(Rasmussen 等,2011),然后是更靠近现代的家系 2,家系 3 传入南亚、东亚,最后到欧洲。几个世纪以来,贸易和战争带来人口不断迁徙,这三个分支进一步传播到世界其他各地。19 世纪期间,欧洲一些城市人口过量,一部分欧洲人开始迁徙到美洲大陆,欧美菌株,也就是家系 4,可能随着这些人传到美洲大陆。

结核菌不仅随着人类迁出非洲,又随着人口流动返回非洲(Hershberg 等,2008)。例如,目前在东非发现的印度菌株,可能是近期印度次大陆的移民带来的;在南非发现的东亚/北京菌株(家系 2),可能是荷兰殖民者将奴隶从东南亚带到东非,或者在金矿工作的中国工人输入的。除了非洲,移民还将现代北京菌、哈勒姆菌(Haarlem)和其他菌株传到世界其他地区(Merker 等,2015)。

当然,系统进化学不能反映结核杆菌的起源和传播的全貌,基于骨骼的考古学证据(尤其是波特氏患者的脊髓病变特征)和文献记载能够补充说明分子流行病学的推断。最早的关于脊柱损害性病变的证据来源于新石器时代的欧洲(意大利,5800 BC;波兰,5000 BC)和中东地区(埃及,4500 BC,约旦,3150—2200 BC;Roberts 和 Buikstra,2003,2008;Stone 等,2009)。中国最早的关于腺体和肺部疾病(有血痰)书面记载是在公元前 2700 年。根据公元 700 年南美、公元 900 年北美的骨骼推敲,美洲人在前哥伦比亚时期就有 TB(Buikstra,1999;图 1.1 无该证据)。除非美洲能找到人畜共患的起源,否则更像是 TB 随着最早的亚洲移民,逐渐统治新大陆(Salo 等,1994;Bos 等,2014)。

自 1600 年以来的人类结核病

分子基因学和考古学相互印证补充,给出一个让人信服的关于人类结核病进化和文化史的解释,这也是 16 世纪前可用于重建事件的少数工具,但是最好的疫情追溯是从空间和时间上直接观察疾病的进展和死亡。

16 世纪英格兰经验主义的兴起是理性时代的先导。第一次有意义的尝试是记录 1532 年伦敦鼠疫期间的死亡,这些数据后被《伦敦死亡率报告》(*London Bills of Mortality*)收录。17 世纪早期,报表开始系统报告死亡病因,包括直到 1840 年才被称为"结核病"的相关疫情报告,这些报告的准确性还不确定。17 世纪,肺痨和消耗(肺部消耗性疾病)是 TB 最典型的临床表现。其他的临床表现有寻常性狼疮(皮肤)、瘰疬(scrofula)、淋巴结结核(淋巴结)以及驼背或波特氏病(脊柱)。

1632 年,John Graunt 对《伦敦死亡率报告》分析发现,消耗性疾病引起的死亡人数,占伦敦死亡总数的 19%(1797/9535),仅次于新生儿死亡人数(Graunt,1937),这一数字和后来对第 3 版《伦敦死亡率报告》分析的结果一致。1675—1824 年期间,《伦敦死亡率报告》记录死于消耗性疾病人数比例为 17%~25%。也就是说,19 世纪早期,在 4 个死亡人中,就有 1 人死于 TB(Landers,1993)。伦敦以外的数据分析,还揭示了消耗性疾病在英国其他地区及世界各地导致的不同死亡情况(Young,1815)。两位 Dubos 先生(1987)强调了结核病、城市化和工业化之间的联系,但结核病既不是城市特有的疾病,也不是其主要的疾病。在 19 世纪 40 年代的爱尔兰,尽管城市的人均死亡率较高,但在农村,每 10 名死亡人中,至少有 7 人死于消耗性疾病(Breathnach 和 Moynihan,2011)。

和其他传染病一样,这些与结核病相关的医疗条件和流行病学要点,早在微生物学发现真正病因之前就已经知道了。但是直到 1865 年,Villemin 将感染患者和感染牛体内的物质成功接种到试验用的兔子身上以此验证结核病是传染病的可能性(Villemin,1868),1882 年 Koch 发现并成功确定该致病菌(Koch,1882),人们才确信结核病是一种传染病。

19 世纪中叶,当结核病这一名字被普遍使用时,英格兰和威尔士结核病的死亡率已经开始下降(McKeown,1976)。结核病疫情在英格兰、威尔士和苏格兰地区的上升、下降变化早于爱尔兰和斯堪的纳维亚地区,更早于日本和波多黎地区(图 1.2A)。欧洲一些城市数据也进一步支持英国(伦敦)结核病疫情下降早于欧洲大陆的观点(汉堡、斯德哥尔摩;图 1.2B;Grigg,1958b)。结核病疫情在过去几百年上升和下降背后的过程,将在第 2 章进行定量研究。一些城市的历史数据反映出结核病的另一个特征。和其他传染病对比,各地结核病的死亡率惊人的相似。1912 年,全球 72 个城市结核病报告显示,52 个城市的结核病死亡率是(50~200)/100 000(图 1.3;与图 1.2 相比;Cliff 等,1998)。这就提出了一个问题,为什么不同城市的死亡率差别不大?是什么样的人口学进程让死亡率的变化区间如此之小?而且,自欧洲和美国结核病死亡人数开始下降,在 20 世纪前 50 年期间,结核病死亡几乎是等速率下降(尽管受到第一次世界大战阻断;图 1.4),且西欧和北美存在类似的作用机制。但是,是否真有这么一个、或者是几个、多个主导作用机制在控制结核病的下降速率?这也是第 2 章将要定量研究的一个问题。

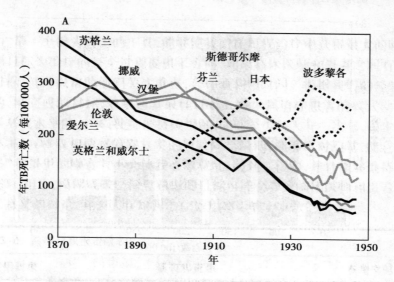

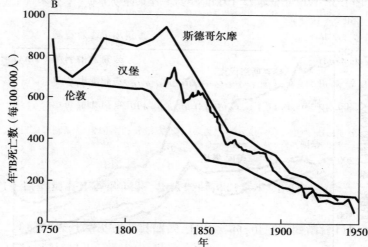

图 1.2　世界各地不同时期 TB 死亡数量

A. 国家:英格兰、威尔士和苏格兰的疫情峰值出现较早,然后是爱尔兰和斯堪的纳维亚;20 世纪其他国家(日本,波多黎各)迎来了 TB 死亡高峰。数据来自 Dubos 和 Dubos(1987)

B. 城市:伦敦的疫情峰值出现较早,然后是欧洲大陆。数据来自 Grigg(1958)

　　1912 年,TB 在英国被定为法定报告传染病,通过病例和死亡记录,提供较全面的 TB 流行病学疫情报告。英国系列病例和死亡报告展示了一个西欧普

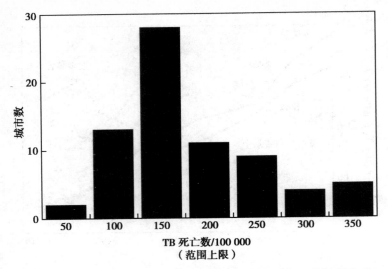

图 1.3 1912 年全球 72 个城市 TB 死亡率的频率分布。数据来自于 Cliff 等(1998)

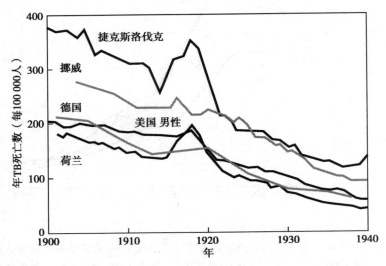

图 1.4 1900—1940 年之间选定国家 TB 死亡数趋势。数据来自 Styblo (1991)

遍存在的事实:1950 年前,TB 年发病率和死亡率下降速度为 4% ~ 5%(图 1.5),这一观点被结核菌素皮肤试验调查佐证(图 1.6)。随着 20 世纪 40 年代药物治疗的出现,尤其 20 世纪 50 年代以后,TB 年发病率下降速度达到 10%,死亡率下降速度更快。总之,TB 患者越来越少,患者死亡机会越来越小,因此

死亡人数也就越来越少(减少死亡率,图 1.5;Vynnycky 和 Fine,1997a;Styblo
等,1969)。

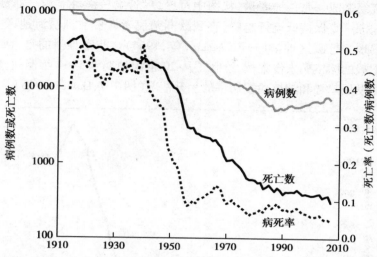

图 1.5 英格兰和威尔士自 1912 年来 TB 病例数和死亡数情况。在 20
世纪 40 年代有结核病治疗药物之前,病死率一直保持在 40% ~ 50%,20
世纪 50 年代期间迅速下降,随后速度开始变慢。数据来自英国健康保
护署(UK Health Protection Agency)

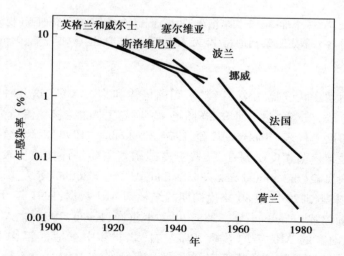

图 1.6 1900—1980 年欧洲各国结核病年感染率变化趋势。
下降率从年均 4%(英格兰和威尔士 1907—1950)到年均 13%
(荷兰 1939—1979)。数据来自 Davies(1966)

在 20 世纪上半叶,结核病发病率在工业化国家呈现缓慢下降趋势,但在发展中国家基本看不到结核病流行。例如,将针对撒哈拉以南非洲地区结核病的研究绘制成一张传播图谱,从图中可见,尽管结核病可能源于非洲,但结核病在非洲一直保持低流行趋势,直到欧洲殖民者入侵非洲沿海地区并渗透到非洲内地才打破这种格局(Roelsgaard 等,1964)。非常难得的是,Davies 根据文献记载的结核病入侵案例,绘制了从 20 世纪初期到 1964 年期间,罗德西亚矿业化发展趋势和结核病发病率的上升情况(图 1.7;Davies,1966)。

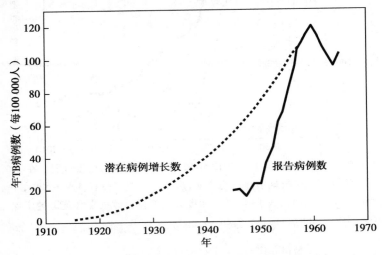

图 1.7　一个难得基于文献记载 TB 流行上升的案例:在罗德西亚(现津巴布韦),假定观察到的每 10 万人中 TB 病例增量。数据来自 Davies (1966)

结核菌素皮肤试验、痰涂片镜检、细菌培养和胸部 X 线,这几种主要的结核病诊断方法,被整合用于研究 20 世纪 40 年代以来的结核病流行病学特征,以非洲和印度为代表(Roelsgaard 等,1964,Chakrabort,1996)。但是,研究中的主要数据是结核菌素皮试调查,结核菌皮试调查主要是评估或比较全球结核病的年发病风险(the annual risk of infection,ARI)。Cauthen 等人整理从 20 世纪 40 年代末期到 20 世纪 80 年代初期的结核病 ARI 数据;1991 年,Kochi 发表关于 ARI 的综述(Cauthen 等,1988,2002 年重印;Kochi,1991)。ARI 综述显示,工业化国家的 ARI 年均下降 10% 左右,北非和中东地区年均下降 5% ~ 10%,东亚或南亚下降缓慢或者完全没有下降(Kochi,1991)。综述还提示,目前结核病流行特征和过去有所不同,例如,现在是在东亚地区,尤其是中国的 TB 加速下降,但总体上,全球 TB 流行情况一致。

快速而便宜的结核菌遗传变异图谱绘制技术,为在不同空间尺度上研究

TB 流行病学提供了一个强而有力的工具。在一项关于 TB 历史流行病学研究中,DNA-VNTR 数据提示,加拿大土著居民的 TB 可能是在 1710—1870 年皮毛贸易鼎盛时期,由加拿大魁北克人传染的(Pepperell 等,2011)。在英国和瑞典,基因标记物被用于追踪现代异烟肼耐药菌株暴发(Maguire 等,2011;Maguire 等,2011)。结合传统的疫情暴发调查,全基因组测序揭示了英属哥伦比亚、加拿大地区两个不同菌系以可卡因使用者为中心的循环情况(Gardy 等,2011)。英国伯明翰、莱斯特和牛津关于 TB 暴发的 WGS(whole genome sequencing)研究,能够辨识超级传染源,辨别区域获得性感染,由此可推断疾病传播方向(Walker 等,2013,2014)。WGS 研究还用在 REMoxTB 试验中,确认纳入患者是再感染还是复发。REMoxTB 试验是在马来西亚、南非和泰国实施的莫西沙星抗 TB 治疗快速评价临床试验项目,包括使用莫西沙星在内的 4 个月治疗(Bryant 等,2013)。

结核病与健康"大融合"?

从 20 世纪 80 年代开始,通过整合结核病的一系列数据评估结核病负担和流行趋势。这些数据包括常规病例和死亡报告、基于人口的感染调查、疾病的患病率和死亡率和生命登记中的死亡数据(见第 2 章;Dye 等,1999;Corbett 等,2003b;WHO,2013a)。如今,全球每个国家都有结核病,因此每个国家都有一个国家结核病防控项目,全球对结核病的监测达到前所未有的力度。

自 1990 年开始,全球逐步实施标准化的国家 TB 控制项目,并不断完善项目规划中的方法和方案。但通过这些项目所获取的数据并不完善,因此在解释和使用这些数据时需格外小心。Dye 等设计了一套针对这些数据的评估技术和方法(Dye 等,2008a;WHO,2013a)。根据获得证据可知,全球大约 1/3 的人感染结核分枝杆菌,包括不知比例的活性菌携带者(Sudre 等,1991;Dye 等,1999)。感染人数是一个大致数量估计,在未来几十年内变化较小。

综上所述,结核病发病人数远远少于感染人数。2012 年大约有 860 万的结核病例(122/10 万),其中 290 万是妇女。WHO 估计大约有 53 万 15 岁以下儿童患有结核病,这个数据比一个独立调查研究估计的 100 万左右儿童结核患者的数字更准确(Jenkins 等,2014;Sismanidis 等,2014)。

WHO 划分的非洲地区(主要是撒哈拉沙漠以南地区)是目前 TB 年发病率最高的地区(255/10 万),但病例最多的国家是在人口稠密的亚洲。WHO划分的东南亚和西太平洋地区,患者总数占全球58%。2012 年,印度、中国、印度尼西亚、孟加拉国和巴基斯坦的新发病患者总数占这两个地区的51%。

2012 年,在 126 万结核死亡病例中,东南亚和非洲所占人数最多,分别为

501 000人和480 000人,其中大约320 000人感染HIV。东南亚结核病死亡率大约为16%,和全球平均水平一致。但是,由于非洲很多TB患者感染HIV(35%,全球平均感染为13%),因此非洲结核病死亡率高达22%。这些研究表明,TB是仅位于HIV之后、第二位单因素致死的传染性疾病(2012年大约200万人死于TB),同时也是第一位可治愈的单因素致死的传染性疾病。

从病例报告的趋势来看,全球结核病流行开始呈现下降趋势,但是下降缓慢(图1.8和图1.9)。人均发病率在20世纪90年代持续上升,在2000—2010年期间保持平稳(2003年有个高峰),2010年后开始下降。因为受结核病影响的国家人口总数仍然增加,所以2000—2010年期间,每年新发结核病例数持续增加,这个趋势在2008年达到高峰然后开始下降(图1.9C)。

全球相对静态的TB流行现状,掩盖了局部地区的动态变化。尽管主要TB负担来自亚洲国家,但非洲和东欧国家的TB疫情决定了全球的流行趋势。由于非洲地区HIV的传播和前苏联卫生体系的瓦解,导致撒哈拉以南非洲国家和前苏联地区的TB疫情在20世纪90年代期间显著增加(图1.8和图1.9)(Corbett等,2006;Coker等,2005;Toungoussova等,2006)。这两个地区患者人数的明显上升正好抵消了全球其他地区TB数量的缓慢下降。在此期间,其他地区TB人数下降速度分别为:欧洲西部和中部地区为4%、美国为2%、地中海东部小于1%、东南亚小于2%、太平洋西部地区大于2%、中国为3%、印度为1%。每年在高收入国家[经济合作与发展组织(Organization Economic Cooperation and Development,OECD)的多数成员国]的当地居民中很少发现TB患者,但在移民中发现的患者数保持稳定或时有上升。2011年,在28个欧盟国家中的12个国家中,大多数TB病例是外国出生者或者外国公民[见第3章;欧洲疾病预防和控制中心/世界卫生组织欧洲区域办事处(European Centre for Disease Control and Prevention/World Health Organization Regional Office for Europe),2011]。

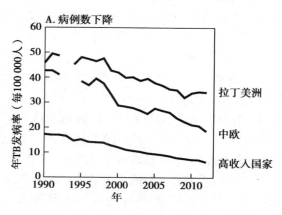

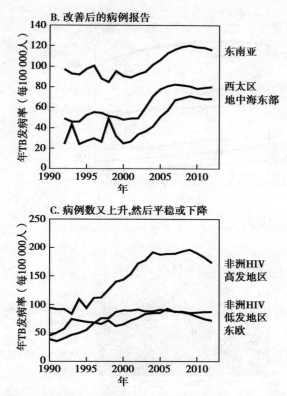

图 1.8　1990—2012 年 9 个地区 TB 年报告变化趋势(用每 100 000 人的发病数表示)

A. TB 下降率中等的 3 个地区,年下降 2%~4%

B. 平稳或下降缓慢的 3 个地区,自 2000 年报告系统完善后病例报告有所提升

C. 自 1990 年来 TB 发病率增加显著而后变平稳的 3 个地区

数据来自 WHO(WHO,2013a)

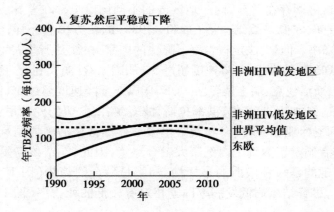

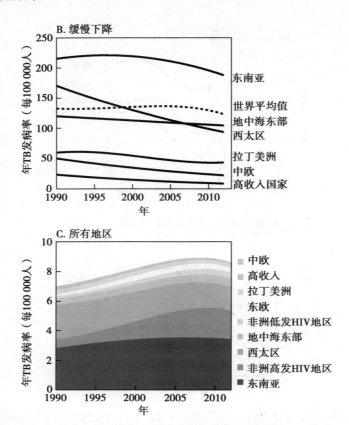

图 1.9　全球九个地区的结核病发病率(A,B)和病例数(C)估计

A. 结核病复苏,然后稳定(非洲,低艾滋病)或下降地区

B. 结核病发病率一直缓慢下降地区

C. 全球汇总。数据来自 WHO(WHO 2013a)

　　不同地区之间存在差异,同一地区内的不同国家也存在差异。在过去的10年中,没有国家像二战结束后(1950—1980)的西方国家一样,实现 5%～10%的年下降率。但是,法定报告率下降快的国家,往往是那些人均发病率较低的国家。OECD 国家中,下降速度超过 5%的国家有:澳大利亚、德国、日本、斯洛文尼亚、斯洛伐克、瑞士及美国。OECD 以外下降速度超过 5%的国家有:美洲的哥斯达黎加、厄瓜多尔、洪都拉斯、波多黎各;欧盟的爱沙尼亚、拉脱维亚;法属波利尼西亚,马尔代夫和新喀里多尼亚等富裕的岛屿国家。因为国际政策制定者制定了本世纪内健康大融合路线,因此,在结核高发国家和低发国家中展现的是一种微弱的多样性,却不是融合的趋势(图 1.11A)。就死亡率而言,尽管结核病低发病率国家相对有较低的死亡率(图 1.11B),但

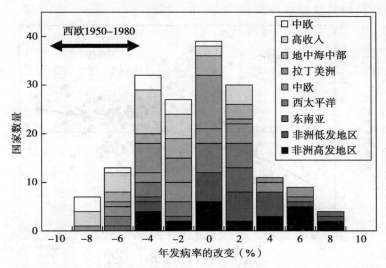

图 1.10 1996—2012 年,9 个地区 172 个国家结核病发病率趋势。在此期间,没有国家达到西欧在 1950—1980 年之间的下降速度。数据来自 WHO(WHO 2013a)

是没有明显的收敛或分歧趋势。因此,要使得不同国家达到一致的低发病率和低死亡率,是对发现、发展和实施更有效的结核病防控解决方案的挑战(见第 4 章~第 7 章)。

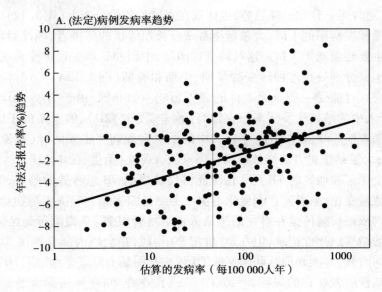

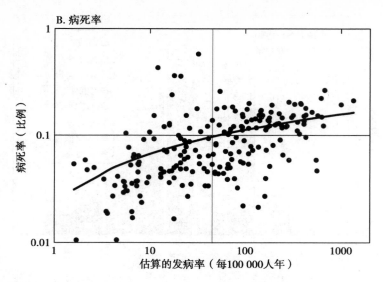

B. 病死率

图 1.11

A. 2003—2012 年期间,结核病法定报告率变化趋势,以及 188 个国家 2012 年发病率评估。图中所示,在发病率较低的国家下降速度较快(负,$R=0.33$),这表明发病率趋势是发散而不是收敛

B. 2012 年 209 个国家病死率与发病率的关系。发病率较低国家病死率也往往较低($R=0.40$),对收敛提出挑战。A 和 B 是对数线性回归。数据来自 WHO(WHO,2013a)

    TB 随时间上升和下降趋势,也体现在患者的年龄分布上(图 1.12)。随着疾病传播和发病率的下降,大量新患者来自长期潜伏的感染者,因此目前结核病负担主要转到老年人口。这种转变在印度、中国和日本表现得非常明显,并且三个国家分别处在这种转变的早期、中期和晚期(图 1.12A~C)。但是,这种转变模式可能受一些重大事件的强烈影响。如非洲,由于 HIV/AIDS 的传播,年轻人中的结核病发病率一直很高(南非,图 1.12D);俄罗斯由于公共卫生系统随着前苏联解体崩溃,年轻人中的结核病发病率出现回升(俄罗斯,图 1.12E);大量结核患者从结核病高发国家流入荷兰(荷兰,图 1.12F)。

    一个国家和地区的 TB 死亡情况能够反映当地 TB 患者数的趋势,但是相对患者数量变化,患者死亡率变化更快。主要是因为死亡取决于药物治疗,而发病率则依赖疾病传播和潜在的感染人群。尽管很多 TB 高流行地区缺乏医学证明的结核病死亡记录,但在 20 世纪 90 年代,在全球大部分地区 TB 死亡率下降的时候,非洲和前苏联国家的 TB 死亡率明显上升。非洲地区 HIV 传播增加了结核患者死亡的风险,导致 TB 人死亡率在 2000 年达到 20%(见第 6 章)。21 世纪初,随着改善对 HIV 感染者和非感染病例的 TB 治疗,结核病死

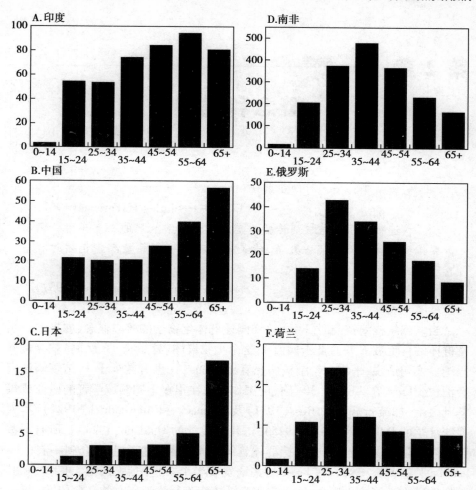

图 1.12　2012 年,痰涂片涂阳肺结核病例报告(y 轴)与年龄(x 轴)关系。随着结核病传播和发病率下降,结核病负担从年轻人转移到老年人。印度(A)、中国(B)和日本(C),分别处于这种转变的早、中、晚时期。影响这种模式的因素有:南非(D)艾滋病毒/艾滋病蔓延,前苏联解体后俄罗斯(E)结核病死灰复燃,从高发国家迁移到荷兰(F)。数据来自WHO(WHO,2013a)

亡率在 2010 年降到 16%。目前 TB 死亡率下降速度大于 TB 发病率(WHO,2013a)。

在 Crofton 发表演讲 50 多年后,结核病的上升趋势可能被最终制止。但就结核病发病来说,结核病并没有被击退,更谈不上被消灭。为了更好理解其中的原因,第 2 章将从群体生物学的角度,在一个定量框架下,介绍结核病的流行病学和主要概念,为第 3 章~第 7 章的进一步研究作准备。

第 2 章

概念和模型

┥┝

假设从来都是不可缺少的……

——Shirley H. Ferebee（1967）

快速彻底阻止结核病传播不是最终消灭结核病的必要条件。只要传染率保持低于某一数值,传染据此建立一个等量感染传播过程即可。

——Wade Hampton Frost（1937）

当谈到结核病控制时,Frost 这样阐述群体生物学的核心概念:如果一个生物群体的再生数 R 一直低于阈值 1,这个生物群体(这里指 TB 病例)就会慢慢灭绝。换句话说,平均一个结核病患者感染的二代患者数少于 1,结核病注定会消亡。Frost 在 20 世纪 30 年代的工作建立在很多不同领域学者的研究成果基础之上,如流行病学的 Ross（1911）及 Kermack 和 McKendrick（1927）等;人口统计学的 Dublin 和 Lotka（1925）;进化遗传学的 Haldane（1924）。所有这些群体生物学分支的研究,在维持群体延续的阈值条件概念上融合到一起（Heesterbeek 2002）。然而,在 Frost 的文章发表半个多世纪后,阈值、再生数和其他群体动力学等核心概念,才一起成为结核病流行病学研究的必要依据。

患者再生数就是一组数,其中最重要的数值被命名为 R_0,R_0 叫做基本再生数(或基本再生比),指在一个未被感染群体中引入一个始发病例能够平均感染的二代病例数（Anderson 和 May 1991;Heesterbeek,2002;van den Driessche 和 Watmough,2002;Keeling 和 Rohani,2008;Diekmann 等,2013;Dye 等,1998）。R_0 用来测量易感人群开始减少之前,感染传播的最大潜力。因此 R 从最大值 R_0 开始下降,最小值为零。在地方病平衡点或稳定状态中,$R=1$。$R_0 \leqslant 1$ 是预防结核病在未感染人群中暴发的必要条件,更为重要的,也在各国长期结核病控制中得到证实的是,$R_0 \leqslant 1$ 是确保通过结核病控制项目或其他改变结核病传播和易感措施、彻底消灭结核病的条件。

Frost 与 L. J. Reed 共同建立著名的 Reed-Frost 链式二项分布模型,用于辅助流行病学教学,很明显,这种模型不适用于 TB。无论是 Frost,L. J. Reed,还是倡导这一方法的杰出代表 Greenwood(1931)，都没有解决这个问题。

Frost 认为美国在 1937 年 TB 的 R_0 已经小于 1。要证明这一观点，必须计算 R 值，最理想的是计算出 R_0。但是，在没有相关理论支持时，只能基于一组较弱的推断。当观察到美国 TB 死亡人数持续减少时，Frost 推断"新的平衡状态不再利于结核菌生存，结核病终将被消灭"(Frost,1937)。当然 Frost 非常清楚，结核病死亡率趋势不一定反映结核病感染状况，如果有流行病学模型(如链式二项分布模型)的辅助，他对 TB 死亡数据的分析能获得更多认可。

在随后大约 20 年内，Feldmann(1957)和 Comstock(1975)对 Frost 提出的美国结核病下降的观点开展进一步研究。两位作者整合越来越多有关 TB 感染、发病和死亡信息，阐述消灭结核病这一问题，但都未能提出一个关于结核菌持续存在或结核菌消灭的理论模型，充分利用这些数据。Comstock(1975)在流行病学领域建树颇丰，但忽视了 Frost 关于阈值的洞察。他认为"理论上，只要保持 TB 的感染率接近于或等于 0，TB 就能够被消灭；但是由于结核病潜伏可能是终生的，所以只有等这些潜伏的感染者全部死亡，结核病防控才可能见成效，最终消灭结核病，这至少需要大概三代人的时间"。但 Frost 却认为，控制感染率接近于 0 固然好，但要消灭结核病，不需要这么低的感染率。

20 世纪的大部分时间里，TB 流行病学家统计结核病的感染人数、发病人数和死亡人数并描述他们的人群分布特征，进而发现风险因素。这些研究积累了大量的数据，为 20 世纪 60 年代后期构建传染病数学模型指导控制规划提供了基础(Waaler,1968;Waaler 和 Piot,1969;Revelle 和 Male,1970;Revelle 等,1967;Brogger,1967)。群体生物学的核心机制是模型构建基础，但研究者们更关注疫苗免疫和药物治疗效果，所以对群体生物学核心问题没有明确讨论。

一种更抽象概念性的 TB 控制方法，应该建立在基本原则基础之上，继承 Macdonald(1952)在 20 世纪 50 年代对疟疾基本再生数的探索，或继承 Bailey(1957,1975)的传染病理论综述，但事实并没有按照这个轨迹发展。直到 Anderson 和 May(1991)在其他传染病研究上取得突破，群体生物学的不同分支才开始瞄准结核病领域。将 TB 流行病作为群体生物学研究的任务，留给了 Anderson 和 May 的后继者们(Blower 等,1995)。因此，TB 是最重要的、没有被 Anderson 和 May 那本重要传染病书列入的疾病。

但是规范理论的发展不是探究结核病真相的唯一出路。20 世纪下半叶，一系列的实际结核病疫情暴发，满足了对结核病数据进行总结、加工和归纳的需求。下一节将对这些实用的、以事实为依据的方法进行介绍。主要涉及结核病感染、发病和死亡的评估。作为参考，表 2.1 列出这些指标，同时列出这些指标的定义和测量方法，以及各自的优缺点。

表 2.1 结核病流行病学关键指标的评估方法及各方法优缺点

指标及测量方法	优势	劣势
发病率		
前瞻性队列研究	评估 WHO 发现率的分母	传播减少后下降缓慢
	直接评估发病率；更适用于处于 TB 高危病的个体（如 HIV 感染者）	费用高；逻辑复杂；需要 2 次以上大型队列调查，需严格设计随访间隔时间和随访患者
病例报告	从常规病例报告计算绝对发病率，常规病例报告相对更准确完善；如果测量方法稳定，常规报告也可以用来判断 TB 趋势；每半年或每年报告的标准方法应该成为评估结核发病率及其趋势的标准方法	许多 TB 高负担国家病例检出率较低（低估了发病率）；另外，因诊断方法的变化（不准确方法）检出率也会变化
结核病患病率		
基于人群的调查	对药物治疗时间变化比较快的成分	传播降低后发病率下降缓慢的成分
	细菌学诊断的无偏倚检测，数据不完整时，调查更显得有效；其他相关研究的平台，如结核病风险因素的调查，患者和卫生系统之间相互作用的调查等	花费高；需要大样本；复杂（尤其是放射线技术）；年测量或精确度优于±25%较难，通常排除未成年人和肺外结核；持续时间不准确，所以 TB 发病率不可靠（WHO 病例检出率不可靠）
结核病死亡率		
	结核病负担的直接测量指标，是生命损失年（伤残调整生命年，disability adjusted life years, DALY）的主要构成；病死率在新药治疗项目中下降很快	传播减少后发病率下降缓慢的成分；在发生率较低的国家，病死率可能已经很低 目发病率很难进一步降低病死率很低
前瞻性队列观察	直接计算死亡人数	可评估发病率，但成本更高，通常不可行
病例队列观察	直接计数死亡人数；如果病例报告完善，并监测患者治疗全程，可接触到所有死亡人数	只观察到队列内的死亡情况，不观察丢失人群，以及不随访人群中死亡丢失人群；缺失人群和转移人群中死亡不知；TB 不总是直接受治疗患者的死因

续表

指标及测量方法	优势	劣势
发病率* 和病死率	简单适用	依赖于对发病率（见上文）和病死率的准确性；被观察的治疗患者的病死率可测，未观察或未接受治疗患者的病死率不可测
常规死亡报告（生命登记，vital registration, VR）	直接测量结核病死亡数量和趋势，可实现每半年或每年报告；评估国家结核死亡方法	很多高负担国家没有综合的 VR，尤其在非洲和亚洲；敏感性和特异性指标未检验
尸检（verbal autopsy, VA）+ 样本 VR	审查登记死亡报告可改善死因统计数据准确性	VA 敏感性和特异性并没有充分评估；在无 VR 系统地方，收集罕见死亡病死亡数据难，且需要大量样本
感染率		
以人群为基础的调查	针对治疗，感染风险变化较快，但是用于评估感染风险的感染率变化较慢	评估感染，而不是评估疾病负担
结核菌素为基础的调查	结核菌素调查相对便宜简单；可用来评估感染风险的时空特点。与结核菌素比，干扰素释放试验（interferon-γ release assays, IGRA）具有更好的敏感性和特异性，包括在非结核杆菌感染者或卡介苗接种者中	结核菌素调查必须严格尊重推荐程序，避免产生类似数字偏好的陷阱；特异性低意味着很难说明哪里感染率较低，哪里卡介苗接种覆盖率或暴露率较高；IGRA 不能区分潜伏和活动患者

来源：改编自 Dye 等（2008）和 Korenromp 等（2009）

* WHO DOTS(DOTS, directly observed treatment, short course 的缩写)

经验流行病学

流行病学家一直都没有充分利用群体生物学的概念,但是他们搜集和解读了大量的数据。从这个角度看,基于药物联合治疗的、当代结核病防控奠基者 Karel Styblo 是一名细节抽象大师(见第 4 章)。20 世纪 80 年代,Karel Styblo 将不同场景下有关 TB 感染、发病和死亡三者基本关系的数据整合到一起。一个重要的发现是:年感染风险每增加 1%,每 10 万人新增加痰涂片阳性 TB 患者 50(40~60)人(Styblo,1985)。Styblo 的出发点很实用:根据 1∶50 准则,利用结核菌素皮肤试验的结果,能够计算每年新发 TB 人数。实际发现的 TB 患者数与估计的 TB 患者数比值,称为检测比,用来衡量控制项目的执行力度。当然正如我们了解的,检测流行病学结果不只和患者发现的数量有关,也和患者发现的时间有关。患者发现延误是疾病在人群中传播的决定性因素之一。

Styblo 还发现,TB 年死亡率、痰涂片阳性 TB 年发病率和 TB 患病率存在 1∶2∶4 的关系。也就是说,1 个痰涂片阳性 TB 患者的平均传播时间大概是 4/2=2 年,死亡率(无量纲比例)是 1/2=0.5。关系式 1∶2∶4 也意味着年死亡率和患病率的关系是 1∶8,这个结果与马萨诸塞州弗雷明汉社区卫生与结核示范项目(Framingham Community Health and Tuberculosis Demonstration)1∶9 的结果几乎一致。该示范项目始于 1917 年,不局限于痰涂片阳性患者,观察所有病例和死亡(Comstock,2005;Breathnach 和 Moynihan,2011)。假设每个痰涂片阳性患者每年感染 10 人,基于收集到的观测数据,痰涂片阳性率(I,每 100 000 人)/年感染风险(λ,每 100 人)=$(I{\times}10^5)/(2{\times}10{\times}I{\times}10^2)$=50(Styblo,1991)。每个痰涂片阳性患者每年传染 10 人,意味着 TB 传染病不强,即每人每月感染人数不超过 1 人。

基于 Comstock 等人(1974 a)工作的传统观点也认为,在儿童汇总数据中,结核病终生发病风险大概是 10%(前 5 年内 5%,5 年后 5%)。但实际上,潜伏感染者发病风险取决于个人的特征,包括年龄、性别、遗传、生理机能、行为,以及是属于新发感染还是再次感染等(Sloot 等,2014;见第 1 章、第 3 章)。然而,如果感染者终生发病风险为 10% 的假设正确,基于之前"大约一半新发结核病例是痰涂片阳性病例"的假设,那么在一个传染周期内,一个新发患者在其生病期将传染导致 10×2×0.1×0.5=1 个新的痰涂片阳性的病例,换句话说,再生数 R=1,这说明 Styblo 观察到的一般规律,在结核病流行稳定的人群中适用。

Styblo 给出的 1∶50 的结果是基于历史数据的经验性规则,在今天看来,2 年的传染期和 1 个痰涂片阳性患者每年传播 10 个人这两个前提不成立(van

Leth 等,2008;Dye,2008;Begun 等,2014)。第一,广泛的药物治疗将缩短传染期,尽管不成功的治疗会导致一些慢性疾病(Styblo,1991)。第二,因为结核杆菌为空气传播,接触率受到人口密度、拥挤程度、湿度、光照及患者隔离状态的影响。很多近期基于从不同环境收集的数据研究发现,大部分感染率小于 10 人,报告分别为 2.6~5.8 人(van Leth 等,2008)和 3.1~13.2 人(Bourdin Trunz 等,2006)。在依赖药物治疗的结核病控制措施下,即使传染率每年不是 10 人而是 5 人,在结核病流行的地方,依然有大量的感染患者发生。第三,如果结核病流行不稳定,结核病发病的变化要比感染风险变化慢,这是因为一些新患者可能是很多年前感染的。例如,在一个有效的药物治疗项目中,当发病率开始下降的时候,每个患者传染的人数却看似在增加,三个过程计算的感染发病风险低于 1∶50。尽管有这些局限性,最近 Styblo 的规则被发现适用于印度南部的人群,该地区广泛使用抗结核药物(Gopi 等,2006)。相反,荷兰结核发病风险下降,1952 年感染风险比降到 1∶120,1994 年降到 1∶900。

　　Styblo 公式的背后还潜藏着一些定量的困难。第一个难题是,混杂基因型的结核病杆菌感染,这些细菌在结核病高传播地区经常被发现(van Rie 等,2005;Baldeviano-Vidalon 等,2005;Warren 等,2004;Ahmad Khan 和 Behr,2014)。问题是,即使一次感染风险高达 5%,再次感染的风险就是 0.25%,即 1 个人被感染 2 次的机会 400 年才可能有 1 次。但是,混合感染并不稀少,这个简单算术和数值之间的偏差,可能有以下四个理由:许多种细菌,包括多种基因型,是在一次传播事件中一起传播的;在感染过程中的基因突变导致遗传多样性;暴露感染的差异非常大,一些人反复被感染,而另外一些人从来不被感染;年感染风险远高于结核菌素和干扰素所估计的风险。在后一种情况中,每个人都经常反复暴露于感染,但是混合感染只出现于那些结核杆菌易感的人群。这个问题具有重要的临床和流行病学意义,但是尚未被解决。

　　虽然 Styblo 的 1∶50 规则不再是一个普适性的规则,而只适用于印度南部地区(这个单一案例可能是巧合),但这些近似数字是结核病流行病学调查最好的起点。需要研究的关键问题包括:为什么结核杆菌引起的流行病能横跨几个世纪?为什么结核病的发病率低于其他传染病,测量单位是每 10 万人?为什么不同人群结核病的发病率和死亡率差异这么大?什么原因导致欧洲和北美地区在使用疫苗和抗结核病药物之前,发病率就显著降低?Forest 在 1937 年提出美国正在消灭结核病这一结论是否正确?

　　这些问题的答案不仅仅是研究结核病的历史,而是明白今天结核病控制措施效果的基础。为了更好地了解这些问题,以下章节将使用简单的数学模型。研究生物学过程如何解释目前的流行病学模式。这些生物学过程包括:感染的传播,潜在或亚临床感染的出现,感染到发病的转化率变异,结核病的再感染和复发,传染性和疾病严重性变化。将这些过程组织在一个框架内,最后一节将重温第 1 章提到的问题——如何解释 TB 在药物治疗和疫苗出现前的上升和下降。

关于用简单模型还是用复杂模型构建生物学过程更合适,这一争论由来已久,到目前还没有解决。但是,在"如果简单模型是错误,那么复杂模型就毫无用处"这种依靠推测和驳斥积累知识的领域,简洁是较好的选择。

发病和不发病

最简单的传染病模型,是将人群分为两类互斥群体易感者(S)和具有传染性的感染者(I),即 SI 模型(图 2.1A)。这是一个确定性的、洛特卡-沃尔泰拉(Lotka-Volterra)模型,讨论捕食者(此处指结核病患者)和猎物(其他人)之间的动态交互过程,生态学家都熟悉这个模型(Begon 等,2006)。图 2.1A 描绘的模型定义了一对非线性常微分方程结构:

$$\frac{dU}{dt} = -\alpha\beta UI - \mu U + \mu + \mu_1 I$$

$$\frac{dI}{dt} = \alpha\beta UI - (\mu + \mu_1) I \tag{2.1}$$

在模型(2.1)中,我们使用 U 代替了 S,即未感染者的比例,其中 U 是时间依赖函数 $U_{(t)}$ 的简写。在 TB 模型中改变 TB 易感者定义的原因是感染者可能再次被感染,这点以后进一步再解释。I 是感染者和患者总数的比例。传染系数 β 是指每年每个病例有效接触数,α 是有效感染中产生下一代发病的比例;μI 是 TB 年死亡率,μ 是 TB 其他因素年死亡率,$\mu I > \mu$。假设出生率等于总死亡率,保持人群总数和感染率不变,总人群被分为两类人,满足 $U + I = 1$。模型(2.1)和本章其他模型一样是确定模型。在大量人群中,随机和偶然事件对 TB 的流行不重要(小样本人群中的 TB 的消灭以后再谈;第 5 章介绍单个菌株的动力学过程;Aparicio 和 Castillo-Chavez,2009)。

在任何人群中研究结核病,我们都想知道什么情况下,将会有结核病的暴发,以及在一个结核病流行传播过程中,多少人将会被影响。基本再生数 R_0 可以回答第一个问题,基本再生数可通过数学计算或者启发式计算获得(依据生物学直觉)。用数学方法计算 R_0,其目的是看无病平衡点的条件($R_0 > 1$)能否被疾病进入打破。模型(2.1)的解在附录 1 中。

数学证明当然是确定性的,但能够得出相同答案的生物学直觉,使得病原体和疾病更直观和清晰。逻辑上,每个病例感染的下一代患者数,等于单位时间内患者感染的患者数(β)乘以感染者发病的比例(α),再乘以平均感染持续

时间 $1/(\mu I + \mu)$,即:

$$R_0 = \alpha \times \beta \times 1/(\mu I + \mu) = \alpha\beta/(\mu I + \mu) \tag{2.2}$$

方程(2.2)右侧比,是对 R_0 的一种直觉的生物学解释:如果每个病例传染至少 $1/(\mu I + \mu)$ 年,将会导致产生足够的感染导致次级病例 $(1/\alpha\beta)$,感染将在人群中继续持续下去。

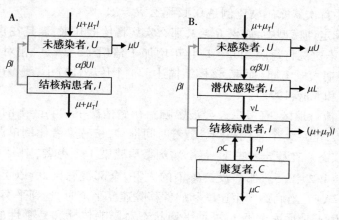

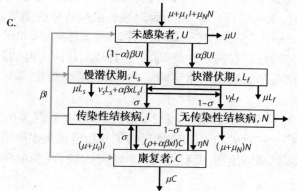

图 2.1

A. 模型 A:最简单两仓室结核病模型,人群被分为未感染者和被感染及发病者

B. 模型 B:Revelle 的四仓室结核病模型(1967),结核病(I)发病前加了一个潜伏期感染(L),一定比例的活动性结核病患者自然痊愈(C),也可能反复被感染

C. 模型 C:在图 2.1(B)的仓室模型上增加一个变化的潜伏期发病的速度(快或慢),结核病来源于再次感染(感染、再次激活和复发),用来区分传染性结核病和非传染性结核病。有关模型 C 的正式介绍详见附录 2,该模型作为标准模型,在以后的章节分析

根据前面给出的计算,当 $R=1$ 时,$\alpha=0.1\times0.5=0.05$,$\beta=10$,$1/(\mu I+\mu)=$ 2。由此可推,方程(2.2)中至少有一项在疾病流行开始的时候较大,可知 $R_0>$ 1。在疾病传播的过程中,随着易感者减少,R 从 R_0 的最大均值落下。对易感者感染 TB 菌的比例 α 而言,在未感染者人群中高于 0.05,在已经感染人群中低于 0.05,当结核病流行处于稳定状态的情况下,人群中的 α 平均是 0.05。如果人群中首次暴露感染比例是 0.1,那么 $R_0=2$。

在该确定性模型中,如果 $R_0=2$,那么疾病将传播开来,而且在疾病早期结算,人群感染比例将每隔 $2\ln2=1.4$,年增加 1 倍(图 2.2A)。相对麻疹($R_0=$ 5~20,感染期大概 1 周)而言,该模型描述了一个传染性较小、缓慢进展的疾病(Anderson 和 May,1991)。

在 TB 流行地区,有多少人会被影响?初始情况下,当 $\mu=1$ 的时候,每一个病例传染 $R_0U=2$ 个二代病例。随着时间推移,被感染者比例单调趋向于稳定的流行状态。在稳定状态下,每个病例平均感染 1 个患者,则 $R_0U=R^*=1$,$U^*=1/R_0=1/2=0.5$。那些没被感染的人群,全部被感染,所以 $1-U^*=I^*=$ 0.5(图 2.2A)。当病例产生速度和病例移除速度平衡时,达到平衡状态。

如果 R_0 不是远远大于 1,这种平衡状态对影响传播和易感性的过程非常敏感。当 $R_0=2$ 时,如果想在人群中消灭结核病,必须将传播系数 β、感染系数 α、传播时间 $1/(\mu I+\mu)$ 三个参数之一减少一半。例如感染率,如果 $\beta=10$,$R_0=$ 2,那么感染传播和持续存在的条件是 $R_0>1$ 且 $\beta>5$。目前人群估算到 $\beta<5$,这个结果同与很多国家结核病发病率下降一致(当然结核病发病率下降需要考虑所有系统参数)。

为说明 β 和 R_0 对疫情的影响,图 2.2A 给出 TB 在 β 分别为 6、8 和 10 时的演变情况。地方病状态对 R_0 变化敏感性反映于对稳定患病率的不同影响中:β 从 10 下降到 6,减少 40%,但患病率从 0.5 下降到 0.17,减少 66%。

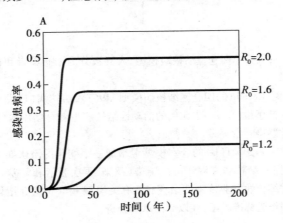

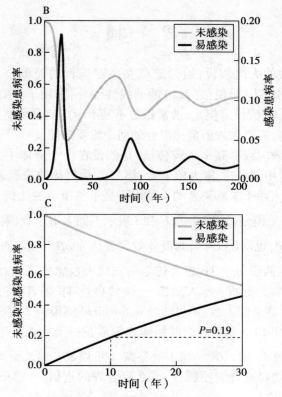

图 2.2　两仓室模型 A(图 2.1)的感染动力学过程

A. 当 β 分别为 6、8 或 10 时,R_0 的变化其他参数分别是 $\alpha = 0.1$,$\mu =$
0.02,$\mu_1 = 0.48$

B. 具有有限补充的易感者和感染者的患病率

C. 不同年龄下结核感染的患病率,年感染风险(annual risk of
infection,ARI,or force of infection)是 2%。ARI 的计算为:10 岁人群
患病率 $P = 0.19$,$ARI = -ln(1-0.19)/10 = 0.02$

　　模型(2.1)的命题是:在某种意义上,结核病流行用包括 4 个参数的 2 个
方程表达,是一种归谬法。模型只是帮我们尽量理解结核病流行的一种工具,
不是万能。悖论之一是所有因结核病死亡人数都立即被易感者代替,这是一
个非常关键的假设,因为感染动力学过程对易感者补充非常敏感。如果死亡
的结核病患者没有立即补充,结核病动力学的规律将是间隔几十年的系列暴
发过程(图 2.2B),其间隔时间就是补充易感者需要的时间,所以 $R>1$。但
是,结核病流行显然不是这样,那么产生的问题就是,结核病如何维持稳定?

　　在描述结核病流行和其他特征之前,下一节将要检验很多模型使用的一
个重要假设,即随机传播还是均匀混合。

传　播

最小模型做的大胆假设,通常隐藏在关键流程的简单公式里(Mollison, 1984)。传播部分 βUI 是模型(2.1)的非线性部分,采用了传染病流行病学中常用的"群体效应"假设。但是,通常做法不是不考虑就拿来使用的充分理由。在继承传统之前,需要先理解群体混合的两个重要问题。

第一,群体效应或称频率依赖传播,是假设在一个群体中,个体之间的有效接触导致人群中部分 U 称为感染者;第二,"伪群体效应"或称密度依赖传播,是假设传播依赖于未感染者的总量而不是未感染者的比例(Keeling 和 Rohani,2008)。如果模型(2.1)中的 U 和 I 表示不同人群个数(称为 $\hat{U}$ 和 $\hat{I}$),不是总人群 N 的比例,也即 $\hat{U}+\hat{I}=N$,则群体效应表达为 $\alpha\beta\,\hat{I}\hat{U}/N$,伪群体效应是 $\alpha\beta\,\hat{I}\hat{U}$。伪群体效应假设每个 TB 患者传染的二代人数感染者和总群体数量成正比,该假设不可取。正如一些人所指,一个传染性 TB 患者在英国 Birmingham(100 万人口)所感染的人数,不可能是在 Sheffield 感染的 2 倍(50 万人口;Anderson 和 May,1991)。如果我们能精确地知道在一个大人群中,TB 患者如何与其他人混合,那么 $\alpha\beta\,\hat{I}\hat{U}$ 能给出准确答案,$\hat{U}$ 可以被正确地调整。如果没有这些信息,可遵从随机混合的便利性,那么更合理的近似是:感染者数量依赖于 $\hat{U}/N$ 而不是依赖 $\hat{U}$(Castillo-Chavez 和 Song,2004)。

用 Anderson 和 May 的话说(1991),群体效应是"强均匀混合"。相比之下,在"弱均匀混合"情况下,新感染率只依赖于未感染者的比例($\alpha\beta U$),而不是感染者的比例(I)。在构建 TB 第一个流行病学模型时,Brogger(1967)、Waaler 等人(Waaler,1968;Waaler 和 Piot,1969)继承了 Hamer(1906)的思想,假设传播依赖于感染者的比例 $\alpha\beta I$(Bailey 1975b),未感染池里总人数固定。在结核病流行病学中,有效接触率和 TB 患病率的乘积($\beta\times I$)通常被看成疾病的感染能力,称为年感染风险(ARI)(见第 1 章)。在那些研究人员构架各自的 TB 传播模型框架时,Revelle 等人(1967)首先在模型(2.1)中使用了群体效应和强均匀混合假设,其中 I 和 U 是模型的动态变量。

在本章和后续章节中,模型不仅基于合理和简单原则使用群体效应,因为结核菌传播明确地依赖感染者和易感者的分布,模型也将变得更清晰。

但是,有一个特殊的情况,可用两室模型来说明。当考虑随年龄和感染关系时,感染力是 $\alpha\beta I$,即假设在此过程中,每个人都未感染($U=1$),且出生时都是易感者。模型(2.1)没有年龄结构,但可以重新构建用来描述感染随年龄变化达到的平衡状态,每个人从出生就暴露于恒定的感染风险中。

$$\frac{\mathrm{d}U}{\mathrm{d}a} = -\alpha\beta UI - \mu U,$$

$$\frac{\mathrm{d}I}{\mathrm{d}a} = \alpha\beta UI - \mu_1 I. \tag{2.3}$$

其中 U 和 I 依赖年龄而不是时间,感染平均年龄 $A = 1/\alpha\beta$,感染力 $\lambda = \alpha\beta I$,和 ARI 相同。对于 a 岁的儿童,假设患病率是 P,从出生到 a 岁年均感染风险是 $\lambda = -ln(1-P)/a$。如果考虑感染过程是离散、非连续的,则 $\lambda = 1-(1-P)^{1/a}$(Rieder,1999)。儿童患病率主要指对 6~12 岁儿童利用结核菌素皮肤试验调查的结果。在 TB 高流行地区,选择 6~12 岁儿童是因为这个年龄儿童的感染比例既不太低(避免测量不准确)也不太高(避免 P 接近于 1 时,λ 盲目变大),并且在过去平均 3~6 年中,该年龄组的研究给出了最新感染风险估计(图 2.2C)。

考虑年龄组别感染率,Dietz 第一个发现了一个令人惊讶的简单和优美的方法估计 R_0(Dietz,1975)。如果某人群的感染力是 λ,寿命期望是 $1/\mu$,那么各年龄组未感染比例是 $\mu(\lambda+\mu) = 1/R_0$。本质上来说,要感染持续($R_0 > 1$),需要一般人活得足够长,以便有机会获得感染并发病。这产生了一个标准的结果,$R_0 = 1+\lambda L = 1+L/A$(Dietz,1975;Anderson 和 May,1991)。在一个期望寿命是 50 岁的人群中,如果年感染风险是 2%,则 $R_0 = 1+0.02\times50 = 2$。

传播项 βUI 的另一个特点是,假定感染者和易感者之间的接触是随机的,尽管现实中人群接触模式很复杂。正如爱因斯坦所说,"没有简单,但任何事情都应尽可能简单化"。在混合模型研究方面,最著名的案例是 Haldane 的"豆袋遗传学",是从简单模型中获得的灵感(Haldane,1964;Crow,2001)。模型(2.1)的群体效应就是豆袋流行病学。

就感染传播而言,混合还有另外重要的一点,就是复杂接触模式可能和一个具体问题的随机混合接触一样。因而,对于虫媒传播的疾病,如疟疾、宿主和媒介蚊虫住在相连的空间,如果蚊虫在不同地区叮人率一致,那么宿主地区蚊虫的亲密度(与宿主非常接近的一类蚊虫,但不是唯一接近宿主的蚊虫)不影响 R_0 的大小(Dye 和 Hasibeder,1986;Hasibeder 和 Dye,1988),但影响感染的空间扩散。这提醒我们,针对特殊问题,任何假设都要理由充分,这也是流行病学里,使用"简单化"但要有仔细构思和测试模型的进一步依据。

潜伏期感染和发病

在结核病高流行地区,TB 高感染率是典型的流行特征(达 50%,图 2.2A)(Sudre 等,1992;Dye 等,1999)。但是,模型(2.1)中定义的 I,没有区分潜伏感染和活动患者。为了将感染者和患者分开考虑,可在 UI 模型中增加一类潜伏感染人群。

Revelle 等人的群体效应模型,是研究潜伏感染结果的一种简便方法(图 2.1B;Revelle 和 Male,1970)。模型中,每个患者发病前都经历一段潜伏期,潜伏期感染者都有潜力发病。一些结核患者可能自然痊愈,然后再次发病。为了用已发表参数研究 Revelle 模型的行为,模型包括了痊愈患者复发的情况。复发本身流行病学的重要性稍后再研究。

严格来说,潜伏期(latent period)的流行病学中定义是指从感染时间到具有传染性的时间间隔,培育期(incubation period)的定义是指从感染时间到临床发病的时间间隔,对于具有传染性的肺结核病来说,后者比前者要短一些。但这里,我们为同结核病文献保持一致,使用潜伏期(latent)而不是培育期(incubation)来指结核病发病前的亚临床或者无症状感染状态。一系列潜伏期结核病的研究强调,早期感染和结核病发病之间具有连贯性(Young 等,2008;Barry 等,2009),但是,将感染和发病分成两个独立的状态,分析比较方便,正如临床上决定是否给予药物治疗也是如此分类。

经过这些简化处理,使用 Revelle 等人同样的参数值,包含潜伏感染模型获得最惊人的结果是:高感染流行(平衡状态下的 73%)伴随低结核病患病率(5%,图 2.3A)。潜伏期到发病的缓慢进展,使得结核病的患病率较低。这是因为感染者免疫力较强,再感染没有促使发病,另外大多数感染者在发病之前可能死于其他原因。使用图 2.3A 中的参数模拟结果显示,从感染到发病的平均时间是 132 年,但人的期望寿命只有 70 年。另外,潜伏期的加入使得结核病患病率随着 R_0 增加,无限趋于小于 1 的趋势(图 2.3A),图 2.3B 中上面的那条线,以 0.1 为渐近线。

显然对只区分感染和疾病来说,Revelle 模型是一个比较完善的 *UI* 模型,但模型没有考虑 TB 的其他流行病学特征,如潜伏。与结核病流行病学中的典型数值相比,图 2.3A 给出一个高稳态的患病率(5%),较大的 R_0(7.5),过高的感染后终生发病风险(35%),较长的发病时间(6.9 年),较高病患病/发病率比(9.0),以及非常大的年感染风险(稳定在年感染 15%)。

我们可以调整参数降低,尝试获得这些关键指标的较低或更接近实际的数值。但是,这没有完全成功,因为 R_0 的减小,将会延长疾病的流行时间。降低 R_0 的一个方法是降低从潜伏感染到发病的速度。例如,将发病速度降低一半,那么 R_0 将会从 11.0 下降到 8.2,TB 流行需要大概 200 年,达到一个稳态(图 2.3 C)。另外一个选择是保持病死率 50% 左右,通过增加死亡率和治愈率缩短疾病发病时间。在图 2.3C 中,如果平均患病时间缩短到 2 年,R_0 下降到 4.3,TB 患病率降到 1.4% 则需要 400 年,疾病才能达到稳态(图 2.3C)。

这是一个不理想的 TB 流行病学展示。我们知道,流行病在前几十年内传播并保持 1% 以下的患病率(见第 1 章)。要使模型和数据更加精确,只调整参数不够,还需进一步调整模型结构。接下来的部分将分别介绍 TB 生物学的四个关键因素:感染到发病速度,自发痊愈后再次感染和复发,传染性差异。

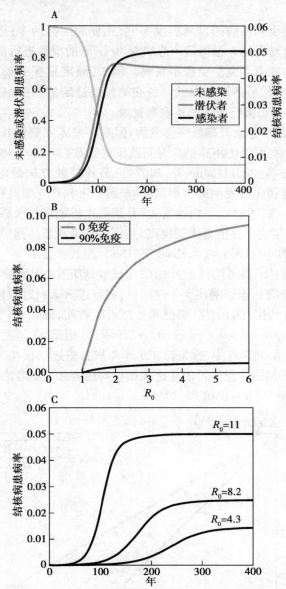

图 2.3. 四仓室结核病模型(图 2.1B)模拟的感染和疾病的动力学特征

A. 未感染人群、潜伏人群和患者比例在 400 年内的变化趋势。参数来自 Revelle 1967,其中:$\beta=2.62$,$\alpha=0.1$,$\mu=0.014$,$\mu_1=0.07$,$\nu=0.0076$,$\eta=0.06$,$\rho=0.017$,$R_0=11.0$

B. 与 R_0 相关平衡状态患病率;调整 β,分别假设免疫水平为 0 和 90%

C. 不同 R_0 下的结核患病率变化

潜伏期的差异

结核病从感染到发病的发展速度不同,主要原因有两个:第一,有些人在任何时候都不容易发病。根据这个想法对 Revelle 的模型进行简单矫正,就是增加一定比例的感染者完全免疫不发病。例如,假定只有 10% 的易感者发病产生了图 2.3B 中较低的饱和曲线。现在结核病稳定的患病率只有 0.6%,即600/100 000,这是高流行地区的正确数量级。

第二,可能每个感染者都最终会发病,但是一些人发病较其他人慢。方法之一是,在模型中,可以使用感染后时间依赖的函数(Waaler 1968;Vynnycky 和Fine 1997b;Feng 等,2001;Colijn 等,2007)。另外一种方法是假定有两类人,快速发病的人群和缓慢发病的人群(Blower 等,1995;Dye 等,1998;Colicin 等,2007;Sutherland 等,1982)。"快速发病"是指首次感染或再次感染通常在 5 年内发病的人。5 年这个界值首次被提出,是作为感染儿童达到中位终生发病累计风险的时间(Holm,1969;Sutherland 等,1982)。

在卡介苗和异烟肼预防性治疗的临床试验研究中,使用结核菌素进行监测 TB 发病率,没有证据表明在 5 年时间点,或自进入队列后的任何时间点,阳性患者发病率有转折性的变化(必然短于感染后时间,图 2.4A;D'Arcy Hart 和Sutherland,1977;Sutherland,1968;Ferebee,1969)。相反,在荷兰的一项结核患者密切接触者的队列研究中,感染者在 1.5 年里发病速度很快,然后发病变慢(图 2.4B;8 年后加速的原因可能是证实结核病患者和接触者之间的联系减弱了,因而低估了分母;Borgdorff 等,2011)。

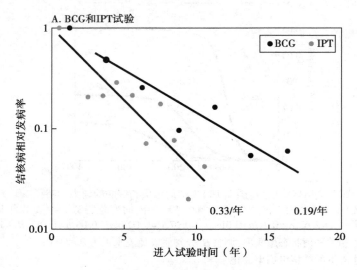

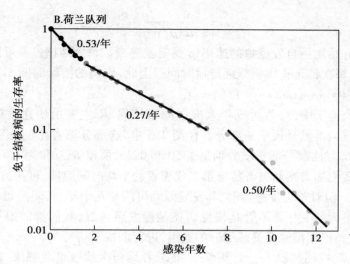

图 2.4

A. 卡介苗临床试验和异烟肼预防性治疗队列中结核菌素阳性人群的 TB 发病率（D'Arcy Hart 和 Sutherland,1977;Sutherland,1968;Ferebee,1969）。结核病发病率（对数尺度）是与在第一年的观察报告相关。不同试验中结核发病率不同,但没有证据表明在某个时间点,发病率有显著性改变

B. 1993—2007 年荷兰 1095 个流行病学确诊的二代病例中结核不发病的生存率（Borgdorff 等,2011）。在 1.5 年内发病快,然后放慢（较小的负斜率）,8 年之后再加速（可能难证明原发患者和接触者之间的关系,低估了分母）

　　尽管结核病潜伏期的分布是连续而非离散的,但为了研究方便,在房室模型中将其分为慢发病和快发病。慢发病包括两部分人,一部分是免疫力强感染后不发病的个体（非常慢的进展）,另一部分是从早期亚临床状态到晚期临床状态再逐渐进展到发病的过程的个体。根本机制可能有遗传学或者生理学的基础,可能是部分或全部,可能是临时或是永久的。

　　图 2.1C 的模型（见附录 2）整合了两种不同发病速度的潜伏期过程（以及其他一些特点,后讨论）,所以 R_0 为：

$$R_0 = \frac{\beta\sigma}{(\mu+\mu_I)(1-\omega)}\left[\frac{\alpha v_f}{v_f+\mu}+\frac{(1-\alpha)v_s}{v_s+\mu}\right]. \qquad (2.4)$$

　　方括号中的项是"快发病"（α）和"慢发病"（$1-\alpha$）的比例总和,发病速度分别为 v_f 和 v_s。R_0 的每个构成部分可被划分描述为传播、易感和发病期。R_0 的总值是各个亚群的加权平均和。这里 α 不同于 σ,σ 是指结核病患者中有传染性的比例。方程（2.4）中其他新部分 ω,是指活动性结核病自发痊愈及之后复发的比例,ω 计算的方法是：

$$\omega = \frac{\eta}{\eta+\mu+\mu_I} \frac{\rho}{\rho+\mu},$$ (2.5)

其中 η 是病例自发痊愈的速率，ρ 是复发速率。每个结核患者可以自愈或复发多次，每次都延长疾病持续传播时间。因此，疾病的持续时间 $1/(\mu+\mu_I)$，需要乘以因子 $1+\omega+\omega2+\cdots = 1/(1-\omega)$。

在这个例子中，一般对成年人群中的结核病，R_0 主要由快速发患者群主导。潜伏感染再燃是很小一部分。在图 2.5 中，这部分患者比例分别是 0.14 和 0.02。R_0 对两部分的贡献分别是 1.50 和 0.26，所以 R_0 总和为 1.76。

如果我们知道初始患者传染第二代患者的平均时间周期，可用方程（2.4）计算出 R_0。但对于慢发患者群，其发病时间可能是几十年，其间接触率和易感性会发生很大的变化。不管是快发病还是慢发患者群，我们都需要对各年龄组别、性别和根据接触及易感划分的亚组，进行加权平均。

方程（2.4）还忽视了一个事实：一些患者是初次接触患者感染，但真正发病是由于二次拦截感染，因而再感染（见下文）减少因初感染而发病的人数，这也是为什么 R_0 是用于结核菌的二代病例和初始病例最大平均比的有效估计的另外一个原因（Vynnycky 和 Fine，1998）。

考虑这些额外的警示，使用图 2.5A（线 1）中的参数，由快慢发病混合的结核病流行趋势可在 100 年内达到顶点，且维持比 Revelle 模型低的 TB 患病率。在图 2.5A 中，稳态患病率小于 0.5%，正好在高流行地区的范围内。

在纳入了快慢潜伏发患者群模型中，感染者的发病差异还有另一个独特的流行病学效应。在流行早期，快速发病产生大量病例，打破了系统稳定态，这些稳态通常由慢发患者群的规模决定。因此，早期患病率超过支持稳态的水平，当转成慢发病控制阶段时，患病率又被拉回正常水平。采用潜伏期两速率发病模型，系统达到平衡的路径是一个阻尼振荡（图 2.5A）。实际上，潜伏期不是两种发病速率、而是多种速率发病的并行过程，表现在一个系统里是一个时间延误的分布，这个系统不倾向于波动。

再 感 染

假设感染者有不同的发病速度，一些人发病快，一些人发病慢，可模拟产生一个实际的地方结核病患病率（图 2.5，线 1）。然而，我们依然假定结核病都是首次感染发病，这也是 Stead 在他的"单一病因概念"中提出的观点（Stead，1967）。但是大量长期的证据表明，在第一次结核病和再次结核病期间，都可能有再次感染（Canetti，1939；Chiang 和 Riley，2005）。一种证据是基于聚集性结核患者携带相同的结核病菌株。在聚集的患者群中，一些患者可能是本地近期感染的,但结核菌素试验结果发现,一些患者在很早以前就已经感染了结核菌(Heldal 等,2000;Boer 等,2003)。

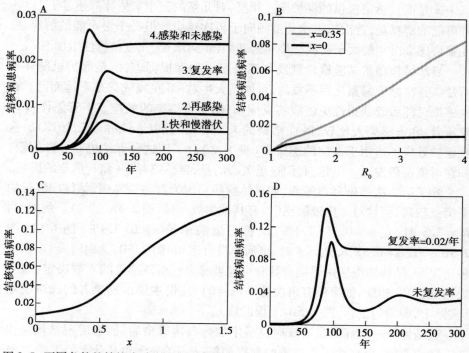

图 2.5. 不同条件的结核病动力学特征(模型 C,图 2.1C)

A. 包括线 1:不同潜伏感染发病率变化;线 2:再感染;线 3:复发;线 4:传染性的变化

B. 与 R_0 相关稳态患病率相对 x 的敏感性

C. 再感染参数 x 是稳态患病率的非线性决定因素

D. 复发是增加和稳定地方患病率的因素之一

除非另制订一组参数:$\beta = 10/$年,$\alpha = 0.14$,$\mu = 0.02/$年,$\mu_I = 0.35/$年,$\mu_N = 0.0375/$年,$\nu_f = 0.667/$年,$\nu_s = 0.0005/$年$[(50/100\ 000)/$年$]$,$\sigma = 0.5$,$\rho = 0.02/$年,$\eta = 0.15/$年,$\chi = 0.35$,$R_0 = 1.76$。考虑死亡率和治愈率,计算 I 病死率是 0.7,N 病死率是 0.2,I 生病时间 2 年,N 生病时间 2.6 年,感染者终生发病风险 0.16。在区分传染和费传染之前(图 A,线 4),$\mu_I = \mu_N = 0.19/$年

　　一种不太直接但却一致的观点认为,不包括再感染机制的流行病学模型不能解释发病率和死亡率的长期趋势(Sutherland 等,1982;Vynycky 和 Fine 1997b;Dye 等,1998;Grzybowski 等,1976;Vynycky 和 Fine 1999)。在不包括再感染的模型中,模型展示的 20 世纪欧洲和北美结核病下降速度比实际观察到的下降速度慢,死亡率过低,尤其在长期处于潜伏感染的老年人群中(见第 3 章)。

　　不仅如此,统计拟合流行病学模型能定量估计再次感染结核菌的发病风险(其他参数估计,见表 2.2)。作为一个简单逻辑的扩展,如群体效应 $\alpha\beta UI$,

再感染群体效应可表达为 $\alpha\beta xLI$，其中导致结核病（α）的 I 和 L 之间有效感染比例增加或减少 x。表 2.2 中（最后一列），对成人 x 的估计介于 0~1 之间，所以 $1-x$ 是既往感染提供的保护度。相反，对儿童的三个 x 估计都超过了 1。一种可能的解释是，首次感染使儿童倾向于再次感染。但一个更可能的解释是，儿童再感染时年龄大于初次感染年龄，随着年龄增长，儿童易感性增加。

显然结核菌素试验检验到既往感染是一种保护标志，但是保护机制还不清楚。首次感染暴露之后不发病，可能是天生对 TB 免疫或只是幸运而已。首次感染可能激起获得性免疫应答反应，有防止再感染的效应。不管怎样，$x<1$ 意味着，和未感染人比较，既往感染的人不容易发病（Andrews 等，2012）。这种保护效应不适用于发病的感染者（见下文）。了解这种保护机制非常重要，如在对疫苗研发上。但是，我们这里关心的是，再感染对 TB 流行病学的影响。

除了第一次感染和再激活，如果结核病是因为再感染发病，结核病流行的平衡点较高，而且对 x 比较敏感（所有其他参数一样，图 2.5A，线 2）。例如，当 $R_0 = 3.5$ 时，在 $x = 0.35$（7.1%）的稳态患病率是 $x = 0$（1.1%）的 6 倍（图 2.5B）。设 $x = 0.35$，R_0 达到 4 时，患病率没有饱和（图 2.5B，上面的线）。在这种情况下，结核病疫情由感染者数和可能被感染或重新感染的人数决定（很强均匀混合）。相反，如果没有再次感染（$x = 0$），疫情主要由易感者的比例决定（实际上，弱均匀混合，图 2.5B，下面的线）。

这是另外一个解释在结核病模型中加入再次感染后，能够展现结核病快速下降的原因，也与欧洲和北美的数据相符：R_0 下降（无论从什么值开始），患病率下降（图 2.5B，上面的线）。遵循如下准则——控制传播（如用药）或控制易感性（如疫苗），都可以有效控制结核病（见第 4 章）。

患病率对 x 敏感是因为 TB 有多种病因。x 增加可从再感染产生额外的病例，相应带来更多从初次感染和再感染发展来的患者。患病率相对 x 不是简单的线性递增关系，这种关系维持到没有未感染的个体（图 2.5C）。

图 2.2C 的 TB 模型只有一个全局地方病稳定平衡点。但一些研究者认为，再次感染原则上可导致多阈值的稳态（Feng 等，2000；Gomes Franco 等，2004；Gomes White 等，2004）。但假定的多个阈值可能不是真阈值（图 2.5C 中的非线性形式；Breban 和 Blower，2005），或使用了不合理的参数值和状态变量值（Lipsitch 和 Murray，2003）。例如，假设一些人是潜伏感染 $x>1$，使得既往暴露增加 TB 易感性，则当 $R_0<1$ 时，感染能在人群中继续持续。

一般来说，$x<1$ 且多平衡条件，在现实里不太可能成立。但是，在 $x>1$ 时，发现复发结核人群里有一个特殊情况：即第一次暴露易感 TB 的个体，再次暴露时比一般人更易感 TB（Verver 等，2005）。如果这些是真的，则需要对图 2.1C 中的模型再进行细化。

表 2.2　从一些选择的传播模型中获取从感染到结核发病参数的点估计值

数据包括年龄<5岁的儿童发展为脑膜或粟粒性结核的比例,各种 TB 原发感染或继发感染的比例,潜感染者再次激活率等,点估计值范围见原文献。这些参数估计有提高的余地,尤其应考虑欧洲和北美之外的人口差异(Dowdy 等,2013)。这些模型是基于不同 TB 自然史假设,因而不能给出精确的比较结果。

国家	来源	年龄组	脑膜和粟粒性结核 (%,5岁以下儿童)	原发感染 (%,5年内)	再次激活 (%,10万人年)	再感染 (%)	再感染/原发感染
荷兰	(Styblo 等,1969, Styblo 和 Sutherland,1982)	<5	0.85(脑膜炎) 0.32(粟粒性结核)	—	—	—	—
	(Sutherland,1982)	15~69		22.9	25.0	9.19	0.40
	(Vynnycky 和 Fine,1997b)	0~10		12.3	0.0004	19.8	1.61
		10~20		22.0	10.6	15.2	0.69
		>20		33.1	21.3	10.5	0.34
	(Dye 等,1998)	<15		14.3	5.0	35.4	2.47
		≥15		26.0	11.3	6.5	0.21
英格兰和威尔士	(Vynnycky 和 Fine,1997b)	<10		4.06	0.00098	6.00	1.52
		10~20		8.98	15.0	7.10	0.79
		>20		13.8	29.9	8.19	0.59
美国和欧洲	(Blower 等,1995)	成年人		5.0	392	—	—

复　发

在抗结核药物发现之前,几乎一半患者死亡,一半患者自愈(图 1.5)。但是对大多数患者来说,自愈只是疾病临时环节,每年都有 2%~4% 的复发风险,在刚自愈后的短期时间内复发风险更高(Dye 等,1998)。看起来每年复发的比例很小,但复发的来源是一个巨大的感染库。几十年累积恢复的患者,使得在每年新发患者中,复发患者占有相当大的比例。在图 2.5A 中,40% 的结核患者自愈,如果每年有 2% 自愈的人复发,则终生复发风险是 50%,结核病患病率从 0.8% 翻倍到 1.6%(比较线 2 和线 3)。在这种场景下,总的年发病率大约是 1%(1000/100 000),其中 0.21% 是由于复发,大约 0.03% 由于再燃。因此地方流行水平对复发率是否为 0,1%,2% 或以上是敏感的。

图 2.5A 中线 2 和线 3 显示出一个复发的二次效应,在包含"快-慢"发病的系统中振荡趋于平衡态。如果我们选择一个不切实际的 $x=1$ 的高值,那么复发、再次感染和不同发病速度的稳定效果和交互关系将变得清晰,首次感染也不会为再次感染提供保护效应(图 2.5D)。当复发率为 0 时,趋于平衡态的过程将是一个阻尼数百年的延长振荡。但是,如果每年复发率为 2%,将会有一个短暂的下降过程(Comstock,1975a),开始走高,然后是单调向下趋于平衡。

总之,结核病本质上是一个复发性疾病(Davies,2011),在药物发明之前,自愈患者复发是结核病发病率的重要因素之一,可能比再燃还重要。复发有稳定效应,①补充感染者(减缓结核病消灭);②从另外一个时间尺度上,平滑快慢发展速度之间的差异,系统走向阻尼振荡。

传染性的差异

肺结核有一个临床疾病谱,空洞型肺结核相比肺内结核严重,感染性也更强,肺外结核病不具有传染性,至少不是通过呼吸道传播。

传统上,"感染池"是由显微镜下检查到的痰涂片上的杆菌确定的(Canetti,1962)。显然,痰涂片阳性 TB 传染性最强,但一些感染是痰涂片阴性患者传播的(Rieder,1999;Behr 等,1999;Elwood 等,2005)。痰涂片阴性患者通常使用更灵敏的临床技术诊断,如核酸扩增可检测出 70%~80% 的痰涂片阴性患者。虽然核酸扩增也可以用于检测痰涂片阳性患者,但痰涂片阳性患者多年建立起来的检测方法是细菌培养(Boehme 等,2011)。新一代分子诊断技术,可以诊断出更多肺结核患者,但同样的缺点是无法区分 TB 患者的传染性大小。

既然把不同的转化速率分成了快、慢两类,可以建立包括"传染性"和"不具传染性"TB 的仓室数学模型,注意传染性类中包括一部分痰涂片阴性病例。模型中,

σ 表示传染性和非传染性 TB 的比例,包含在 R_0 的方程(2.4)里。对任意给定的 $\alpha \times \sigma$ 乘积,R_0 值不变,但因为有传染性的患者和没有传染性的患者的发病持续时间可能不同,因此 σ 是影响 TB 的患病率的独立因素。换句话说,TB 患病率不仅仅受 R_0 影响,在图 2.5A 的例子(线 4)中,模型中的 σ 增加 TB 患病率。这是因为非传染性 TB(较低的死亡率)比传染性的疾病(较高的死亡率)持续时间更长。

在各种改进模型中,图 2.1 中最高级的 C 模型,能够模拟大规模使用药物之前(1950 年左右)的很多 TB 流行特征。在图 2.6A 中,TB 患病率是 1.6%,每年感染风险是 4.5%,Styblo 比值是 1∶53(相比于 1∶50 的经验准则),Framingham 因子是 1∶8(相比于原始研究里的 1∶9,图 2.6C)。每年 TB 总发病率是 0.5%,其中 0.25% 是新发感染,0.12% 是因再次感染,0.10% 是复发,0.03% 是因为再次激活(图 2.6D)。总之,引入再次感染后,复发和传染力差异使得结核病的患病率增加 5 倍以上。

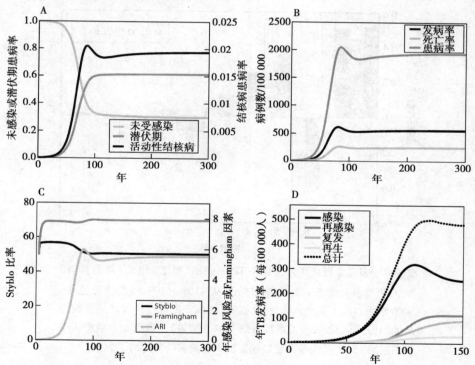

图 2.6 图 2.1C 中模型 C 表达的结核病动力学特征,包括图 2.5A 中的四项改进

A. 300 年内未感染的、潜伏感染的和 TB 患者的比例变化

B. TB 发病率、患病率和死亡率(每 100 000 人)

C. 关键指标变化趋势:年感染风险(ARI)、Styblo 比率、Framingham 因素

D. 不同量级和时间尺度的影响 TB 发病率的四个病因

　　大多数患者来自新发感染和再次感染,而不是来自复发和再次激活,这和传统观点发生偏离。一般观点认为,一半 TB 患者来自 5 年内的感染者,一半 TB 患者来自既往长期感染者。这个观察源自对感染 TB 的 1~3 岁的儿童队列研究(Comstock 等,1974a)。5 岁之前,感染儿童处于发病的高风险期,尤其是粟粒性结核和结核性脑膜炎。第二次高风险期是青春期和成年期。相反,图 2.6D 展示了全人群中不同病因导致的结核病,其中大多数患者是成年人。

　　图 2.7 中的敏感性分析展现了哪些生物学过程对 R_0 和稳态患病率影响最大,发现 R_0 和患病率对以下变量的变化较敏感:α(新感染者发病的比例),β(接触率),σ(有传染性的患者比例),TB 死亡率(μ_1)。如果没有自愈,低死亡率导致较高的 R_0 和患病率(图 2.7)。就是这些敏感过程,决定了疾病流行传播速度和最终的地方性 TB 的患病率。

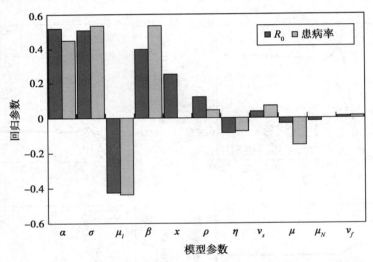

图 2.7　多变量敏感性分析稳态 TB 患病率(黑条)和 R_0(灰条)与图 2.1C 模型参数关系。每个参数给出从 -10%~10% 的点估计范围,5000 个来自拉丁超立方体分布的随机样本。灵敏度计算通过参数与 R_0 的回归(部分等级相关系数得到类似的结果)。参数 x 影响患病率但不影响 R_0,R_0 是衡量未感染的人群中初始感染的传播能力

小人群中结核杆菌的存活

　　正如第 1 章中所描述的那样,从人类生活在小而分散的群体,到主动扩散

的人群,结核杆菌在几十万年里一直是人类病原体,先在非洲大陆传播,再传出非洲。宿主和病原菌之间这种长期的关联提出一个问题:结核杆菌是如何避免灭绝并与曾经很小的人群共同进化的? 面对如今最大的全球相互影响的人群,结核菌选择压力是如何变化的?

在避免种类灭绝的生活史对策里,感染的潜伏期使得结核杆菌能够过跳过几代宿主生存,这种机制使得结核杆菌能在小人群中存活下来(Blaser 和 Kirschner,2007;Ernst 等,2007)。从定量流行病学角度看,这似乎是不太可能的事情。方程(2.4)显示从潜伏感染激活的患者对 R_0 的贡献很小,方程(2.4)中其他参数也提示,TB 不可能仅依靠潜伏感染再激活来自我维持(R_0 明显小于 1)。单从这个角度看,潜伏期不是一个长期生存的策略。

图 2.1C 所示的随机模型研究,可以更明确结核菌灭绝问题(Dye,2014b)。利用随机模型拟合,图 2.8A 和 B 展示了五个 100 年小人群中(500 人)TB 的动力学变化特点,其中两个模拟显示结核菌将灭绝。另外三个模拟显示,感染持续产生患者数的巨大波动。由于感染的人群数庞大,所以在 100 年内,结核菌没有灭绝的危险。图 2.8C 更系统显示了人群规模对结核病持续存在的至关重要作用。对于给定的出生和死亡率,TB 很可能在小人群中灭绝。基于这个模型和参数,对于不足 1000 人的人群,人群规模大小对 TB 生存非常重要。

当在小人群中有灭绝的风险的时候,最好的方法就是通过最大化 R_0 降低灭绝风险。如图 2.8D 所示,当大比例的感染者发病时,R_0 和 TB 患病都会增加(当 $R_0 \approx 1.3$ 时,患病增加很快,因为在随机模型中,当 R_0>阈值 1 时,暴发的大概率增大,Bailey,1975)。感染潜伏没有繁殖优势,结核菌长期寄宿在人类宿主体内,大多数宿主不能活到感染被激活发病。例如,假设每年 10 万感染者中有 50 人激活发病,人类期望寿命 33 年,那么对于因感染激活发病的个体而言,至少 35 个感染者在发病前死于其他原因。

这给出结核杆菌是人类病原菌进化的假设:结核杆菌的祖先是环境中的分枝杆菌,早期人类经常暴露在环境和细菌之下。随着人类群体数量增加,结核杆菌逐渐对人类产生特异性,最终完全依赖人类成为一种生存方案。在不断增长的人群中谋求最大化生存的方法,就是最大化 R_0。能导致快发病的菌株比潜伏感染的菌株更具有优势。尽管已经发现存在调控结核杆菌潜伏的基因,但潜伏感染对 R_0 具有较低的贡献,说明潜伏感染仅仅是最大化适应策略的副产品。如果这个猜想是正确的话,潜伏感染的基因选择提示了一个进化优势,这个结果将会是一个令人惊讶的发现。

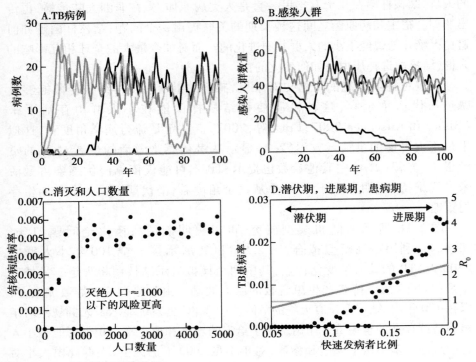

图 2.8 五个时间序列的案例

A. TB 病例

B. 利用图 2.1C 中随机模型,模拟 500 人群体中引入 2 个始发患者的变化

C. TB 患病率与人口规模相关,人口规模:10~4900 人。每个点代表模型在 100~500 年内 TB 平均患病率;当人群规模小于 1000 人时,TB 有灭绝可能性

D. TB 患病率与快速发病的比例相关,人群 500 人,比例范围:0.05~0.2。每个点模拟 100~500 年间的 TB 患病率。灰色线是等价确定模型的基本再生数 R_0

工业革命时期的 TB 起伏

　　一个能捕捉到许多结核杆菌生物学关键特性的数学模型,能够帮助解释在抗结核病药物和疫苗广泛使用之前所观察到的流行病学模式(见第 1 章)。TB 患者和死亡率在工业革命时期迅速上升,首先发生在英国,很快遍布整个欧洲大陆。在整个 18 世纪和 19 世纪,一些欧洲城市承受了非常高的结核病死亡率,TB 导致人群年死亡率为 0.5%~1%(图 1.3)。今天在任何地区,即使是 HIV/AIDS 高流行地区,我们也看不到如此之高的死亡率(见第 6 章)。

　　结核病在工业革命时代上升和下降的具体原因并不清楚,但可以通过图

2.1C 中的模型进行一些推断。这个升降不是在一个人群中引入感染源后疾病流行的自然消长,图 1.3 中所示的流行趋势完全不同于图 2.5A 中的结果。TB 上升和下降很可能是外源性过程和内源性过程的混合结果,有关两者的平衡,是持续讨论的问题(Aparicio 和 Castillo-Chavez,2009;Davis 等,1999)。

　　首先考虑上升。在工业革命之前,TB 已经在英国存在几个世纪,但是大多数情况下,只有少量的病例和死亡。工业革命时期,由于整个背景的改变,TB 影响到更高比例的人群。移民带来的最大好处是就业,相应代价是拥挤的居住环境(增加接触率)和营养不良(增加易感性)。

　　我们还不知道哪些因素的组合可以解释这个上升。但是利用前面的模型,选择足够大的 R_0,调整 α 或 β,可以再现 1750 年伦敦 TB 的高死亡率(图 2.8A)。很少有关于欧洲城市地区 TB 上升速度的数据信息,但是模型显示,欧洲 TB 死亡率明显比伦敦和其他城市上升快,这和 20 世纪前几十年,津巴布韦地区采矿业扩张导致的 TB 死亡率的快速上升一样(见第 1 章;图 1.7;Davies,1966),可能的解释是 α 和 β 不是常数,相反呈量级的增加。

　　再考虑下降。在 1850—1950 年期间,伦敦 TB 平均死亡率以每年 1.6% 的速度下降(图 2.6A),斯德哥尔摩以每年 1.9% 的速度下降,英格兰和威尔士全境以每年 2.6% 的速度下降(图 2.6B)。美国在 1900—1930 年期间,TB 死亡率每年以 1.5% 的速度下降(图 2.6C)。相比数据,模型使用了不变参数,收敛到稳定态。没有长时间的衰退期,所以还需要一些其他的解释(图 2.3 和图 2.5)。

　　TB 是工业革命时期一个主要的死亡因素(Lander,1993),人们很自然会想到是否选择基因产生抗性(或抗决定易感性的因素)在 TB 长期下降过程起到一定作用(Davis 等,1999;Lipsitch 和 Sousa,2002)。19 世纪,欧洲已经有好的方法评估 TB 导致的死亡,但不能精确计算针对假定易感性或耐药基因的选择压力。这是因为选择压力和基因提供的保护程度、基因在人群中出现的频率有关。但在 19 世纪早期,美国城市中 15%~30% 的死亡来自 TB(Lowell 等,1969),且大多数人是生殖年龄的年轻人,这里一定有选择压力。

　　如果人群中 TB 年死亡率是 1%,那么每年最大的选择系数(相对抗性父代,易感父代期望子代减少的百分比)将是同一个数量级。具体结果取决于抗性基因型给予的保护和生育年龄前后的死亡分布等。Lipsitch 和 Sousa 对斯德哥尔摩 1891—1900 年期间 TB 疫情估计发现(图 1.3),一个 80%~90% 的人群携带的、有较强表型的基因,如果年选择系数是 0.6%(20%,每 33 年为一代),则其能在 120 年内减半易感比例(Lipsitch 和 Sousa,2002)。选择压力可能随着 TB 死亡而降低,为说明这个问题,图 2.9A 展示了易感性参数 α 以每年 0.37% 的速度下降,可解释伦敦 1750—1950 年间的死亡下降情况(图

2.9A)。

但是这都是不合常理的高选择压力,也不可能所有死亡降低都是抗性基因选择的结果(Lipsitch 和 Sousa,2002)。尽管数学上存在可能性,但还没有已知基因能单独提供如此有效的 TB 保护作用(见第 3 章)。而且,健康促进和营养改善也减轻了易感性。营养改善(McKeown 和 Record,1962)被证明和 TB 易感性有联系(Edwards 等,1971;Lonnroth,Williams 等,2010),因此营养影响易感性是合理的推断。Floud 分析了 1850—1970 年间英国人身高体重指数(BMI)变化趋势,发现英国人 BMI 在 200 年内,增加大约 1.7 个单位,主要发生在 1930 年之后(图 2.10)。BMI 每增加 1 个单位,TB 易感性下降 14%(Lonnroth,Williams 等,2010),由此可推断在这段时间内,α 每年下降速度是 0.24%,小于前面模型解释伦敦 TB 下降的 0.37%,但伦敦 TB 的下降速度很快,营养改善可能对此有贡献。

如果是营养和基因导致 TB 下降,显然只是减缓疾病导致的崩溃发病,但并没有改变 TB 的结果。20 世纪英格兰和威尔士死亡和病例的登记数据提示,直到 20 世纪 40 年代抗结核药广泛使用,TB 死亡率才明显下降(图 1.5 和图 4.2)。

除了易感性变化,人群拥挤现象缓解,生活空间通风和照明设施改善,以及 TB 局限在疗养院等,都可能减少感染率 β(最近估计的 β 值低于 Styblo 的估计值 10)。随着 TB 患者逐渐转移到老年群体,传播有可能进一步减少,因为老年人与其他人接触较少(McFarlane,1989)。在没有其他改变的前提下,如果每年 β 减少 0.44%,伦敦 TB 下降过程就可以重现。

Vynnycky 和 Fine(1999)通过对英格兰和威尔士地区有效接触率的计算发现,每名 TB 患者接触的人数从 1900 年的 22 人,下降到 1950 年的 10 人。但是,α 和 β 对 TB 流行的作用相似,不容易区分它们单独的效应。例如,改变其中任何一个参数,对伦敦数据、整个英格兰和威尔士地区(图 2.9B)数据,以及美国数据(图 2.9C),几乎给出相同的拟合结果(图 2.9A)。假定易感性不随时间改变,Vynnycky 和 Fine 展示了单就接触率的变化来说,可以解释的 TB 死亡率的下降(图 2.8A),但不能证明这是唯一的原因。

另外一个解释 TB 在化疗开始前下降的理由是,结核菌致病性下降。非常有趣的是,不可逆基因缺失似乎产生一种不产生空洞的结核菌表型(Kato-Maeda 等,2001;Mostowy 等,2002),还有待证明这些基因缺失的积累速度比基因组产生新的、致病性高的菌株速度快(Valway 等,1998)。确实,一些明显的高致病菌株和遗传缺失之间存在明显的相关性(Newton 等,2006)。通常来说,新出现的菌株,包括一些北京菌株,相对来说致病性更大,至少对实验小鼠表现如此(Lopez 等,2003;Ribeiro 等,2014)。

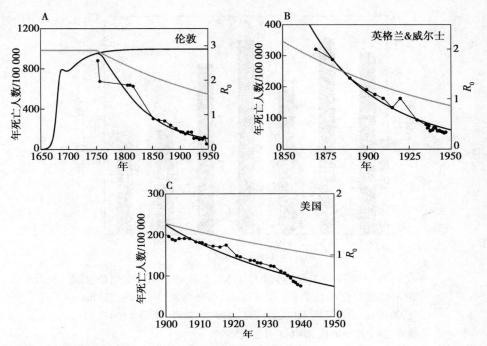

图 2.9　药物和疫苗大范围使用前,TB 死亡率的升降变化

每一个图显示了报告的 TB 死亡率(点,左 y 轴),TB 死亡率的模拟轨迹(连续黑线),估计的 R_0 趋于阈值 1(灰色线,右 y 轴)。

A. 伦敦 TB 死亡率的下降(每年下降 1.6%)。用影响易感性(基因、营养)和传播(接触率)的因素解释。要重现自 1750 年开始的下降,易感性 α 和接触率 β 每年分别下降 0.37% 和 0.44%。两个假设几乎给出同样的数据拟合(用最小二乘法),所以只画一条线。如果 α 或 β 没有任何改变,TB 将逐步达到地方稳态(上面黑线)

B,C. 重现(点,拟合线)英格兰和威尔士(年死亡率下降 2.6%,α 下降 0.4%),以及美国(年死亡率下降 2.2% 年,α 下降 0.7%)死亡下降。R_0 衰减用灰线(A~C)表示。

　　无论结核杆菌的致病性、宿主的易感性、TB 接触率或潜在机制发生多大量级的改变,如果没有对这些因素中一个或几个变化的假设,就无法解释欧洲和北美地区 TB 的上升和下降(工业化的结果和遗产)。当然,可能无法精确知道每一个因素的作用大小。

　　Frost 认为美国在 1937 年已经走上消灭 TB 的轨道。如图 2.9C 所示,R 和 R_0 都在下降,从这个角度看,Frost 的论断是对的,但不确定在 1937 年,R_0 是否小于 1。根据图 2.8 中的计算,1945 年美国 R_0 下降到 1,1935 年英格兰和威尔士的 R_0 下降到 1。但这些都不是精确的评估,只要 R_0 下降缓慢的速度有点微小变化,R_0 达到阈值的时间就有很大的改变。作为比较,Vynycky 和 Fine

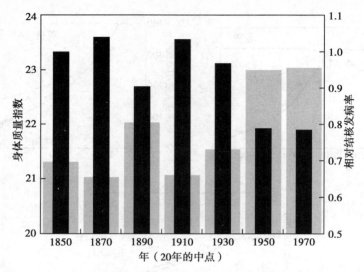

图 2.10　1850—1970 年,英国人身体质量指数(BMI)变化被鉴定 TB 易感性变化所覆盖(灰条:Floud, 1998;黑条:Lonnroth, Williams 等,2010)。通过降低 TB 低易感性,减少减少 TB 死亡率,但直到二战后,在化疗的时代,BMI 才明显增加

(1998)分别计算了 1900 年、1950 年和 1960 年英格兰和威尔士地区的 R_0,计算结果显示 1900 年和 1950 年的 R_0 分别是 3 和 2,但到 1960 年,R_0 依然大于 1。我们当然相信到 20 世纪末,英格兰、威尔士和美国的 TB 不会再自我维持下去 ($R_0 < 1$)。不考虑流动人口中的 TB,也不考虑接触率和易感性的改变,最终 TB 肯定在这些国家被消灭(见第 7 章)。

　　以上分析表明,R_0 大于阈值或小于阈值只是 TB 控制的一个问题。Frost 认为 R 必须一直保持 1 以下,才能确保消灭结核病,但 Comstock 认为感染率接近 0,TB 会很快消灭,这里的问题不是 R_0 是否小于 1,而是小了多少。

结核病流行特征

　　患者低再生数产生的 TB 疫情,需要几十年能达到一个地方稳态。因为易感者的供给从来没有间断,获得性免疫非常有限,所以这种地方稳定的流行状态是可能的。地方性 TB 是指高感染率(1/3 人口或者更多人感染 TB),相对较低的发病率和患病率(两者都< 1% 或< 1000/100 000)。

　　TB 患者有四种病因途径。在稳定的流行区域,它们的重要性等级是:原发感染、再次感染、复发和潜伏感染的再激活。这四个过程重要,不仅是因为它们产生的二代患者数,还因为它们是几十年共同产生二代患者的机制。患者总数和患者的分布才是减缓消灭 TB 步伐的因素。

　　TB 可以来自再次感染,所以流行稳态由传染性患者和易被感染人的数量决定。在高 TB 流行国家,针对减少两者之一的 TB 控制策略(如药物治疗传染性患者,疫苗保护易感者)都能够成功。抗结核药物发明之前,TB 的病死率高达 50%,TB 导致的死亡是造成年轻人健康生命年损失的原因。工业化在 18世纪和 19 世纪的欧洲和北美产生了巨大的负担,这些负担可能被有意或无意的一些混合因素减轻,如减少接触率或易感性。无论如何,TB 早在药物和疫苗发现前就开始下降了(Dubos,1952;McKeown 和 Record,1962)。

　　本章目的是将 TB 流行病学放在广泛的人口生物学领域,阐述感染和发病持续的问题,以及 TB 控制最终关注的问题。但是,即使是图 2.1C 中最完善的模型(作为"标准模型",以后章节中分析的基础)也排除了很多影响 TB 的因素,这些额外的"危险因素"将是第 3 章的主题。本章还初步探索了 TB 控制的初步观点,作为第 4 章~第 7 章中分析的尝试。

第3章

风险和变化

生病不仅由生理原因导致,也是环境所致。

——Lucius Annaeus Seneca(ca. AD 50)

已知的感染风险因素是外源性因素,如与传染性患者接触概率,与空气传播的相关因素。已知潜伏感染发病风险因素是内源性因素,如年龄、性别、体质等……由此可见,我们对 TB 流行病学特点依然知之甚少。

——George W. Comstock(1980)

Seneca 的简洁理论很有感染力,Comstock 的说法更接近真相,但显然 Comstock 希望他的外源-内源性二分法能得到进一步的研究。他可能想(也已经证实),内源性因素不仅影响发病,也能影响感染。因为外源-内源的存在,生理-环境的差别可以将这里采用的两个不同过程分开,只需对 Comstock 的定义稍加修改。外源性是指与传染性患者接触而暴露在结核菌下,内源性是指决定个体暴露后是否获得感染,感染后是否发病的特性。

暴露于感染有赖广泛的外源因素,这些因素与环境、病原体和宿主人群结构密切相关,如病原菌种(与结核菌相比,只有一小部分感染 *M. africanum* 的患者发展为 TB),感染人数和特性(如细菌载量;Diek- mann 等,2010),物理环境(湿度、阳光、温度、通风),宿主居住密度(拥挤程度,有时不易测量),以及人群年龄结构。内源性因素包括:合并感染,尤其合并 HIV 感染;合并症,如糖尿病和矽肺;人类基因,免疫抑制药物,微量和宏量营养素,维生素 D,及饮酒和吸烟(Rieder,1999;Murray,2010;Lönnroth、Castro 等,2010;Abel 等,2014)。确定这些风险因素,首先有助于了解感染和疾病的分布和数量,再寻找降低个体和群体风险的方法,以控制 TB。

风险因素通常通过比较风险评估(comparative risk assessment,CRA)来确定,即基于各人群亚群之间的差异,探索 TB 和可能病因之间的关联性。CRA 是利用现有的差异,调查病因和风险的一种方法。本章采取更一般的、动态的风险观,这里的风险是指群体健康状态的转换,风险评估的任务是确定和衡量影响这些转换率的因素。这里将传统的风险评估方法放在传播动力学背景下,将相对风险和归因风险比值,与灭绝阈值和基本再生数关联起来(见第 2 章)。结果针对影响 TB 人群分布和强度的因素进行全面评估,并最终对各类不同的 TB 防控项目进行评价(见第 2 章)。

比较风险评估

有关人群疾病和死因的最大证据汇编,来自全球疾病负担评估中的相对风险评估研究(Global Burden of Disease Study,GBD;Lim 等,2012)。

CRA 主要关注的问题有:过度暴露于有害物质(饮酒、药物、辐射、吸烟),有益的天然产品摄取不足(微量和宏量营养素),一或多个原因造成的生理异常(高血压、高胆固醇;Lim 等,2012)。GBD 风险评估极力试图确定全球疾病主要原因,据此建立指导预防保健的全球议程。GDB 列出了 10 大类 67 个危险因素,但这些指标和 TB 相关的很少(Dye 和 Raviglione,2013)。仅吸烟、喝酒和糖尿病 3 个指标与 TB 有关。实际上,还有很多因素与 TB 感染和发病有关。

在最重要的风险里,可避免的是与当前干预策略失败有关的一些因素。这些因素在可预防的疾病负担中占了很大比例,但通常不被认为是风险因素。对于 TB 来说,这类风险包括患者不了解疾病症状、难获得诊断和治疗服务、治疗多药耐药的高昂费用、医疗事故、医护人员的护理质量差、药品供应链中断,以及依从性不好等。要了解 TB 流行病学特点,选择最佳防控方案,必须将这些风险因素与其他内源和外源性因素,如住房拥挤、糖尿病、吸烟、HIV 感染和营养不良等放在一起研究。

受研究范围限制,CRA 在方法学上有较大的局限性。作为流行病学比较性研究方法之一,它依赖暴露于风险的人群差异性。在调查类流行病学研究中,人群间的差异性使得因果关联的研究成为可能。如果个体风险不存在差异,则无法采用 CRA 评估。但是,如果要验证一个病因或一种治疗方案的作用,必须以不同的方式进行比较,如设定对照研究组获得差异性。CRA 是一种调查方法,不是对风险和健康的关系进行公式化的方法。相比之下,动态流行病学模型能够阐释风险是如何改变健康状态的,本章将对这一风险评估的基本方法进行讲解。

动态风险评估

第 2 章的流行病学模型,提出有关感染、疾病和死亡原因的一致性理论,及要减少这些因素可采取的行动,因此,它们也是动态风险评估的工具。

模型 A~C 中的各个仓室代表不同的健康状态:未感染、潜伏感染、活动性传染等(图 2.1 A~C)。影响状态转移率的因素,称为危险因素。这些因素可以直接(如居住拥挤程度)或通过与因果链中其他驱动因素关联间接(如决定社会住房政策、影响拥挤程度的政策)发挥影响作用。控制系统内外部转换的人口学因素包括出生、死亡、移入移出等。控制措施是改变状态间转移率的工具,以此减少感染数量、病例数和死亡人数。

健康状态之间的转换率有一定的同质性,而个体之间存在不同程度的差异性。模型 A~C 展示了典型的 TB 患者和易感染者如何通过接触导致发病。有两点值得详细说明:从感染到疾病的进展速度存在个体间差异(快和慢),TB 个体之间传染力的差异性(传染性和非传染性)。显然,图 2.1 中各仓室人群还有更多的可能差异。每个仓室包含的人群都是异质的:不同程度的暴露感染率,暴露后对 TB 的不同易感性,TB 患者的不同传染力等。这样的仓室模型提出一个 TB 流行病学的关键问题:暴露于特征不同感染和疾病风险的亚组,如何影响这些亚组和整个人群中 TB 的空间和时间分布?

模型 A~C 提供一种关于感染和疾病风险,以及对于这些风险差异的思考方式。模型参数定义了接触率(β),新发感染发展为原发性疾病的比例(α),从感染到 TB 的速度,即发展成具有传染性患者的比例(δ),以及 TB 死亡率(μ_I)。这些比率或比例是人群平均值,恒定速率定义了在每个仓室中的指数分布时间。正如从感染发展到疾病的速度有差异(v_f 表示为快,v_s 缓慢),在其他与转换、易感及 TB 发病的相关过程中,也可能具有异质性。

首先讨论传播的问题,如果传染性患者与含 n 个亚群人群中的 i 亚群接触速度为 β_i,则最简单的二仓室模型扩展模型 A 允许非均匀接触(图 2.1A),接触率公式为:

$$\frac{dU_i}{dt} = -\alpha\beta_i\gamma_i U_i I - \mu U_i + \gamma_i(\mu + \mu_I I)$$

$$\frac{dI}{dt} = \alpha\sum_{i=1}^{n}\beta_i\gamma_i U_i I - (\mu + \mu_I)I \tag{3.1}$$

模型 3.1 中,传染病 TB(I)是单一同质人群,未受感染的人在各类不同亚群中,其中 γ_i 是亚群 i 在总人群中所占的比例,即人群患病率。在这种情况下,整个系统的基本再生数是每个子群的基本再生数的和:

$$R_0 = \frac{\alpha\sum_{i=1}^{n}\beta_i\gamma_i}{\mu + \mu_I} \tag{3.2}$$

借鉴 Dietz(1980)的想法(被 Anderson 和 May,1991;Dye 和 Hasibeder,1986 扩展),R_0 可改写为如下形式:

$$R_0 = \overline{R}_0[1 + \text{cov}(\beta, \gamma)] \tag{3.3}$$

对比亚组,如果接触率(β_i)和亚群大小(γ_i)没有关联,$\mathrm{cov}(\beta,\gamma)$平均为 0,且 $R_0 = \overline{R_0}$,这里 $\overline{R_0}$ 是根据同质性接触率获得的再生数。事实上,人数较少的亚组最可能有较高的接触率,如流浪人群、囚犯或群体性集会。如果这样,$\mathrm{cov}(\beta,\gamma)$ 将是负数,使 R_0 值低于在同质性混合人群中所得到的值。

如果只有 2 个亚群,接触率分别为 β_1 和 β_2,β_2 是 β_1 的 k 倍,则 k 是适用于 γ 比例的人群有效相对风险,则:

$$R_0 = \frac{\alpha\beta[1+\gamma(k-1)]}{\mu+\mu_I} = \overline{R_0}[1+\gamma(k-1)] \tag{3.4}$$

当相对风险度 $k = 1$ 时,方括号中的被乘数等于 1,将得到用同质性接触率计算的结果。在这种表示方法下,与危险因素相关联的人群归因分值 A 为:

$$A = \frac{\gamma(k-1)}{[1+\gamma(k-1)]} \tag{3.5}$$

A 是在没有选择风险因子情况下去除的感染接触比例,全人群可预防比例为 P,是去掉的感染接触比例的子集($P \leqslant A$)。实际中,P 可以通过隔离、感染控制等干预措施实现。简单模型的患病率平衡点 I^* 可用公式(3.1)导出:

$$I^* = 1 - \frac{1}{R_0} \tag{3.6}$$

方程(3.4)和(3.5)将比较风险评估与传播动力学相关联,也将相对风险和可归因分数与灭绝阈值和病例基本再生数结合起来。

一个直接的好处是显示风险变化[方程(3.4)中方括号里的内容]如何影响总体风险。当风险因素的现患率随时间而变化时,可归因比例也会发生变化,而由于传播方式的变化,发病率也会发生变化。如果 $\overline{R_0} < 1$,但 $[1+\gamma(k-1)] \geqslant 1$,感染持续($R_0 > 1$)的条件是 γ 和 k 的值足够大,所以如果移除这个特殊的危险因子($\gamma = 0$)则感染将灭绝。方程(3.4)在同一框架下整合平均风险和风险变化类似于 γ,接触率 β,可以从模型(3.1)中分离出来单独探讨其对 R_0 及 TB 发病率和患病率的影响。方程(3.3)和(3.4)也适用第 2 章中方程(2.4)的 R_0。

如果一个亚群因为与传染患者接触率高而对 R_0 贡献大,则在该亚群内感染扩散迅速,而且 TB 患病率的平衡点也较高(图 3.1A)。从这个意义上讲,高接触率亚群对全人群 TB 的贡献明显高于一般亚群。但是,亚组中集中感染能够迅速产生部分免疫人群。与同质性人群的现患率相比,异质人群的净效益是增加 R_0,降低患病率的平衡点(图 3.1B)。

如果各亚群 TB 易感性不同(α,内源性过程),接触率相同(β,外源性过程),易感性高的亚组对 R_0 贡献大,导致该亚组(与低易感性亚组比较;图 3.1A 和 C)和全人群(与易感性同质人群相比;图 3.1B 和 D)患病率平衡点较高。如果 α 和 β 都是异质的,且一个亚组拥有高接触率和高易感性(α 和 β 同时变化),则各亚组间 R_0 的差异将被放大[方程(3.3)],组内(图 3.1E)和全人群(图 3.1D 和 F)TB 患病率的差异也将被放大。

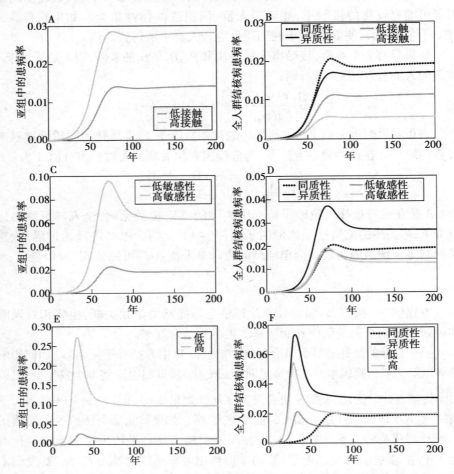

图 3.1 人群结核病疫情轨迹:与传染性病例有低(深灰色线)和高(浅灰色线)接触率(外源性因素)(A,B);相对感染和疾病拥有低和高水平的易感性(内源性因素)(C,D);或前述两者兼而有之(E,F)

A. 每个亚组中结核病患病率,高/低接触组接触率 b 的比值,亦即相对风险 $k=5$

B. 当 $k=5$、高和低接触亚组的人群规模比例分别为 0.8 和 0.2 时,全人群的结核病患病率。在 $R_0 = 1.76$ 相同的情况下,这种异质性混合全人群的(连续黑线)总患病率低于达到同质性混合人群的患病率(黑色虚线表示)

C,D. 相对于 A 及 B,此处为易感性上的差异,而非接触。此时异质性混合全人群的患病率大于同质性混合全人群的患病率

E,F. 当接触率和易感性同时变化时,亚组间患病率的差异将被放大,而全人群的患病率仍然较大

　　模型 A 的两组扩展式主要是说明基本原理,但这些原理直接引出了实际人群中风险和风险变化的大小问题。以下内容将结合实际数据,定量探索风险和风险变化。

风险和病因

　　流行病学模型通过理顺病因过程,帮助完善关于风险的研究。图 2.6D 模型 C 表明,到 150 年的大多数患者是由新发感染或重复感染所致(也就是,由前 1~2 年内的暴露所致),少数人是由激活和复发所致。

　　这些结果有其实际应用之处,模型 C 可以用来模拟高发病率国家的流行情况,如印度和印度尼西亚。2012 年,这两个国家发病率估计约为 180 人/10 万人,这时模型产生一个稳定发病率,其中 103 例为新感染病例,10 例为再感染,31 例是再激活,36 例复发。因此,新感染和再感染人数为 113,大约占全部发病人数的 2/3(0.63)。这表明,在这些环境里引起快速传播的内源和外源性因素是大多数 TB 的主要风险因素,也是决定感染暴露(β)和从感染到发病速率(α)的因素,因此,防控重点应放在类似 α 和 β 这些可调控的因素上,将它们确定为干预的首要目标。

　　针对传播(而不是易感)的传统风险评估主要是探究家庭、工作场所或社交性活动中风险暴露的强度(频率)。然而,如前所述,人群中病例数量和分布不仅与频繁暴露相关,也与当前预防暴露手段的缺失有关,即与失败的预防和治疗方案相关。而这些缺陷是潜在的、可调控的风险因素。

风险的图形化探索

　　通过关联相对风险、现患率和全人群归因,能够将个体风险和群体风险之间的关系绘制在一个轮廓图上(图 3.2),这是比较风险评估的一个可视化方法。图 3.2 展示了一些挑选出来的 TB 常见风险因素,包括暴露(外源性)和易感性(内源性)风险因素,根据患者发病率衡量每个因素的作用效果。

　　图 3.2 包括一系列从原始研究中筛选提取出的风险因素,这些研究提供了风险因素的相对风险和人群患病率等信息。因为两类信息都是必需的,因此在纳入标准中排除了从病例对照研究获得的数据。病例对照研究是更为有效的测量相对风险的研究设计,但要评估全人群归因比值,还要知道全人群(绝对)中每个危险因素的强度(频率),而这些信息往往不能从病例对照研究中获取。

　　TB 暴露的风险人群主要是合租人群(HHC)、生活环境拥挤人群(CRO)或在城市热点地区居住人群(URB)、卫生保健工作者(HCW)和囚犯(PRI)。与感染易感性相关的主要风险因素包括饮酒(ALC)、吸烟(TOB)、患糖尿病(主要是 2 型糖尿病,DM2)、基因(NRA)、合并感染 HIV(HIV),以及营养不良(UNU)。还有一些风险因素,如流浪人群(HOM,图 3.2),还无法确定其潜在风险因素是外源性还是内源性,或兼而有之。

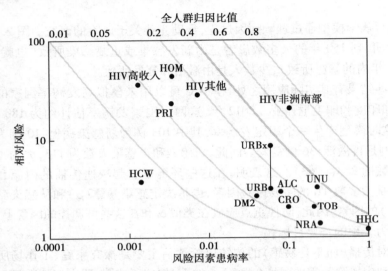

图 3.2 TB 危险因素患病率,相对风险和总体归因分数。对于人群中个体风险因素的选择,可能受影响也可能不受影响,结果是病例发病率。"相对风险"综合了真实相对风险、比值比和发病率。ALC,饮酒(Lönnroth 等,2008);CRO,群居(Baker 等,2008);DM2,糖尿病(主要 2 型;Lönnroth 等,2008);HCW,卫生保健工作(Baussano 等,2011);HHC,家庭接触(Chang 等,2009);9 个非洲南部国家、32 个高收入国家和 104 个其他国家的 HIV 感染(WHO,2011);HOM,流浪人群;NRA,NRAMP-1 3' UTR 多态性(OR;Li 等,2011);PRI,囚犯(Baussano 等,2010);UNU,营养不良(Lönnroth,Castro 等,2010);URB,里约热内卢城市的"热点",如果考虑"热点"的流入和流出,URBx 是归因分数估计的上限值(Dowdy 等,2012)

　　一般情况,小部分人群处于高风险,大部分人群感染风险较低。图 3.2 中展示了患病率(x 轴)和相对风险(y 轴)之间的负相关性,可见大多数风险因素的全人群归因分数低于 0.2(20%),只有一个高于 0.4(粗灰线左边点)。大多数情况不能用单一的风险因素解释 TB 问题。如果感染暴露频繁,如活动性患者的家庭成员接触,相对风险明显大于 1。但通常情况下,大多数 TB 患者不会因为家庭接触而感染[一项 meta 分析的结果为 85%～92%(Chang 等,2009)]。由此推断,在决定人群 TB 分布方面,易感性相关风险因素(内源性)

比暴露相关风险因素(外源性)更重要。

这说明对于 Seneca 假说(本章开始部分)的验证也能够应用在 TB 领域,即疾病更大程度上取决于生理机能,而不是环境因素。这一假说可以用多种方法来验证,Verver 等(2005)在开普敦附近一个乡镇开展了验证,该镇的 HIV 流行较低。研究结果发现,TB 成功治疗后因再感染导致的 TB 发病率是新发感染导致 TB 发病率的 4 倍(见第 2 章)。说明不是首次感染后因重复感染容易发病,而是因为第一次容易发病的人,也倾向于在第二次暴露后发病。

图 3.2 中只有撒哈拉以南非洲地区因 HIV 疫情是一个例外。进展期 HIV 感染者合并免疫功能低下,是已知最大的 TB 发病风险因素。考虑到 HIV 病毒对 TB 的影响,合并中度 HIV 流行率(HIV,15 岁以上人群中 > 6%)及较高相对风险($k > 20$)使 9 个国家的人群归因分数达 0.6 以上(图 3.2)。HIV 对 R_0 的影响(区别发病率)不会很大,因为 HIV 阳性 TB 患者单位时间内传染效力小于 HIV 阴性病例,且传染性持续时间较短(未治疗 HIV 阳性 TB 患者迅速死亡;见第 6 章)。

图 3.2 的不足是分别检测每一个危险因素。关于 TB 的多种风险因素及各因素间相互作用的研究较少,但整合目前已知的风险因素相关研究,所得结果也不可能偏离图 3.2 的模式。如图 3.1D 和 E 的假设,某些危险因素相互关联(如南非金矿矿工 HIV 感染和矽肺;Corbett 等,2000)。暴露在多种风险因素的人有更高的 TB 发病风险(Patra 等,2014),但这些人只是全人群的一小部分。因此,患病率和风险之间依然是负相关(图 3.2)。

和其他传染病相比,已知的 TB 相关风险因素只能解释部分 TB 患者。Woolhouse 及一些学者综述了各种传染病的异质传播与 R_0 的关系,研究发现 80% 以上的传播来自 20% 的宿主人群(称为"20∶80 规则")(Woolhouse 等,1997)。根据方程(3.4),要针对 TB 获得同样的结果,当 $\gamma = 0.2$,$F \geqslant 0.8$,需 $k \geqslant 21$。正如我们所看到的,除了撒哈拉以南的非洲地区的 HIV 感染,各类已知 TB 风险因素之间不存在太大的异质性(图 3.2)。"20∶80 规则"的实际意义在于能够针对高风险亚组采取干预措施,在较大范围有效地控制传染病。但对 TB 而言,类似南非 HIV 感染风险只是少数案例,因此这类干预措施的潜力目前有限。

对于风险因素的讨论通常将人群分为受影响或不受影响两大类别(暴露或不暴露,易感或不易感)。然而,感染或疾病的风险往往也取决于暴露的广度或强度(如反应取决于剂量)。以营养不良为例,体重指数(BMI)和个体 TB 风险之间的一般关系模式为:BMI 每增加 1 个单位,TB 发病率下降约 14%(图 3.3;Lönnroth,Williams 等,2010)。将这种关系用于印度妇女 BMI 的分布,可能发现风险和归因与没有设定 BMI 阈值的营养不良患病率有关(图 3.4A)。

印度有 7% 的妇女平均 BMI 最低(14),占 TB 患者的 13%;47% 的妇女平均
BMI ≤ 18,占 TB 患者的 26%,患病率和相对风险之间依然是负相关,全人群可
归因分数在 0.2 左右浮动。将体重指数作为一个连续变量,能够提供更多的
信息,使得我们更好地探究营养不良(主要指营养过剩)在 TB 流行病学和防
控过程中的作用。例如,作为一种在社区发现 TB 的方式,仅仅筛查体重指数
最低组人群,很可能更具成本效益,但比筛查 BMI ≤ 18 的女性人群效力低。

图 3.4B ~ D 是另外三个案例,印度的贫困、加拿大居住环境的拥挤,以及
按人均报告病例数排名的伦敦自治市。三个案例中,人口患病率为 1 的相对
风险为 1,三个例子的情况趋于一致(每个图底部右侧,人群与其自身相比),
居住环境案例的可归因分数超过 0.4,每室人口数少于 0.8(图 3.4B)。

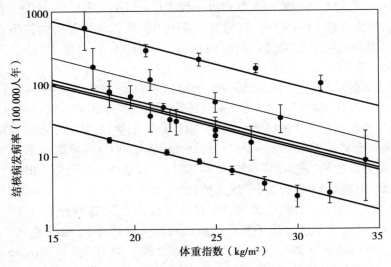

图 3.3　六个队列中的 TB 发病率与体重指数(BMI)关系。误差条表示
95% 置信区间(Lönnroth,Williams 等,2010)

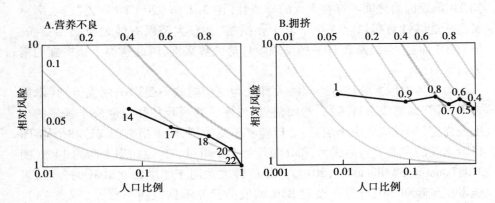

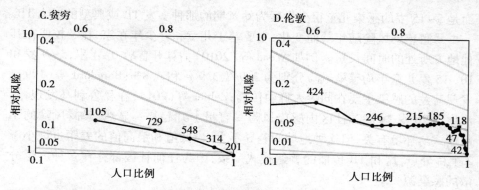

图 3.4 与图 3.2 类似,但是表现不同暴露水平的风险因素

A. 15~49 岁之间营养不良(BMI)的妇女(Dye 等,2011)。国际人口科学研究所(International Institute for Population Sciences,IIPS)和宏观国际(Macro International,2007)全国家庭健康调查(National Family Health Survey,NFHS-3),2005—2006,印度:主要调查结果,孟买:IIPS

B. 居住拥挤,加拿大一级国民社区(每室几人;Clark 等,2002)

C. 印度的贫穷[自报 TB 患病率(每 10 万人)]

D. 发病率从高到低排名的伦敦 32 个自治市(1982—1991 年间年平均报告病例/10 万人;Mangtani 等,1995)

进一步探索因果链,从生理学病因到环境因素,风险因素变得多元化。例如,贫困包含各种各样的负面效应,但几乎总是与 TB 相关(Dye,Lönnroth 等,2009)。关键问题是能否找到与贫困最相关的风险因素,并通过调控该因素控制 TB。(Oxlade 和 Murray,2012)在印度检测了一系列与贫穷相关、影响 TB 的外源性和内源性因素,包括乡村环境、教育成就、健康保险、性别、摄入的新鲜食物、牛奶和蛋白质、体质指数、贫血、抽烟和喝酒,以及室内空气污染等。只有 BMI 与贫穷和 TB 患病率有很强关联。这项研究再一次突出 TB 流行病学与控制的困境——很多因素与 TB 负担相关;重点放在那些可调控的因素上,意味着我们只需专注 TB 相关的一小部分风险因素。

总之,比较风险评估虽然只揭示了一部分风险因素,但这些因素足够普遍,足够重要,可以解释任何人群中的大部分 TB 病例。

与年龄和性别相关的风险

结核菌一个最显著的生物学特点是:5~15 岁儿童 TB 发病和死亡的风险,比幼儿和成人的风险低(图 3.5A;Marais、Gie、Schaaf、Hesseling、Obihara、Starke 等,2004;Newton 等,2008;Donald 等,2010)。并不是他们暴露感染的机会小,而是 5~15 岁的感染儿童很少发展为幼童期的那种多发 TB 或典型的成人 TB。

暴露感染风险随年龄而变化,主要基于儿童和青少年在家、在学校或在其他地方所处的时间长短。例如 Wood 等(2010)估算开普敦 0~4 岁,5~9 岁和 10~15 岁儿童年均感染风险分别为 3.9%、3.9% 和 4.8%;Borgdorff 等(1999)发现荷兰的感染主要在同龄人群中传播;Zelner 等(2014)在秘鲁利马发现,从出生到 20 岁,家庭和社区内感染风险一直呈上升趋势。显然,暴露风险的年龄模式与环境有关,但这种地域间差异不大,最低值和最高值的差距也许小于 2 个百分点,这和 TB 传播的普遍模式一致,因为任何社区都存在多种广泛分散的感染源。

暴露感染后,年幼的孩子尤其是婴儿,有高风险患 TB 脑膜炎和粟粒性疾病。5~10 岁儿童的感染在常规诊断中容易漏诊,但可通过放射方法检测到异常,但这个年龄儿童的肺结核比较难治。图 3.5A 显示,5~8 岁儿童患 TB 的可能性比 15~29 岁妇女低 3.4 倍。10 岁到青少年(≥15 岁),女性感染后发病风险早于男性,这与女性青春期较早这一事实一致(Grigg,1958a;Donald 等,2010;Marais 等,2004)。如果不治疗,幼儿重症 TB 病死率较高(图 3.5B)。15 岁以上青少年和成人相比,年纪较小的个体更容易发展成空洞性肺疾病(病死率较高)。

青春期前后肺部疾病风险增加,可能与内分泌变化有关,但具体致病机制还不清楚(Donald 等,2010),截至目前还没有找到青春期 TB 风险上升的原因,有研究认为 TB 发展可能和性传播媒介有关(Nagelkerke,2011)。

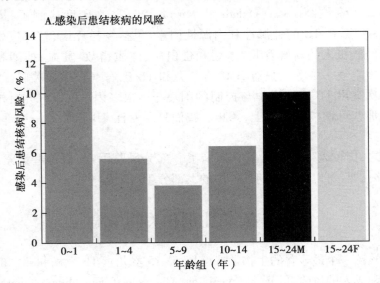

A.感染后患结核病的风险

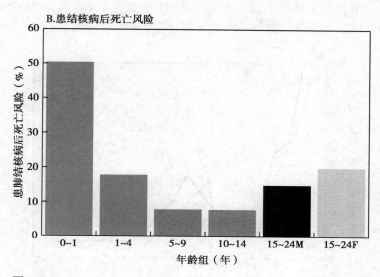

图 3.5
A. 24 岁以下感染人群 TB 发病比例
B. 没有治疗的肺结核患者死亡百分比。0~14 岁人群没有区分性别，
15~24 岁人群按性别分组。Marais 等（2004）综述化学药物治疗时代
之前的研究

1949—1969 年，Comstock 等（1974a）在波多黎随访了一组结核菌素阳性、
1~18 岁儿童和青少年队列（图 3.6A），这是研究年龄和 TB 发病率的经典案
例。大多数患者（92%）是肺结核，10% 的 1~6 岁儿童患者是脑膜炎和粟粒性
疾病病例。图 3.6A 显示 TB 发病率的年龄模式依赖疾病风险变化，但这并不
是唯一的解释。模型 C 简化版（图 2.1C）有助于理清潜在的过程。年龄（a）与
未感染人群变化率（U）、潜伏感染者变化率（L）和肺结核变化率（I）有如下公
式所示关系：

$$\frac{dU}{da} = -\lambda U$$

$$\frac{dL}{da} = (1-\sigma)\lambda U - (\nu + \sigma\lambda x)L \qquad (3.7)$$

$$\frac{dI}{da} = \sigma\lambda U + (\nu + \sigma\lambda x)L$$

分析过程主要是评估 1949—1951 年期间的结核菌素调查队列感染初始
风险（5.3%/年，图 3.6B；Comstock 等，1974b），然后根据模型方程（3.7）对 TB
发病率与年龄关系进行拟合（图 3.6A）。要获得理想的拟合模型，必须假设感

染儿童的 TB 发病易感性明显低于成人风险(儿童是成年人风险的 30%)。在研究期间,感染风险保持每年 14%的下降速度。

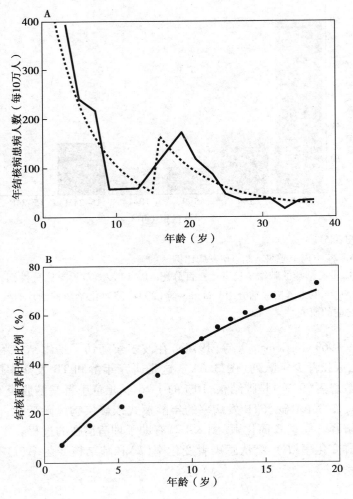

图 3.6
A. 1949—1969 年,波多黎各 1~18 岁儿童和青少年各年龄组 TB 发病率[实线;虚线,模型(3.7),Comstock 等,1974a]

B. 研究开始时城市和农村地区结核菌素阳性儿童比例。使用最小平方拟合累积感染率和年龄关系,感染比例 = (1−$e^{\lambda a}$)×100。拟合结果显示城市年均感染风险(λ,ARI)为 6.5%(数据点),农村 4.1%,平均 5.3%(Comstock 等,1974b)。假设初始平均感染率相同,观察期内 ARI 保持每年 14%的下降趋势,感染后儿童(<15 岁)发展为 TB 的比例($\sigma = 0.08$)显著低于成人($\sigma = 0.27$),成人 $v = 5 \times 10^{-5}$,儿童 $v = 10^{-5}$,$x = 0.3$

1952—1988 年间一项荷兰研究提示,同样的模型也可以解释 TB 随时间和年龄的分布(图 3.7;Styblo,1991)。基于 Comstock 的数据,要解释年龄和时间与患者数之间的关系,必须假设儿童 TB 的易感性比成人低,且感染风险随时间下降。患者还可能因重复感染所致($x > 0$)。如果 $x = 0$,很难解释老年群体中 TB 持续的原因(图 3.8;Dye 等,1998;Vynnycky 和 Fine,1997)。有限的再感染率($x > 0$)可以解释亚太地区国家 TB 高发病率(Trauer 等,2014)。

对图 3.7 中的数据重新整理,能够得到 TB 随年龄和时间的特征分布(图 3.9)。20 世纪 50 年代,荷兰传播率较高,原发感染和重复感染导致 15~24 岁群体的较高发病率。随后几十年,传播减弱,总发病率随之降低。再后来,越来越多的患者来自既往感染激活。到 20 世纪 70 年代,发病高峰人群已转到老年群体。

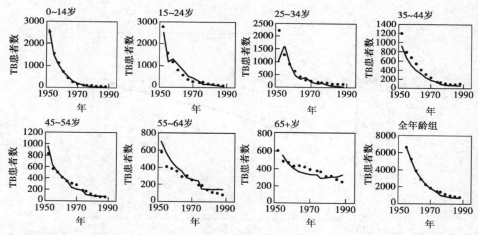

图 3.7　荷兰 1951—1989 年发病率(点,每年荷兰所有 TB 患者数)的最大似然拟合模型 3.7(线)(Dye 等,1998)

这些年龄段的感染率和疾病率的变化与性别有关。1961—1968 年,印度班加罗尔关于感染和疾病流行率的一项调查,展示了典型的模式[班加罗尔国家结核病研究所(National Tuberculosis Institute Bangalore),1974]。5~14 岁的男性和女性之间,感染和疾病的流行没有明显差异(图 3.10 A~D),但成年男性 TB 发病率和患病率都比女性高(图 3.10B 和 C),因为男性感染暴露较频繁(图 3.10A),并且感染后容易发病(图 3.10D)。1965—1970 年,韩国也报告了类似的特点,尽管韩国感染和疾病发病的流行及 TB 人数和感染明显高于班加罗尔(图 3.11A~C)。常规监测报告也常显示男性 TB 患者多于女性患者。这些数据会受到各种偏倚影响,但 Borgdorff 等(2000)通过比较患者报告和 14 个国家的流行率结果,认为男性患者数量明显较高,反映了真实的流行病学特

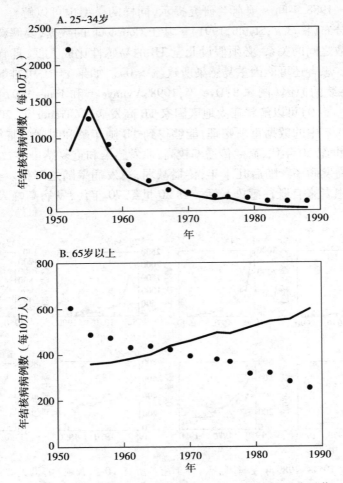

图 3.8　一个不考虑重复感染的模型($x=0$)，较好反映了荷兰青年群体(25~34 岁,A)TB 下降情况,与老年群体情况不一致(≥65 岁,B)(Dye 等,1998)

点,不是因为医疗服务的获取差异。随后一项整合 137 个独立研究的系统综述也表明,在 TB 医疗服务获取方面,不存在明显性别差异(Yang 等,2014)。当然,一些研究还认为女性在 TB 病医疗服务获取方面处于劣势。

　　但男性肺结核发病率并非都高于女性。1950—1952 年,丹麦男性感染率高于女性,但女性 TB 患者更多(Groth-Petersen 等,1959)。20 世纪 50 年代,在阿拉斯加的爱斯基摩人中也发现女性 TB 患病率高于男性(Comstock 等,1967)。尽管男性 TB 的患病率与感染率之比有时高于女性,但女性感染后更易发展为肺外结核(Rieder,1999)。

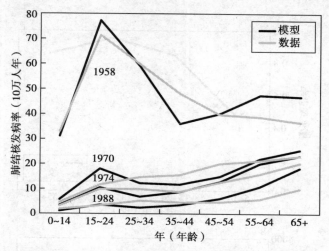

图 3.9　模型 3.7(黑色)拟合 1958—1988 年荷兰年龄组 TB 报告数(灰色,每 10 万人)

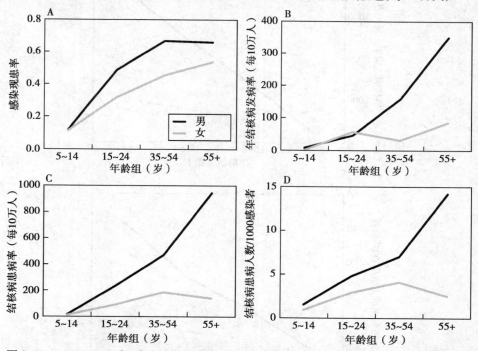

图 3.10　1961—1968 年,印度班加罗尔的 4 个与年龄和性别相关的患病率调查[班加罗尔国家结核病研究所(National Tuberculosis Institute Bangalore),1974]

A. 感染流行情况,通过结核菌素皮肤试验诊断(硬结≥10mm)

B. 调查 3 和 4 的标本培养阳性 TB 发病率

C. 四项调查的涂片和标本培养阳性 TB 患病率

D. 四项调查中,每 1000 名感染者中的 TB 患者数。图 D 中,患病率/感染率之比是衡量从感染到发病的指标。假设没有治疗,疾病持续时间不存在性别差异

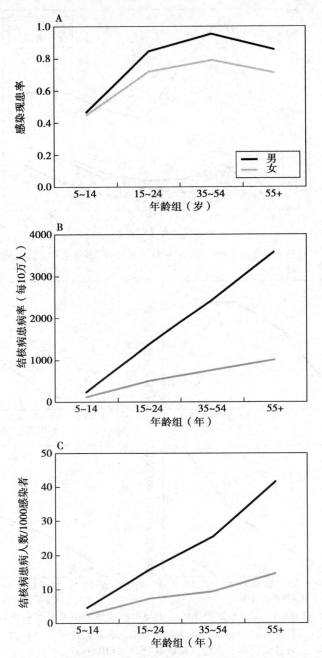

图 3. 11　韩国 1965 年和 1970 年的两次调查[卫生和社会事务部(Ministry of Health and Social Affairs),1971],对应图 3. 10 A、C 和 D。图 B、C 表示菌阳性 TB 患病率

　　另一种可能与年龄有关的风险通常被忽视,即没有诊断出 TB 的风险。Kim 等(1995)在韩国对公务员(涵盖所有级别)开展了一项不寻常的全国 TB 发病率研究,研究结果与当代流行病调查进行比较(图 3.12A;Hong 等,1998)。TB 是一种罕见病,针对 TB 发病率的调查很少:因为至少需要 2 次调查,较低的发病率需要巨大的样本量或长时间随访。韩国调查的主要发现是患病率/发病率之比,可衡量 TB 平均患病时间。调研发现该值随年龄增长,在 50 岁以上人群超过 10 年。意味着 20 世纪 90 年代,韩国老年人群中存在很多没有确诊的 TB 病例。

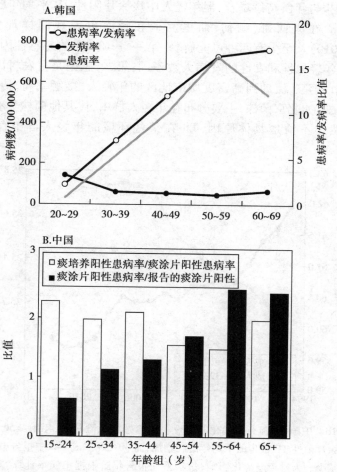

图 3.12　TB 患病持续时间与年龄关系

A. 1995 年韩国 TB 患病率/发病率之比(Kim 等,1995;Hong 等,1998)

B. 2010 年中国痰涂片阳性检出率/确诊病例之比(WHO,2013;Wang 等,2014)。

在中国,培养阳性(+)与痰涂片阳性病例(S+)的比值不随年龄发生改变中国也报告了类似的 TB 模式（图 3.12B；WHO，2013a；Wang 等，2014）。基于 2010 年全国调查，培养和涂片镜检患病率的比值（开放条状）不存在明显的年龄趋势，但痰涂片阳性患病率与病例报告数量之比（满格条状）在老年群体中较高。一种解释是，常规监测往往会漏掉部分老年病例；第二种解释是，老年人 TB 发病平均持续时间更长。不管哪种情况，老年人所处环境相对较差。

在一些 TB 下降的国家，TB 模式与老龄化人口的老龄化流行病的预期模式有明显差异（Dye 和 Williams，2010）。在中国，老年群体（> 55 岁）痰涂片阳性 TB 平均报告年龄持续增长，但年轻人中痰涂片阳性 TB 平均年龄出现下降（图 3.13）。在墨西哥、缅甸、斯里兰卡和越南也发现同样现象（Dye 和 Williams，2010）。至少有四种可能解释：第一，影响 TB 的易感性因素，如 HIV 感染，导致年轻男性和女性的发病人数不同；第二，感染是由农村出生的年轻人传到城市；第三，流动到高密度城市地区的年轻人，接触率高，传播机会大；第四，新菌株，如北京菌株，主要分布在年轻人群中，比其他菌株具有更高的传播率。虽然还不清楚具体原因，TB 在某些环境的年轻人群中存在大流行迹象。

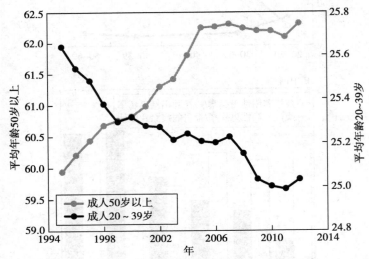

图 3.13　中国 TB 流行老龄化与复燃。随着感染风险降低，年龄 ≥ 50 岁的成人痰涂片阳性 TB 报告的平均年龄在增加，而 30~39 岁成年人中报告患者的年龄在减少。为避免老龄化影响，每年平均报告年龄根据患病率计算。数据来源于 WHO（2013a）

总之，男女等概率暴露于 TB 感染风险中，但感染后 TB 发病风险在新出生时相对较高，然后持续下降到青春期来临。一般女孩的青春期早于男孩。在成年期,男性通常比女性更容易暴露于感染,感染后发病率均较高。不同的环境会有一定差异,相对来说女性更易患肺外 TB。

风险随时间变化

结核病流行病学的一个目的是研究为什么疾病负担随时间而变化,通常度量时间以年为单位,也可能根据情况取更长或更短的单位。具体来说,就是了解哪些风险因素发生了变化,为什么发生改变,改变了多少,以及改变带来的影响等。如果能发现可直接调控的风险因素,将为 TB 防控提供潜在的效益。对那些有较大风险的因素,必须直接控制该因素或降低该因素的危害。

定量研究的目的是要理解不同时间尺度、不同量级风险因素的单一和组合的作用效应。这些变化可能涉及前面讨论过的因素,如 HIB 合并感染,慢性疾病(如糖尿病、营养不良)和人口学因素(如出生率和死亡率、人口增长),社会因素(如城镇化),经济因素(如收入)等。这些因素可独立发挥作用,也可能相互之间存在协同和拮抗的作用。

比较印度和韩国,发现 1998—2008 年两国 TB 风险因素之间,存在协同和拮抗的混合模式(Dye 等,2011)。印度因为人口老龄化、城镇化、身体质量指数(BMI)改变及糖尿病患病率不断上升(图 3.15),近 10 年人均 TB 发病风险增加 6%,超过印度人口的增长速度(图 3.14A)。

印度营养改善[Naandi 基金(Naandi Foundation),2011]与大多数农村人口体重指数(BMI)下降相抵消。预计 2011—2030 年期间,印度糖尿病患者以

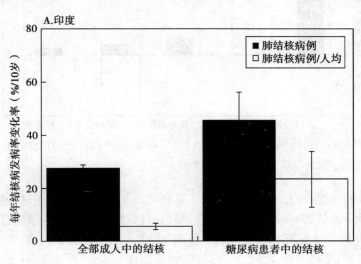

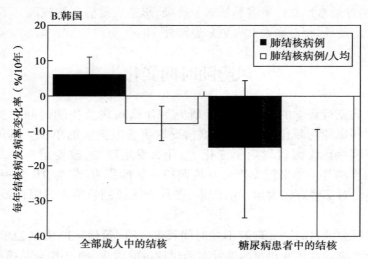

图 3.14　营养和人口变化对印度(A)和韩国(B)TB 及糖尿病患者中 TB 的净影响。表示为 10 年内(1998—2008 年)年均发病率的变化情况(填充栏)和人均年均发病率的变化情况(空白栏),误差范围为 95%置信区间。数据来源于 Dye 等(2011)

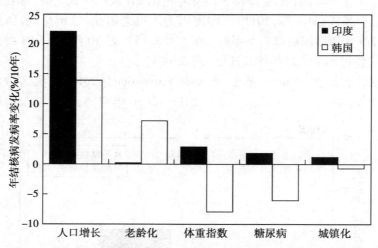

图 3.15　1998—2008 年,印度(黑柱状)和韩国(空白柱状)TB 发病率变化。分别归因于五个因素(水平轴)

每年 2.6%的速度增长,到 2030 年超过 1 亿成年人患有糖尿病,但是这种慢性疾病对 TB 发病率总体影响较小(图 3.15)。两项统计数据发现:考虑糖尿病患者 TB 发病的相对风险是 2.6,那么因糖尿病导致的 TB 患者比例将从 2011 年的 11.7%上升到 2030 年的 13.7%,期间,R_0 相对初始值增加 2.2%[基于方程(3.4)]。

　　糖尿病对 TB 的威胁在印度会保持增长,但因为每个年龄段的患病率都在增加,而且越来越多的人活到患糖尿病发病的年龄,因此糖尿病对 TB 的威胁不会太大(图 3.16A)。预计 2030 年,印度城市比农村有更多的糖尿病患者,不是因为印度城市人口糖尿病患病率高于农村(图 3.16B),而是因为其城市人口将比农村人口增长更快,城市人口感染风险更高(Chadha 等,2005)。因此,结核病和糖尿病之间的关系,主要是一个人口学问题,而不是流行病学问题。

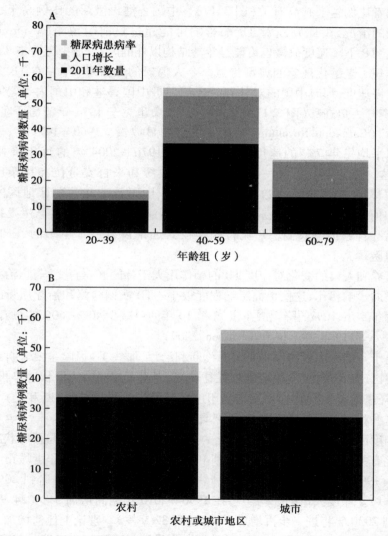

图 3.16　2011—2030 年,印度糖尿病患者数量预期变化。不同年龄组(A);农村和城市(B)。黑色是 2011 年,灰色是因人口增长(暗灰色)和糖尿病患病率上升(浅灰色)的结果。数据来自国际糖尿病联合会(International Diabetes Federation,2011)

相对而言,由于韩国城市化、体重指数增加和糖尿病患病率下降带来正面影响,TB 患者数量增长速度小于人口的增长速度(图 3.15)。因此根据数据估计,1998—2008 年间人均 TB 发病率下降 8%(图 3.15)。在 TB 流行病学背景下,韩国最重要的问题是人口的快速老龄化(图 3.15;Park 等,2013)。

老龄人口的 TB 老龄化趋势预计使各地 TB 下降速度放缓。Vynnycky 等(2008)和 Wu 等(2010)的研究发现,中国香港 TB 下降放慢,与老年人再激活所占患者比例越来越高有关(图 3.17)。中国香港再激活的比例高于在欧洲观察到的情况,由此判断对 TB 的影响可能超过目前的预测(Vynnycky 等,2008)。TB 下降速度放慢也可能是年龄结构以外的因素,但中国香港 TB 流行病学体现了老龄化现象的典型特点。令人惊讶的是,1978 年左右 TB 下降突然间放慢速度,那时中国的对外开放政策促进中国香港和中国内地之间的贸易、投资与人口迁移(图 3.17A、B)。这种现象也见于 1974 年葡萄牙在"康乃馨革命"(Carnation Revolution)后 TB 下降明显放慢。1960—1974 年,患者报告率以平均每年 7% 的速度继续下降,但 1976—2004 年的每年降幅仅为3%。这一变化主要是国民经济增长突然放缓和来自安哥拉和莫桑比克的大规模移民,构成了巨大数量的难民人群。中国香港和葡萄牙地区的这些想象如何影响 TB 传播和易感性的机制尚不清楚,但这些因素显然发挥了作用。这一现象提醒我们,TB 流行病学模式通常没有一个单一的、占绝对优势的风险因素。

营养和人口的变化对印度 TB 的副作用大于韩国,但与化学药物治疗所带来的正面影响相比,这些负面影响程度很小。TB 病例检测和治疗质量改善能够以每年 5%~10% 的降幅减少发病率,10 年间可减少 40%~60% 的患者(见第4 章;Dye 等,1998;Dowdy 和 Chaisson,2009)。

由于一部分患者能够得到及时诊断和治疗,那些 TB 风险主要来自近期传播的地区(如印度),TB 下降速度往往较快,而患者主要因为潜伏感染再激活,TB 下降速度较慢(韩国)。无论是印度还是韩国,通过及时诊断和治疗,都能克服这些相对较小的负面影响,当然印度所面临的挑战较大。

印度因为人口老龄化和城市化的速度不断加快,实际上,与营养状况和人口变化有关的风险因素,比前面分析和描述的更严重。例如,印度城市人口所占比从 1993 年的 13% 到 2010 年所占 15%。预计在 2030 年达到 20%(Dye等,2011)。印度人口的平均年龄在 1990—2010 年期间增加 3 岁(24.9~27.9岁),到 2030 年将进一步再增加 5 岁(达到 32.9 岁)。理论上任何增加人均发病率的过程也会增加感染风险,导致发病率增加。这种正向反馈过程可被(部分)免疫力获取在一定程度抑制,但是,需要更有力的控制措施才能降低 TB 疾病负担。

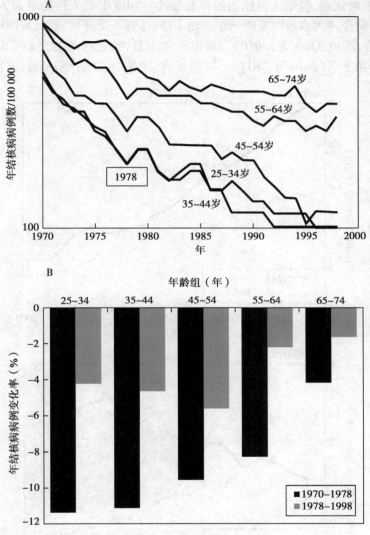

图 3.17　1970—1998 年,香港 TB 下降缓慢

A. 五个年龄组报告的 TB 患者数(/10 万人/年)

B. 1970—1978 年和 1978—1998 年,五个年龄组平均变化率;年轻人下降速度比老年人快。1978 年,中国宣布实施对外开放政策,中国大陆和香港之间的人口流动增加。数据来自 Vynnycky 等(2008)

　　印度和韩国的研究没有包括吸烟的因素,因为这两个国家都没有可比的调查数据。但是,如果印度有 19% 的成年人(≥15 年)吸烟,吸烟所致 TB 的相对风险是 2,那么 11% 的 TB 患者可归因于吸烟(Lönnroth,Castro 等,2010),但

基于目前的观察,吸烟比糖尿病的威胁要小。印度吸烟人群随着总人口增加而增长,但全球大多数国家吸烟率开始下降,尽管下降速度较慢(WHO,2010a;Shafey 等,2010;Qian 等,2010)。所以总体来看,预计吸烟对全球 TB 会有影响,但作用不大(Basu 等,2011)。对照英国(图 3.18,下方线)和法国(图 3.18,

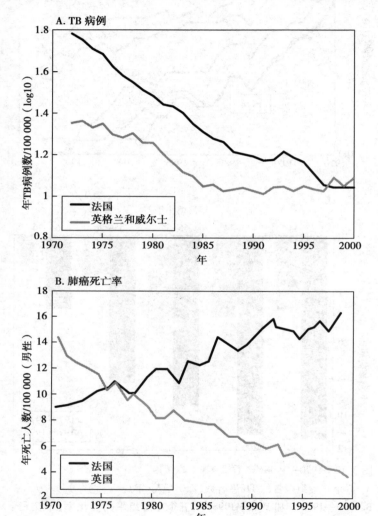

图 3.18

A. 1927—2000 年,法国、英格兰和威尔士每年每 10 万人 TB 报告趋势(www. invs. sante. fr 和 www. hpa. org)

B. 1927—2000 年,法国和英国 35~44 岁男性肺癌死亡率趋势。数据来源于 Jamison 等(2006)

上方线)1970—2000 年的肺癌死亡率趋势和 TB 趋势,可以发现吸烟不是这两个国家 TB 趋势的主要影响因素。此外,比较中欧和东欧不同国家 TB 的趋势,吸烟(和糖尿病)与 TB 发病率下降相关(Dye,Lönnroth,等,2009)。可能这些因素包含健康、健康服务和经济发展等社会大环境因素,因此其独立的 TB 风险没有体现出来。但不能由此否认一部分的 TB 患者与吸烟有关,控烟有助于减少 TB 数量和死亡(Lin 等,2008),但不可能只通过调控吸烟来影响 TB 的趋势。

大多数已知 TB 风险因素对 TB 趋势的影响较小,但是至少有三个因素对 TB 影响较大。第一个是 HIV 合并感染(图 3.2)。晚期 HIV 感染者的 TB 相对风险很高($k=10\sim30$)。在 HIV 感染率较高的非洲南部国家,大部分的 TB 患者是由 HIV 感染引起。与 TB 流行病学的其他相关因素相比,HIV 以最短的时间改变了 TB 流行病学的特点(主要见于 1990—2000 年)(见第 6 章)。

第二影响较大的因素是社会、经济的动荡。几乎所有国家的历史可以证明,结核菌的流行通常都伴随卫生健康服务的恶化。第 1 章的时间序列图展示(图 1.4,图 1.5)了第一次和第二次世界大战(及 1918 年流感大流行;Noymer,2011)对 TB 死亡率的影响。自 1945 年以来有关武装冲突的相关报道,都发现导致 TB 传播、发病率和死亡率增加(Barr a 和 Menzies,1994;M'Boussa 等,2002)。

TB 死灰复燃并没有在全世界的每一个角落发生。20 世纪 80 年代和 90 年代初,由于 TB 防控基础设施退化、热点地区(如医院、收容所、监狱)TB 向外蔓延、HIV/AIDS 和耐药菌株的传播,以及越来越多外国出生者患者的涌入,美国 TB 疫情复苏(Bloom 和 Murray,1992;Schneider 等,2005)。近代史上,对 TB 影响最深刻的社会变革是 1991 年苏联解体,造成了 20 世纪 90 年代初中欧和东欧的大范围经济衰退,TB 人数和死亡数量急剧增长。对 USSR 西方邻国的影响较小,但对前苏联各联邦及其海外属地影响比较严重。例如,匈牙利的 TB 发病率(利用报告病例数量进行计算)上升与 1990 年后 GDP 短暂下降并行。通过各种对应措施,用近 10 年时间才控制 TB,使疫情回复到 1990 年的水平(图 3.19 A,Arinaminpathy 和 Dye,2010)。俄罗斯经济衰退更严重和持久,对 TB 带来极大的影响(图 3.18B)。TB 报告数在 2000 年达到高峰,然后缓慢下降。2010 年,俄罗斯每 10 万人中报告 83 例患者(全国共 119 000 患者),是 1990 年的 2 倍(34/10 万)。在 15 个中、东欧国家中,发现经济衰退期间国家经济生产力下降与额外 TB 患者和死亡密切相关(图 3.20)。与苏联经济、政治关系密切的古巴也出现类似情况(Rodriguez-Ojea 等,2002;Gonzalez 等,2007;图 3.20)。

组间比较的"生态学"研究的主要局限性在于不能确定各种风险因素的强度。20 世纪 90 年代,酒精相关的死亡是俄罗斯更为常见的现象(Leon 等,

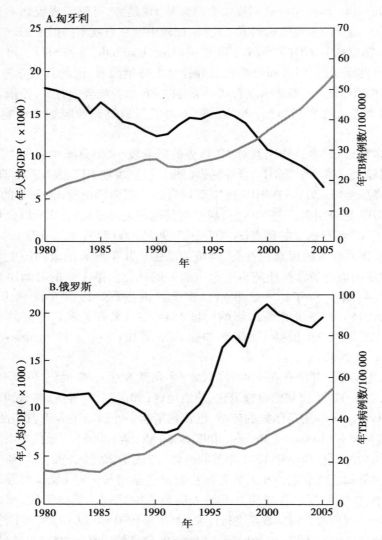

图 3.19　1980—2006 年，苏联解体前后，匈牙利（A）、俄罗斯（B）人均国内生产总值（灰色）和 TB 报告数量的关系（Arinaminpathy 和 Dye，2010）

2007；Zaridze 等，2009；Leon 等，1997）；身体质量指数保持稳定（Finucane，2011）；卫生服务体系恶化，包括 TB 防控相关那部分；20 世纪 80 年代末，TB 主动筛查减少。与早年相比，20 世纪 90 年代，大部分患者出现严重的空洞性疾病，治疗成功率下降，病死率上升（Shilova 和 Dye，2001）。显然，各种因素的综合加剧了俄罗斯的 TB 流行。每一因素的单独作用还不清楚，但这些因素联合起来，能够带来 TB 流行病学灾难。

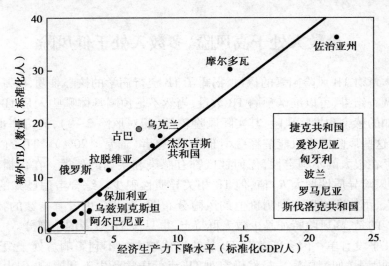

图 3.20　20 世纪 90 年代,苏联解体后东欧 15 个国家(黑色)及古巴(灰色)TB 额外人数与国内 GDP 下降(标准化指数)的关系。数据来源于 Arinaminpathy 和 Dye(2010)

　　第三个重要因素是移民。中、西欧国家 40% 的 TB 患者是在国外出生(图 3.21)。高发病率国家来的移民是低发病率国家 TB 防控的一个阻碍(见第 7 章)。随着人口从贫穷地区到富裕地区的迁移,流动人口将成为未来 TB 控制的挑战。

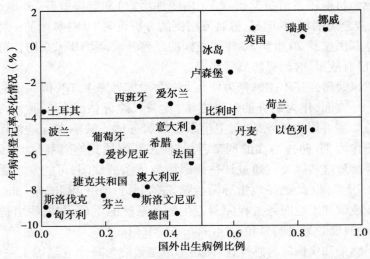

图 3.21　2000—2012 年,欧洲国家 TB 登记率年均变化与 2011 年国外出生 TB 患者比例相关(WHO,2013a)。数据来源于欧洲疾病预防控制中心(European Centre for Disease Prevention and Control)和 WHO 欧洲地区办事处(WHO Regional Office for Europe)(2013)

少数人处于高风险，多数人处于低风险

本章对 TB 风险因素的探讨，揭露了 TB 流行病学的核心难题，即基于几十年的调查结果，可以准确预测 TB 数量，当然不是预测具体哪些人是 TB。原因是已知的感染和发病风险，其实际风险较低（相对风险 2~3），流行率也较低。另外，这些风险因素只能解释一小部分 TB 患者（通常 < 20%）。TB 的"热点"区域存在很大的不确定性，任何社区都有感染和疾病的传播。在传播动力学方面，风险异质性增大 R_0 值，但 TB 相关异质性很少。综合考虑已知的 TB 风险因素，可能获得更有预测价值的风险分布图，大部分患者有少数的特征；但更可能的是，高风险特征是少数人群特点，也只占 TB 患者的小部分。

几乎没有单一因素能够对 TB 趋势造成较大的不利影响。处于缓慢增长的不利因素（如糖尿病），虽然确定对 TB 流行病学产生不利影响，但由于防控措施，尤其是药物治疗方案的加强，这些不利影响将被削弱（见第 4 章）。

单一风险因素的影响往往很小，只有 HIV 感染例外。考虑目前的特异性抗病毒（HIV）药物治疗和抗菌（TB）药物治疗的不断完善，HIV 合并感染已成为防控计划的一个明确目标，尤其是在 HIV 高流行地区（见第 6 章）。

20 世纪 90 年代，最为严重、涵盖多种因素的风险事件是前苏联国家 TB 的死灰复燃。目前还不清楚健康状况（内源性因素）和健康服务（外源性因素）对 TB 死灰复燃的机制，但是，数百万病例的分析表明 TB 是贫困的一种表现形式。前苏联国家及 20 世纪 80 年代美国的经验教训，为 TB 未来防控敲响了警钟：保持已有战果，时刻提防形势转变。

虽然风险研究还不能解释为什么大多数受害者患上 TB，但一定有机会做得更好。一方面，作为调查的一种方法，比较风险评估尚存在很大的发展空间。目前一项迫切的任务是，对卫生系统和服务体系缺陷进行重新评估。将这些缺陷作为 TB 防控潜在的调整目标，使用和评估其他因素（如糖尿病）一样的标准衡量这些风险。通过评估健康服务体系的缺陷，可能发现更多可预防风险的因素，以此更好地指导防控措施的制订（Dye 和 Raviglione，2013）。通过改变政策和卫生服务流程完善卫生服务系统的不足，与发明引进新技术相比，这种改变效果更明显和迅速（Farmer，2013）。

关于感染和疾病的易感性，目前还不清楚最终与每个危险因素关联的 TB 患者比例。检测基因组和调控基因表达技术的提高，能够加快探索疾病预测生物标志物的速度（Lu 等，2011；Sutherland 等，2011；Kunnath-Velayudhan 和 Gennaro，2011；Berry 等，2010）。为什么 5~10 岁孩子的 TB 相对难治？为什么青春期少年和老年人更易感？这些原因还需要进一步的调查研究。当然，相当一部分 TB 的原因本来就不可预测,例如,许多对 TB 影响较小且可变的风险因素,很难或根本无法确定感染和疾病是否只是一个随机的事件,这使得通过针对特定危险因素实现结核病防控的愿望受到限制。

本章用动力学观点探究 TB 的病因,其中风险因素决定各健康状态的转换速度。防控措施通过改变这些状态间转换速度,减少感染、病例和死亡人数。第 4 章将会详细探讨这些可以改变状态间转换速度的防控措施。

第4章

干预和控制

> 自 18 世纪末,人类健康有了显著的发展;但到目前为止,对医学
> 的进步却没什么帮助。
>
> ——Thomas McKeown(McKeown 等,1975)
>
> 毫无疑问,传染性肺结核病的发现和治疗是有效控制结核病的
> 关键。
>
> ——Karel Styblo 和 Annik Rouillon(1992)
>
> Ryan(1992)引用

19—20 世纪,McKeown 备受争论的提议——在英格兰和威尔士改善卫生
状况——源于他对结核病的观察研究。由于 TB 和贫困的密切关系,McKeown
所调查的医疗干预和社会经济发展在 TB 控制中的角色,仍然是今天 TB 控制
的核心。McKeown 发现,早在 19 世纪 40—50 年代治疗药物发现前,TB 死亡
人数就一直在下降(见第 1 章;McKeown 等,1975)。Styblo 及其同事曾在抗结
核药发现之前生活和工作,明确认为医疗干预在 TB 控制中起了主要作用
(Styblo 和 Bumgarner,1991)。他们认为,降低贫困太慢,很难成为 TB 控制的
基础,而患者早期发现和药物治疗是 TB 控制最快最有效的方法。

图 4.1 给出 1880—2000 年,英格兰和威尔士有关 TB 死亡的主要事件。
疗养院和生活条件的提高可能减少疾病的传播,营养改善降低感染者发病
的易感性(见第 2 章),但是联合药物化疗不仅是 TB 的救命稻草,同时也减
少了 TB 的传播,改变了 19 世纪 50 年代后欧洲和其他工业化国家 TB 的流行
进程。

尽管目前结核病控制的重点还是化学治疗,当年 McKeown 调查面临的一
个基本问题和今天依然相关:如何平衡三类干预的投资? 一是针对特定疾病
如 TB 的投资,二是在支持健康和保健健康的投资,三是投资有利于社会和经
济发展的基础建设(Colgrove,2002)。如何在 TB 相关干预措施中兼顾这三方
面? 对于 TB 来说,这些问题之间依然相关,因为和二战后工业化国家(如英格
兰和威尔士)获得的巨大成功相比,目前全球 TB 疾病负担下降十分缓慢(见

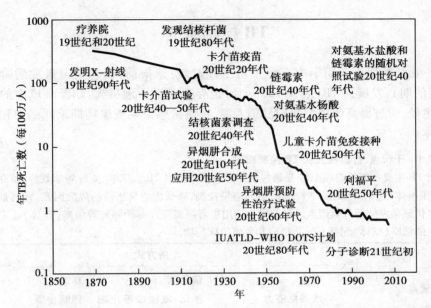

图 4.1 TB 控制的里程碑。叠加在英格兰和威尔士自 1850 年的 TB 死亡时间序列上（图 1.5），在 McKeown（1975）原始描述上增加额外信息（Comstock，1980；Enarson，1991；Murray，2004；Rieder，2009）。各里程碑：Koch 发现结核菌（19 世纪 80 年代）；Röntgen 发现 X 射线（19 世纪 90 年代）；疗养院（1900—1950）；研发卡介苗（20 世纪 20 年代）及其临床试验（20 世纪 40—50 年代）；结核菌素皮试（20 世纪 40 年代）；发现链霉素（20 世纪 40 年代）；发现对阿司匹林（PAS，1946）；异烟肼（合成 20 世纪 10 年代，应用 20 世纪 50 年代）和利福平素类抗生素尤其是利福平（20 世纪 50 年代）；首个随机临床试验和首个联合药物化疗盲法试验（一个双盲试验，1949）；国际防痨和肺病联合会——WHO 的 DOTS（产生于 20 世纪 80 年代，发布于 20 世纪 90 年代）；新一代基于核酸扩增的识别结核菌及耐药突变的快速诊断方法（21 世纪初）

第 1 章）。这些问题也是 2015 年千年发展目标到期后，制定一系列新的具体目标时需要考虑的核心问题。很可能，健康与减贫和可持续发展联系在一起[Dye 和 McNutt，2013；联合国，2013a；可持续发展决议网络（Sustainable Development Solutions Network），2013]。

从群体生物学角度看，本章以感染、患病及死亡作为结局，探索了在不同风险因素下（内源性和外源性），以及在现有的和未来的技术条件下（诊断、药物、疫苗），不同 TB 控制方法的效果（预防感染、治疗感染和活动性疾病）。解答现有控制措施取得的成功，还可能做什么；在未来几十年里，何时何地需要新的程序和技术，满足 TB 控制的心愿。

TB 控制原则

在结核菌生命周期中有三个可干预时段:感染前,已感染但未发病阶段(潜伏期),发展为 TB(表 4.1)。同时也存在三类干预措施:切断环境中的传播途径,通过提高免疫力保护易感人群,在潜伏感染期或患病期杀死或中和病原体。

表 4.1　干预点、行为模式及 TB 控制指南

目前 TB 主要控制策略(**粗体**)是通过联用药物治疗提供 TB 临床学、流行病学效益,辅助策略(**粗楷体**)包括:婴儿接种卡介苗,诊所感染控制,降低影响易感性的危险因素,尤其是导致潜伏感染发病的危险因素。目前很少应用患者隔离及疗养所隔离等策略(正体)。未来潜在的策略(楷体)包括开发新疫苗和免疫治疗药物。

干预点	作用方式		
	宿主 增强免疫力	病原体 杀死、减缓或停止细菌生长	环境 阻断传播
感染前 预防或阻止(再次)感染	儿童卡介苗接种 疫苗 缓解危险因素	联合药物疗法	隔离 疗养院 感染控制
感染期 中和潜伏性感染	疫苗和其他针对宿主的直接疗法 缓解危险因素	单药或联合药物疗法	
发病后 治疗活动性疾病	宿主直接疗法	联合药物疗法	隔离 疗养院

表 4.1 区分了目前的主流策略(治疗 TB),辅助策略(为婴儿接种卡介苗、控制诊所感染、降低危险因素),较少使用策略(人群隔离、疗养所隔离),以及依赖新科技的未来潜在策略(如疫苗及其他宿主直接治疗法)。以下内容将对每种可能的控制进行探讨。按照逻辑顺序,从源头减少感染(TB 人数)开始,阐述环境的感染控制、感染预防、潜伏性感染治疗及降低内源性危险因素。

分析工具使用第 2 章的"标准模型"(图 2.1C 模型 C),这是第 2 章三个模型中最接近实际问题、最详细的模型,但仍是对 TB 流行的简单描述。与力求准确预测患者和死亡数为目的模型不同,这个简单模型在评估不同干预措施的优势方面非常有用。除了干预措施的比较,以下分析还尝试将结核控制的可能性与未来 10 年国际目标进行匹配。

结核控制策略和目标

20 世纪 90 年代，第一套全球 TB 控制目标重点关注 DOTS 策略实施。DOTS 是国际上推荐的 TB 控制方法，20 世纪 90 年代初启动，主要包括：基于细菌学的早期发现和诊断；标准化治疗，并进行监督和提供支持；保证有效的药物供应和管理；一套标准化的记录和报告系统；政府承诺（WHO，2013a）。DOTS，作为基本的服务包，被纳入 2006 年更全面的遏制 TB 策略（Raviglione 和 Uplekar，2006），目前也被纳入后 2015 策略（WHO，2014b）。其中亟待解决的问题是 TB/HIV 合并感染、耐药、患者的特殊需求、卫生服务中的护理质量，以及公立和私立服务提供者的多样性。DOTS 后继策略也强调了这些研究的重要性。

基于 DOTS 的一组目标是：每年至少发现 70% 的痰涂片阳性肺结核患者和治愈 85% 的发现患者（WHO，1991）。这些目标的选定基于临床试验结果：常规情况下短期化疗可治愈 85% 的患者。预计联合 70% 病例发现率和 85% 治愈率可显著降低痰涂片阳性 TB 的患病率，即使在 HIV 感染群体中也有效（Styblo 和 Bumgarner，1991；Dye，1998）。在当前的 TB 控制蓝图下，遏制 TB 全球计划（the Global Plan to Stop TB）[2006—2015；遏制结核伙伴关系和世界卫生组织（Stop TB Partnership and WHO），2006，遏制结核伙伴关系（Stop TB Partnership），2010]及国家国际具体目标，都包括在千年发展目标的框架下（WHO，2011）。千年发展目标是到 2015 年，"停止上升并开始扭转"TB 发病率（这里解释为人均发病率）。遏制 TB 伙伴关系增加两个新目标：2015 年 TB 患病率和死亡率降低到 1990 年的一半（Dye 等，2006）。

2015 年千年发展目标到期时，将被一套新的目标取代，很可能强调减少贫困和可持续发展。在这个框架下，TB 控制目标是：2015—2025 年减少 75% 死亡病例，到 2035 年减少 95%（两者都和 2015 年对照）；相应全球 TB 发病率到 2025 年减少 50%（从 110/10 万减少到 50/10 万），到 2035 年减少 90%（减少到 10/10 万）（WHO，2014b）。相当于在 2025 年之前，死亡率平均每年减少 15%，到 2035 年死亡率平均每年减少 18%。2015—2025 年期间，发病率平均每年减少 7%，2025—2035 年期间，发病率平均每年减少 17%。总之，从数字表面看，2015—2035 年期间，发病率平均每年减少 12%，病死率将从 2015 年估计的 17%，到 2025 年的 8%，再到 2035 年的 7%（WHO，2014a）。

这些都是雄心勃勃的目标。降低发病率的挑战不仅仅要确保 R_0 小于阈值 1，同时要最大化消灭 TB 的下降速度（见第 2 章）。2015—2025 年预期取得的成绩，与 1950 年后工业化国家的成绩一致，TB 控制不仅需要药物治疗，同时需要疫苗接种和社会经济发展支持(图 4.1)。然而,要实现 2025 年之后 TB 发病率加速下降,将大规模结核病控制纳入一个完全不同的水平。发病率平均每年下降 17%的速度在任何国家、任何人群中都没有出现过。要实现 2050 年消灭 TB 的目标(年发病率为 0.1/10 万或 1/100 万),发病率需要下降 100 倍,这意味着平均每年发病率要下降 30%,仅在特定、非常规情况下有过类似案例(见下文)。

基于这样的背景,本章重点分析未来 20 年(2015—2035 年)控制措施的选择及控制措施的影响。本章将不考虑耐药 TB 或并发 HIV 的情况,这两种情况将分别在在第 5 章、第 6 章讲述。第 7 章将探讨 21 世纪中叶消灭 TB 的前景,这些愿望将随着未来 20 年 TB 控制的进展加剧或减弱。

TB 的化学疗法

联合药物疗法

联合药物疗法是初始的 DOTS(Directly Observed Treatment,Short course)计划基础,由国际对抗结核病和肺病联盟及 WHO 共同制定(图 4.1)。继承 DOTS 的遏制 TB 策略在更多不同背景下明确 TB 控制,但仍以治疗为中心(Arnadottir,2009;WHO,2011,2007a;Raviglione 和 Uplekar,2006)。

由于高效的药物联合治疗(主要是一线药物异烟肼、利福平、乙胺丁醇和吡嗪酰胺)不仅可以治愈 TB 预防死亡,还可以减少传播,因此活动性 TB 的化学疗法长期占据主导地位。传统上,TB 诊断一直关注病情最重、传染性最强的痰涂片阳性患者(见第 1 章)。在患者全部为敏感 TB 患者且完全依从的理想状况下,一线药物治疗 6 个月可有 90%以上的患者治愈(痰涂片镜检无细菌),复发率较低,平均病死率小于 5%,但在老年人和重症者中病死率相对高一些。目前 DOTS 的基本内容已在全球范围内实施,随着基于核酸扩增的快速检测出现,TB 控制规划更加强调应用高敏感度和特异度的诊断技术来实现全部 TB 患者的早期发现(不仅是显微镜检痰涂片阳性的患者,WHO,2013a)。

大范围实施药物治疗与 TB 患者和死亡率的快速减少密切相关,但 DOTS 从来没有在人群水平上做过对照试验,所以无法推断因果效应。特别是回头看这些数据,非常关键的一点是要考虑能够减少传播(外源性)或感染及发病易感性(内源性)的影响。因为不容易实施 DOTS 对照研究,所以常用数据比较、数学模型等其他演绎方法,但这些方法都有各自的推论缺陷。

化学疗法在阿拉斯加州、加拿大及格陵兰岛本地人群中获得了最好的疗效。从 19 世纪 50 年代初开始,该地区使用包括异烟肼预防性疗法在内的联合方法,TB 发病率每年下降 13%~18%(图 4.2C),Grzybowski 等人推论"促使 TB 发病率下降的主要作用是加强病例发现和治疗"(Grzybowski 等,1976; Styblo,1991)。西欧在药物使用前,发病率已经开始每年下降 4%~5%,但随着 19 世纪 50 年代 TB 药品的广泛应用,TB 发病率每年下降 7%~10%(见第 1 章 和第 3 章;图 4.2 A,D;Styblo,1991)。1965—1995 年,韩国经济快速发展,痰 涂片阳性肺 TB 患病率平均每年下降 6.7%,菌阳性(痰涂片或痰标本培养阳 性)TB 患病率平均每年下降 5.1%(图 4.2B;Hong 等,1998)。

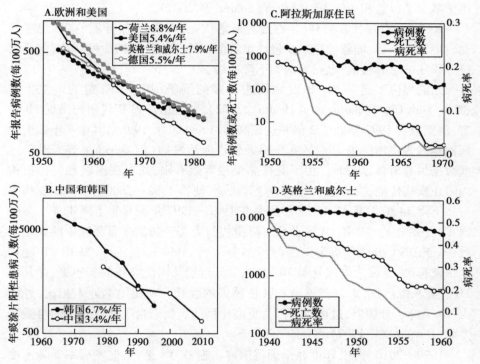

图 4.2　在大范围药物治疗项目下,TB 患病率、发病率和死亡率下降案例
A. 三个欧洲国家和美国的患者发现情况
B. 韩国(1965—1995 年)和中国(1979—2010 年)基于人群的全国患病率调查
C. 阿拉斯加本地 TB 患者数和死亡数记录(1952—1970 年;Grzybowski 等,1976),病死率= 死亡数/病例数
D. 1940—1960 年英格兰和威尔士全部 TB 患者和死亡情况,病死率估计方法与图 C 相同 [当地卫生防护局(Health Protection Agency),2012],数据来自 Dye 等(2013)

　　20 世纪 90 年代,中国开始加快 TB 患者的发现,2005 年达到 WHO 的目 标——70%患者发现率和 85%治愈率(Jia 等,2010)。一系列的国家调查也证 明痰涂片阳性肺 TB 患病率在 1979—2010 年间每年平均下降 3.4%,2000—

2010 年期间下降更快[每年 6.1%,图 4.2B,中国结核病控制合作项目(China Tuberculosis Control Collaboration),2004;Wang 等,2014]。2000—2010 年中国 TB 患病率加速下降的主要原因是对已诊断患者减少丢失和提高改善治疗结局,但新诊断患者的患病率下降相对较慢。说明需要在早期患者发现、减少传播和发病率、缩短新发者患病期方面加大投入和控制。

20 世纪 90 年代初,秘鲁开始实施 DOTS 策略,10 年期间较高的患者发现率和治愈率促使 TB 发病率每年平均下降 6%,当然,也许发病率的降低可能是由于减少了以前积压的未治疗患者(Suarez 等,2001)。

20 世纪 60 年代在科林(后在捷克斯洛伐克)每 2~3 年开展的 TB 患者主动发现防空项目,能够通过减少慢性患者而在几年内快速减少发病率,但是当这些积压的患者被治疗后,发病率下降减缓。

纽约提供了另一个 TB 发病快速下降的例子[图 4.3B;纽约市卫生局(New York City Department of Health),2002]。20 世纪 80 年代纽约出现 TB 暴发,病例数在 1992 年翻了 2 倍并达到高峰(Frieden 等,1995),其中一半以上的病例是因为传播感染而不是既往感染者再激活发病(但 Davidow 等人对于这些数据另有解释,2000)。由于既往感染患者数有限,通过在医院和其他机构内阻止疾病传播,支持患者完成治疗等措施,使得 1992—2000 年间 TB 发病率每年下降 14%,尤其 MDR-TB 发病率在 1992—1997 年间每年下降 43%。与全部 TB 患者相比,MDR-TB 患者数下降得快与大部分病例来自新感染的观察一致(基于 DNA 指纹分析定义的群体;Alland 等,1994)。之所以 MDR-TB 能这么快被抑制,是因为大部分 MDR-TB 患者是近期从医院获得的新感染,而其他 TB 患者来源广泛,来自新感染和既往感染的混合。和纽约本地人相比,外国人 TB 下降十分缓慢,这可能是因为更高比例的病例来自于既往感染的再激活发病(Davidow 等,1997)。

1990—2010 年间,印度在全国范围内实施 DOTS 策略,但发病率下降速度低于预期速度(图 4.4)。基于欧洲战后的经验(Dye 等,1998),如果连续 20 年间的患者发现率和治愈率提高到 80%,将在 2012 年使痰涂片阳性 TB 发病率下降到 25/10 万。随着病例发现率提高到 65%、治愈率提高到 85%,到 2012 年,发病率将下降到 55/10 万,而不是预期的 70/10 万。目前发现率和治愈率都达到了目标,但这不仅表明发现率和治愈率上升得比预期慢,也表明控制效果比预期要小。对于后者的一种解释是,DOTS 虽然有效实施,但其流行病学效果被其他新出现的危险因素抵消,如糖尿病或城镇化(见第 3 章)。另一种更可能的解释是,病例发现率和治愈率,或者说模型中病例发现率和治愈率的效果被高估了。

正如在泰米尔纳德邦的蒂鲁瓦卢尔市施行的"DOTS 模式"项目,这两种

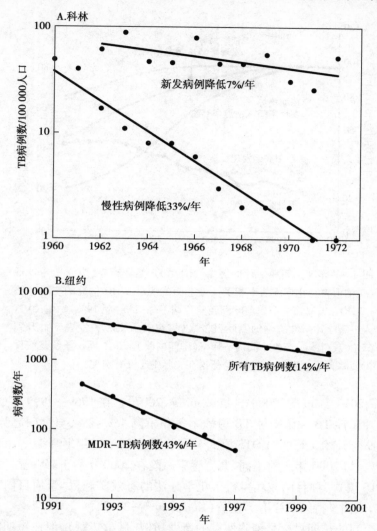

图 4.3　在化学疗法的控制措施下,TB 病例数快速减少的两个例子
A. 1961 年,在捷克共和国的科林开展的一项大规模 X 射线检测项目。新病例(下降较慢)和"慢病例"(下降较快;Krivinka 等,1974;Styblo 等,1967)下降速度不同
B. 纽约 HIV 感染暴发后,MDR-TB 患者数下降比全部 TB 患者数下降快[纽约市卫生部(New York City Department of Health),2002;TB 病例数和患病率,纽约,1978—2001]

解释都不能说明化学疗法在印度注定是失败的。在蒂鲁瓦卢尔市实施的 DOTS 强化控制模式,是否能在全印度范围内推广施行还存在争议。尽管如此,与全国趋势相比,项目实施说明了确保 DOTS 各关键因素执行到位,可以达到更快的下降速度[TB 研究中心(Tuberculosis Research Centre),2001;Ko-

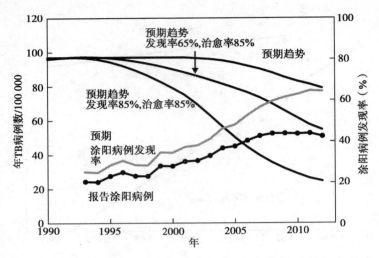

图4.4 印度预期和估计的痰涂片阳性 TB 下降趋势（黑线），与发现率、治愈率和化疗成功率相关。最上面的线是 WHO 估算的实际趋势（WHO,2013a），参照以前欧洲经验预期下降（Dye 等,1998）。每10万人中痰涂片阳性病例的实际报告数（以点表示），相关发现率上升到65%（灰色线），产生中间的下降率（中间的线）。最下面一条线是假设发现率和治愈率都达到 85%，但这在实际中还没有实现

lappan 等,2013;Gopi 等,2008;Subramani 等,2007]。在 1969—1999 年的 30 年间,痰涂片阳性 TB 和菌阳性 TB 患病率每年下降 1%~2%,与全国趋势相同,但从 1999 年开始实行的"DOTS 模式"项目,使患病率每年下降率增加到 13%（图 4.5）。与 2000 年之前不同,儿童感染风险在 2000 年后下降明显。简而言之,"DOTS 模式"项目的成功得益于化学疗法的有效实施,尽管项目同时显示持续成功依赖于持续的强有力监管（Kolappan 等,2013）。

　　TB 控制的长期目标是消除所有的新发病例（见第 7 章）,但在短期内降低死亡率更加重要。2012 年 80%以上的 TB 负担[以健康损失生命年或伤残调整生命年（disability-adjusted life years,DALY）来衡量]是早期死亡。在社区范围实施化学疗法项目,患病率和死亡率比发病率下降更快。因此 1950—1970年间,在阿拉斯加的爱斯基摩人的 TB 死亡率平均每年下降 30%;1950—1990年间,荷兰 TB 死亡率平均每年下降 12%（图 4.2C）。荷兰 1950 年后 TB 死亡率快速下降与年感染风险快速下降有关（图 1.6）。在 1919—1939 年战争期间和药物疗法出现之前,英格兰和威尔士的 TB 死亡率平均每年下降 3%;二战后10 年（1946—1955 年）中,随着药物联合疗法的出现和综合国家卫生服务的实施（从 1948 年起）,TB 死亡率下降更快,每年下降 16%（图 4.2D）。只要药物

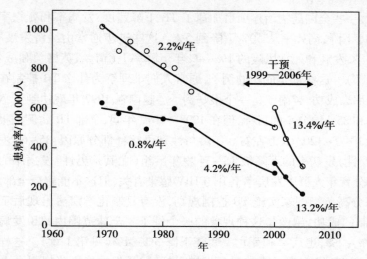

图 4.5 1969—2006 年,印度蒂鲁瓦卢尔区(Tiruvallur)施行"DOTS 模式"
项目后的 TB 患病率。实心圆表示痰涂片阳性 TB,空心圆表示痰标本培
养阳性 TB(Kolappan 等,2013,Gopi 等 2008,Subramani 等,2007)

可及,死亡率无论何时都飞速下降,如 19 世纪 40 年代之后的拉丁美洲(图
4.6)。对药物治疗效果的间接评估表明,1991—2000 年间未施行 DOTS 策略
的秘鲁,治疗可预防 70% 的 TB 患者死亡,在中国施行 DOTS 的省份中,每年预
防超过一半的 TB 死亡病例(Dye 等,2000;Suarez 等,2001)。

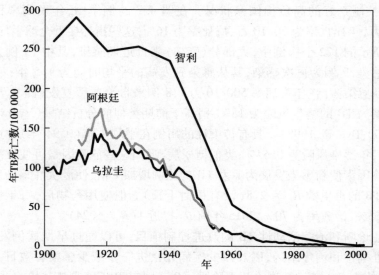

图 4.6 三个拉丁美洲国家 TB 死亡率的下降,在 19 世纪 40 年代药物
出现后下降得更快

　　总之,一些全国药物治疗项目加速了 TB 下降速度,发病率和死亡率每年以 10%的速度下降,病死率从 50%下降到 5%。这些进步通常由经济发展所支撑,反映在感染、发病和死亡风险的 1%~4%年下降率上(荷兰、英格兰和威尔士、泰米尔纳德邦)。这些都是成功的例子,通常人们难理解为什么 TB 控制在大部分国家不是那么成功,越南就是一个很好例子。越南在 1997 年就达到了 70%的患者发现率和 85%治愈率的目标,但在 1998—2012 年间,全部 TB 病例的报告率稳定在 100/10 万~120/10 万左右。年龄与性别可解释部分原因:35~64 岁成年人(尤其是女性)发病率的下降被 15~34 岁年龄组(尤其是男性)发病率的上升所抵消。部分青年人群中发病率上升与 HIV 感染有关,但这不能解释全部。

　　大部分高负担国家实施 TB 控制规划,没有复制化学疗法出现后工业化国家 TB 控制的成功,越南是这种现象的一个例子。全球范围内,TB 发病率每年仅下降 1%~2%,患病率和死亡率每年下降 3%~4%(见第 1 章)。这样的下降率可以达到 TB 发病率下降的千年发展目标,但是发病率下降慢得令人失望。

　　TB 控制的成功和失败,显示出了一系列问题。全球范围内 TB 发病率下降如此之慢,是由于实施有效化学治疗项目失败还是由于出现了其他形式的危险和阻碍? 在未来几十年中,药物治疗是否足以达到 TB 控制的目标? 如果不能,还需要什么技术和措施?

被动病例发现

　　为调查化学疗法控制 TB 的潜力,构建标准模型(模型 C)表示一个典型 TB 疫情控制不好的高负担国家状况。在图 4.7 的例子中,年发病率稳定在 122/10 万,年死亡率为 20/10 万,病死率为 16%,这些指标接近全球平均水平。在图中所示的 122 个病例中,大部分(72%)来自近期感染,其中 79 例为初始或原发感染,9 例为再次感染,其从感染到发病的平均时间为 1.5 年;27 例来自潜伏期感染激活(年发病率 500/10 万),8 例来自治愈后复发(图 4.7)。感染后发展为 TB 的终生风险为 18%,稍高于前期类似的分析结果(Vynnycky 和 Fine,2000;Dye 等,1998)。具有传染性的病例在平均 1 年(0.94 年)中可以传染 10 人,年感染风险为 0.64%,类似糖尿病、吸烟这些危险因素可使发病率增加。危险因素使新感染发展为原发 TB 的比例增加 1 倍,使潜伏性感染发展为活动性 TB 的再生数 R_0 为 2.8(没有任何干预)。但使用药物后,每年病例发现率为 65%,治愈率为 70%,2015 年前 R_0 接近 1($R_0 = 1.24$)。

　　关注诊断和治疗活动性 TB 的改进控制项目,可以通过早期病例发现、提高诊断准确性和治疗结局,以及减少疾病死亡进一步减少感染者数目。通过减少 R_0 值小于 1,使 TB 进入消灭阶段。R_0 越小,TB 下降趋势越快。

　　在一些环境中,患者需求和卫生服务提供失败是 TB 的重要危险因素,可导致疾病过多传播、残疾和死亡(见第 3 章),首先可改善的是提高确诊患者的治愈率。但是如果治愈率已达到 70%,其提高范围有限,因为当化学疗法大规模实施时,治愈率最高能达到 95%左右。正确应用药物联合法并确保所有病例完成治疗,能达到最高治愈率。例如,图 4.7A 中治愈率提高到 95%,可使感染人数从 10.3/10 万降到 8.6/10 万,年发病率从 124/10 万降到 2025 年的 89/10 万,2035 年的 80/10 万(图 4.3A);每名 TB 患者传播二代患者数减少 17%,在 20 年中发病率可下降 35%(平均每年下降 2.2%)。由此可见,仅提高治疗成功率,不足以达到 2035 年全球减少 TB 发病率的具体目标。

　　因此必须缩短传染性患者诊断时间,进一步改善 TB 控制现状。在被动患者发现措施下,首要的任务是对所有到卫生机构就诊的可疑病例进行诊断,确保所有确诊患者接受治疗。不同地区提高诊断的潜力不同,诊断能力可通过引进更先进的技术(如 Xpert MTB/RIF;Steingart 等,2013)或更完善的措施(如防止初始丢失;Macpherson 等,2014)实现。在极端情况下,所有 TB 患者一有传染性就立即寻求诊断,那么所有效益将取决于医院对患者的诊断和管理。如果医院对患者的诊断和管理已经非常完善,患者发现少是因为患者需求少所致,那么就需要主动发现或加强患者发现。不论何种方式,如果患者发现率从 65%提高到 80%,治愈率从 70%提高到 95%,则每个传染性患者就只能传染 4 人而非 10 人,到 2025 年发病率将下降到 48%(平均每年 9.4%),到 2035 年发病率将下降到 40%(平均每年 5.7%,图 4.7A)。选择这些定量研究作为例子,是因为其结果符合实际经验和先前的建模研究(Dye 等,1998;Murray 和 Salomon,1998;Dowdy 和 Chaisson,2009),发病率快速降低足以达到 2025 年的目标,但是如果 2025 年后没有其他努力,发病率下降将慢下来,这种趋势无法完成 2035 年的目标。

　　任何不断作用的扰动都会将一个动态系统推向新的平衡,系统开始变化很快,然后慢慢达到新的稳定状态,但维持或加速 TB 减少的干扰因素比这个复杂得多。为提高患者发现付出的努力必须解决两个挑战:第一是抵消不断减少的回报,例如,如将病例发现比例从 70%提高到 75%再到 80%,则每年需加速 25%、57%和 100%从现患病例池中移除患者,也就是说每增加 5%的病例发现率,需翻倍现患病例的移除率(图 4.7A)。第二是随着 TB 传播和发病率下降,更多患者来自潜伏感染的再激活,发病率下降不可避免地减慢(图 4.8)。那些长寿的感染人群,体内结核菌在几十年内因为再激活或复发而成为新病例。总而言之,理解 TB 控制的消灭原则($R_0 < 1$)十分重要,理解非平衡态动力学也很重要。

　　图 4.7A 中所示的 TB 最大减少量,接近通过治疗措施所能降低 TB 的最大值。即使到 2015 年能完全和立即阻断 TB 传播,到 2035 年,既往感染再激

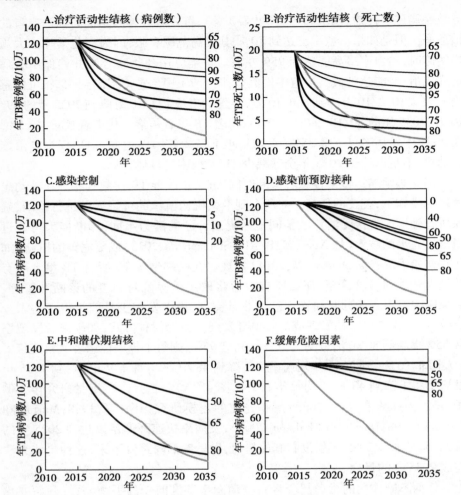

图 4.7　假定在 TB 控制不好的高发病率地区（65%病例发现率,70%治愈率）实施减少发病率和死亡率的策略。和 2012 年全球均值相似,假设 TB 初始年发病率为 122/10 万,年死亡率为 18/10 万

通过更高的治愈率（70%、75%、80%）和更高的疾病发现率（所有发现病例的 70%、75%、80%,从 I 类和 N 类移出到更易复发的 C 类,有复发的可能）可提高对 TB 的治疗,降低发病率（A）和死亡率（B）。其他干预:感染控制（C）（降低 β）,感染前免疫接种（D）（移出 U）,用药物或疫苗中和潜伏期感染（E）（移出 L_s 和 L_f）,缓解内源性危险因素（F）（从风险组到非风险组,移出 U 和 L_s）。灰色线条是达到 2025 年和 2035 年国际目标的预期轨迹,假设在 2015—2025 年和 2025—2035 年间,下降速度是常数

活和复发患者导致的发病率是 18/10 万,仍然高于既定的目标。这表示要使 TB 发病率进一步减少,需要直接攻击那些潜伏的感染者。

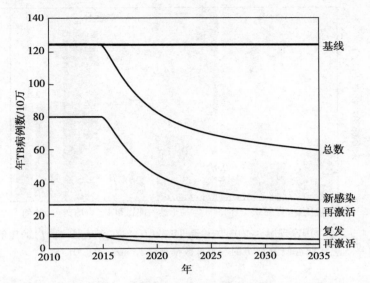

图 4.8 干预对治疗 TB 的潜在影响(见图 4.5A,病例发现率为 70%,治愈率为 95%),不同曲线表示新发感染和再次感染(因为再激活和复发)

治疗 TB 既是治疗措施也是预防措施,它可以减少疾病发生和死亡,同时阻断疾病传播。在之前的几个例子中,治疗 TB 最多减少 72% 的发病率(图 4.7A),到 2025 年减少 87% 的死亡率,到 2035 年减少 89% 的死亡率(图 4.7B)。这是因为除了降低发病率,病死率从 16% 下降到 7%。与发病率降低相同,可以达到 2025 年的目标,但不能达到 2035 年的目标。

主动病例发现

药物治疗项目通常依赖于病例的被动发现,是因为大多数患者在患上严重危及生命的疾病后,很可能快速寻求帮助(Frieden,2004)。而且国家控制项目的首要任务是在追求更主动发现病例之前,健全更有效的被动病例发现系统。

但是被动病例发现的缺点是它往往过于被动。疾病人口调查通常发现,很大比例的 TB 患者没有寻求任何形式的治疗,或虽然寻求治疗但是没有被诊断为 TB。Kranzer 等(2013)汇总了一些现况调查数据,这些调查报告了未诊断的 TB 数(U)和在治疗 TB 数(T;图 4.9)。如下所示,这些数据可以用来估计 TB 患病期和发病率。获得 TB 和寻求治疗的过程可表示为:

$$\frac{dU}{dt} = I - (\delta - \mu_U) U \tag{4.1}$$

99

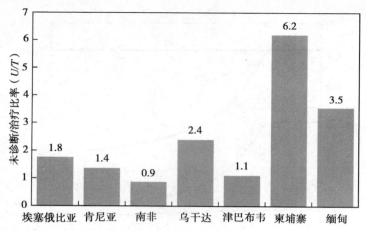

图 4.9　七个国家现况调查中,未诊断 TB 数(U)与在治疗 TB 数(T)的比值。
TB 平均患病期近似为 U/T 的一半。数据来自 Kranzer 等(2013)

$$\frac{dT}{dt}=\delta U-(\tau+\mu_T)T \qquad (4.2)$$

I 是 TB 发病率,δ 是病例发现率,μ 是未治疗病例的死亡率或自愈率,μ 是治疗病例的死亡率或丢失率,τ 是病例治疗完成率。如果是在稳定状态,

$$I=(\delta+\mu_U)U \qquad (4.3)$$
$$\delta U=(\tau+\mu_T)T \qquad (4.4)$$

现况调查可计算 U 和 T,则平均治疗期 dT 可通过 $d_T=1/(\tau+\mu T)$ 计算得到,治疗、死亡或自愈前结核的平均患病时间为:

$$d_U=1/(\delta+\mu_U)=\frac{(1-p)d_T U}{T} \qquad (4.5)$$

其中 p 是治疗前病例死亡、自愈或移居的比例。一旦治疗期已知,疾病发病率就可由下式估计获得:

$$I=(\delta+\mu_U)U=\frac{U}{d_U} \qquad (4.6)$$

举例来说,2009—2010 年缅甸国家现况调查发现 110 例未诊断的痰涂片阳性 TB 病例和 45 例在治病例(表 4.2)。假定治疗期为 6 个月(0.5 年),p 在 0.0~0.05 范围内均匀分布,那么估计痰涂片阳性 TB 患病期为 1.16 年。这项调查同时发现 300 例未诊断的痰标本培养阳性 TB 病例和 79 例在治病例,那么估计痰标本培养阳性 TB 的患病期为 1.8 年,比痰涂片阳性 TB 患病期长,与预期相符。痰涂片阳性 TB 的患病率在调查人群中为 110/1.16=95/51 368,在总人群中为 184/10 万。2009 年缅甸国家报告的痰涂片阳性 TB 病例为 41 357 人,或 110/10 万,所以估计痰涂片阳性 TB 的被动发现率为 60%。

表 4.2 以缅甸为例,用横断面调查的患病率估计 TB 发病率和患病期,浅色阴影单元格中的数字是计算式测量得到的,深色阴影单元格的数据是估计得到的

	N_p 人口(千)	N_s 调查样本量	U 新阳性 未治疗	T 新阳性 dx,治疗	D_t 治疗时间(年)	p 死亡人口,自愈等	d_u 估计涂阳期(年)	I 估计病例数/年	1/100 000/年 估计发病数/100 000/年	R 报告病例数 2009	R/100 000/年 报告病例数/100 000 (2009)	R/I 估计病例发现率(%)
涂阳 点估计	37 445	51 368	110,	45	0.5	0.05	1.16	95	184	41 357	110	60
5%							0.84	69	134			45
95%							1.64	126	245			82
点估计	37 445	51 368	300	79	0.5	0.05	1.80	166	324			
5%							1.38	128	249			
95%							2.38	213	415			

101

对菌阳性 TB 患者患病期(1~2 年)的估计,比典型患者报告从首次出现症状到首次接受卫生服务的时间间隔(天或周;Storla 等,2008;Sreeramareddy 等,2009;Sreeramareddy 等,2014;Yimer 等,2014)长得多。如果痰涂片阳性 TB 的平均患病期为 1 年或更长,那么每年一轮的主动病例发现(即移除率为每年 100%)可以明显缩短感染期,在这个例子中从 1.16 年到 1/(1+1/1.16)= 0.54 年,减少超过 1 倍。再次应用图 4.7A 的例子,假设治愈率为 95%,到 2035 年发病率会下降到 34/10 万。尽管主动病例发现的作用还不确定(Kranzer 等,2013),还需要更多证据,但是主动病例发现的作用潜力是巨大的。主动病例发现应该能帮助减少 TB 传播和降低发病率,但是无论做得多好,它都不能阻止由潜伏期感染激活产生的 TB。

在前面的分析中,主动 TB 筛查并没有专门针对某些高危人群(高危人群通过风险评估比较来确定,见第 3 章),而是假定每个人都有风险,以健康状态之间转换的方式对待风险(见第 3 章)。但是在高危小群体中,主动病例发现不仅在逻辑上可行而且成本效益高,尽管移除大部分病例的效率较低(低归因和预防分数)。目标人群包括难民、收容所里的流浪者、活动性 TB(包括耐药 TB)的接触者、健康工作者、药物滥用者、囚犯及已知 HIV 感染者。

感染控制

阻断传播不仅可以通过治疗 TB 传染源,也可通过防止感染他人来实现(表 4.1)。这些手段可以是在小范围内控制感染(如在诊所和医院,WHO,2007b)或在较大范围内实施接种疫苗。图 4.7 展示了没有化学疗法的基本患者再生数 $R_0 = 2.8$。在该人群模型中,通过感染控制可减少至少 $1-1/R_0 =$ 64%的 TB 感染,或在儿童出生时接种疫苗,使至少 64%未感染儿童得到终生保护。

在环境中控制感染,早期发现患者是关键。抗 TB 药物发现后,隔离疗养院已被逐渐弃用。在门诊医疗时代,不可能广泛隔离患者(如对于耐药患者)。可以通过以下方式控制医疗机构的感染传播:健全自然和机械通风系统,对空气杀菌消毒,紫外线照射,卫生保健工作者佩戴防毒面具,以及控制湿度等(Fennelly 和 Nardell,1998;Nardell,1998;Escombe 等,2007;Dharmadhikari 等,2012;Nodieva 等,2010;Escombe 等,2008)。在诊所和实验室,每一种方法或这些方法的组合对保护患者和处于高风险感染的卫生保健工作人员十分重要(Claassens,van Schalkwyk 等,2013;Menzies 等,2007)。

在感染控制定量评价中,实验性研究评估了具体措施的相对效果,如医院中佩戴外科面部口罩(Dharmadhikari 等,2012),但是这些研究并没有在全部卫生机构或全人群中衡量感染的保护分数。大部分环境下保护分数可能会很小，因为大部分 TB 病例与开展感染控制的卫生机构无关。但是如果没有立即在源头控制暴发，则感染有扩散到一般人群的风险，正如对于 XDR-TB 的报道一样（Gandhi 等，2013）。

为研究感染控制的潜在效益，图 4.7C 显示分别有效预防 5%、10% 和 20% 的从感染患者传播给其他人的效果（类似减少传播系数 β）。这项研究没有假设 20% 以上的预防，是因为在大多数环境下，更高水平的感染控制似乎不合理。

β 减少 20% 的效果（图 4.7C）与治愈率增加 20% 的效果类似（图 4.7A），但是前者比后者作用更大。原因是治疗后一小部分病例会复发，但是中和感染后不会产生这样的结果。因此对预防每一例感染来说，感染控制是相对强大的干预措施，但在整个国家控制项目中，它可能只是辅助作用。

接种疫苗预防感染和发病

如果传播没在源头阻断（通过治疗患者）或者没在传染性患者和密切接触者之间阻断（通过感染控制），那么下一个选择就是保护未感染的接触者，通常是接种疫苗。目前免疫预防 TB 的唯一方法是减毒活疫苗——卡介苗（BCG）。

每年大约有 1 亿新生儿接种卡介苗。一直以来，卡介苗对于保护 5 岁以下儿童 TB 脑膜炎和粟粒性 TB 有着很高的功效。仅凭这个原因，在 TB 高负担国家实施新生儿卡介苗接种符合成本效益。据估计，每年每接种 2800 个儿童，可预防 1 例 TB 脑膜炎，接种 7000 个儿童，可预防 1 例粟粒性 TB（Bourdin Trunz 等，2006）。相比之下，卡介苗对 TB 的保护效果差异较大，从 0（甚至为负数，表示患病危险增加）到 80%（Rieder，2002；Mangtani 等，2013）。在结核菌素试验阴性或弱阳性的群体中［TST（tuberculin skin test），接种多抗原提炼的结核杆菌蛋白提取物，激发迟发型过敏反应；Mangtan 等，2013；Dye，2013］，即未感染过结核菌或其他非结核分枝杆菌（NTM；Narayanan，2006）的人群，卡介苗功效较高。通常认为疫苗不能保护结核菌素试验阳性的人群，不管阳性结果是因为自然结核菌感染（结核分枝杆菌或非结核分枝杆菌）还是因为接种过卡介苗（WHO，2004）。但是对于那些结核菌素试验阴性人群来说，再次接种卡介苗可能得到额外保护，这可能有利于 TB 风险最高阶段的保护，如青春期到成人阶段（见第 3 章；Dye，2013）。

非结核分枝杆菌是否会通过"阻断"或"遮蔽"削弱卡介苗的功效，一直存在争议。阻断理论认为，因为卡介苗活杆菌的复制受到抑制（阻断），卡介苗不能产生保护性免疫应答；遮蔽理论认为，因为卡介苗已被非结核分枝杆菌激活，因此卡介苗不能提高对结核分枝杆菌的免疫应答。现有证据表明阻断理论似乎比遮蔽理论的可能性更大(Barreto 等,2014)。

卡介苗具有保护性,但有效保护期差异较大。卡介苗的平均保护期是 10 年(Rodrigues 等,2011),但在西班牙人群中,大约 50%的人群获得 15~20 年的保护期(Barreto 等,2005),美国土著人群获得 40~50 年的保护期(Aronson 等,2004;Dye,2004)。因此,尽管目前卡介苗接种覆盖率较高,新生儿卡介苗接种对传播不会有很大影响。正如 Styblo(1991)指出,在欧洲和北美部分地区使用与未使用卡介苗的地区,TB 总体下降情况没有明显的不同。然而,一项更加精细的评估揭示了开发任何新疫苗都会受欢迎的原因。1948—1961 年间,在生活在斯堪的纳维亚国家的儿童中(对传播贡献低),接种卡介苗年龄组儿童的 TB 发病率下降显著,尽管这种效果在其成年后消失(Bjartveit 和 Waaler,1965)。瑞典重点对新生儿进行接种,丹麦针对学前儿童接种,挪威针对成年人和毕业生接种,图 4.10 显示,发病率在目标年龄组中下降率最大,在成人中较低。

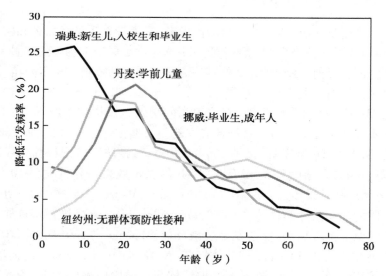

图 4.10 1948—1961 年,三个斯堪的纳维亚国家儿童卡介苗接种对减少 TB 发病率作用
在接种疫苗年龄组 TB 发病率下降最大,但这种效果在成人时消失。数据来自 Bjartveit 和 Waaler(1965)

接种卡介苗不仅可以预防活动性 TB,还可预防分枝杆菌(很可能是 TB 分枝杆菌)感染(Soysal 等,2005;Eriksen 等,2010;Diel 等,2011;Chan 等,2013;Michelsen 等,2014;Roy 等,2014)。除了分枝杆菌疾病(麻风和布鲁里溃疡),卡介苗还带来一些非特异性好处,如改善特应性疾病、肠道线虫感染、

膀胱癌、恶性黑色素瘤、多发性硬化,提高其他疫苗免疫应答,以及降低儿童死亡率(存在争议)(Roth 等,2006;Ritz 等,2013;Ristori 等,2013;Kristensen 等,2000)。

传染病疫苗的功效通常与自然获得感染的免疫保护相似,符合一般规则,接种卡介苗的最大功效,堪比长期感染(潜伏)结核分枝杆菌的个体免疫保护作用。持续结核菌素试验阳性个体(1~2 年),是指那些感染后没有立刻发病的个体。他们对再感染免疫力明显,可能是宿主或病原体感染前期的特性或宿主对感染的反应。从发展新疫苗的角度看,两者的区别十分重要,后者表示感染激活了保护性免疫反应,可以通过新疫苗重现,但是前者不行。不管哪种解释是正确的,一项包含多个研究的荟萃分析发现,TST 阳性个体发展为活动性 TB 的风险仅为 TST 阴性个体的 21%(95% CI 14%~30%)(Andrews 等,2012),与一些数学模型的估计一致(Dye 等,1998;Clark 和 Vynnycky,2004;Sutherland 等,1982),但是低于其他研究的估计(Vynnycky 和 Fine,1997b;Brooks-Pollock 等,2011)。

显然我们需要一种比卡介苗更好的疫苗,可以保护未感染者和防治感染者发展为传染 TB,并在所有环境下都有较高的功效。尽管疫苗 MVA85A 的临床试验结果令人失望(Tameris 等,2013),但疫苗开发"管道"比以前有了更多的候选项目(Lalvani 等,2013;Aeras,2013;McShane 等,2012;Brennan 等,2012;Knudsen 等,2014;Kaufmann 等,2014;Groschel 等,2014)。由于对新疫苗的作用机制和潜在功效未知,所以在理论分析中可任意推测。

如果只对婴儿接种终生有效的新 TB 疫苗(80%,不管其是否也预防感染),截至 2030 年,其对发病率影响不大(图 4.7D),实际影响比图 4.7 显示的还小。因为这是个没有年龄结构的简单 TB 流行病学模型,没有考虑出生到 15 岁的延迟现象,15 岁之后的 TB 风险迅速上升(见第 3 章;Young 和 Dye,2006)。

即使疫苗的效力较低,大规模的疫苗接种也将很快带来益处。例如,为在 2035 年免疫率提高到 30%,持续给未感染人群接种疫苗的效果,将超过给新生儿接种疫苗的最好效果(图 4.7D)。接种率高当然更好,如果有 80% 的未感染者到 2035 年接种疫苗,效果与最好的活动 TB 治疗方案相媲美(图 4.7A 和 D)。因无法预测未来 TB 疫苗效果,所以目前完全不知道这些可能性是否能实现。

中和或消灭潜伏感染

除了防治感染,TB 还可通过中和或消灭潜伏感染预防,即利用药物或疫苗治疗潜伏的 TB 感染(treatment of latent TB infection,TLTI)。然而,尽管有高效的药物(尤其是异烟肼)和联合药物用于治疗潜伏期感染,但目前还没有针对已感染者的疫苗。

对结核菌素试验阳性的非 TB 高危者(如活动性病例的接触者,迁入低发病率国家的移民),可使用便宜的异烟肼进行潜伏期感染治疗。有关 TB 患者密切接触研究表明,12 个月的每日异烟肼治疗,可防止 30%~100% 的接触者发病(Cohn 和 El-Sadr,2000;Comstock,1999)。联合用药,尤其是 2~3 个月利福平和吡嗪酰胺联合治疗,治疗效果与 12 个月异烟肼治疗效果一致,但安全性不如 12 个月异烟肼治疗[Jasmer 等,2002;疾病预防控制中心(Centers for Disease Control and Prevention),2001;疾病预防控制中心,2002]。

但是对潜伏期 TB 感染治疗还没有广泛推广应用,主要是这些感染的健康人每日服药的依从性不好。相对未感染人群,已感染人群的发病风险较高,但实际上这些感染者依然是低风险。另外,必须调查哪些人曾暴露感染,有资格接受治疗[结核菌素试验(TST)或干扰素释放试验(interferon gamma release assay,IGRA)阳性]。在单独服用异烟肼预防治疗前,必须排除活动性患者(如通过 X 线摄影)。在每个治疗过程中,副作用包括大约 1% 的肝炎风险。

大部分潜伏期感染 TB 的治疗是异烟肼预防治疗。关于异烟肼预防性治疗(isoniazid preventive therapy,IPT)的流行病学文献混杂着成功和失败的案例,其结果不总是可预测的。例如,美国不推荐追踪接触者及进行 IPT(Reichler 等,2002);一些高危群体,如老年人,不能获得到 IPT 提供的全部好处(Reichler 等,2002;Sorresso 等,1995)。虽然监管帮助了吸毒者(Gourevitch 等,1998;Chaisson 等,2001),经济激励提高无家可归者的完成率(Tulsky 等,2000),实际上,IPT 在最需要的人群,如非法移民中,依然很难管理和实施(Matteelli 等,2000)。

IPT 作为局部地区强化控制行动的组成部分,如在北美和格陵兰岛爱斯基摩人群中开展的运动,其效果仅次于及时治疗活动性患者的成绩(Grzybowski 等,1976;Styblo,1991;Comstock 等,1979)。目前,IPT 在 TB 控制中仅扮演一个辅助角色,虽然没有对全球接受治疗的人群进行直接或间接的估计(与对 HIV 阳性潜伏 TB 感染治疗形成对比;见第 6 章)。

比较感染后治疗(药物或疫苗)效果与感染前治疗(疫苗)效果,从目标人群中的移出率(U 对 L_s+L_f)是相同的(图 4.7D 和 E)。因为感染者少于未感染者,图 4.7E 中的治疗人数比例较低。在传播率高的地区,因为大部分患者来自近期感染,因此感染前治疗更有效;而在传播率低的地区,因为大部分患者来自潜伏感染再激活,因此感染后治疗更有效。

降低感染和发病易感性

接种疫苗是降低感染易感性的方法之一,另一种方法通过缓解内源性危险因素,如糖尿病、营养不良和吸烟等。毫无疑问这些努力有助于降低 TB 风险,但在 TB 控制中只起到辅助作用(Odone 等,2014)。因为多种危险因素共同存在时,只有小部分人群受到影响,相对危险度很小,且减少风险的作用范围有限。只有从全国层面进行控制,吸烟和糖尿病患病率才能下降。如1965—2011 年间,美国儿童吸烟率平均每年下降 1.7%〔疾病预防控制中心(Centers for Disease Control and Prevention),2014〕。

图 4.7F 的例子显示,对于患病率为 0.2、相对危险度为 2 的危险因素,能使 R_0 增加 1.2 倍,缓解危险因素的作用效果与感染前预防接种(图 4.2D)和治疗潜伏期感染的效果一致。对于缓解危险因素来说,每年平均下降 16%是很乐观的计划,实际作用很小。正如所料,仅治疗部分轻度风险人群的效果,不如治疗全部感染前或感染后人群的效果。

与糖尿病类似的危险因素的患病率上升时,原则上药物治疗可以轻松抵消它所产生的后果。正如第 3 章所描述的一样,2011—2030 年间,印度糖尿病患病率的上升仅使 R_0 值增加 2.2%,相比之下,70%病例发现率和 95%治愈率可使 R_0 下降 30%,即从 1.24 下降到 0.86。

TB 控制效果

前面有关各种 TB 干预措施的比较,揭示了不同方法的优缺点。但只通过比较各种干预措施的有效性,还不足以在各种干预措施间作出选择。面对有限的资源,选择通常基于付出和回报的关系,通常为成本效益、有效性或有用性。TB 干预的经济学评价并不在群体生物学讨论的范围内,但是付出与回报关系的一些动力学特点突出了不同策略之间的差别,可以进行更详细的经济学评估。

在一个特定的流行病学背景下,控制措施的选择是根据一项具体而明确的评估,判断哪种干预有最少的付出(通常用成本表示,C,cost)可以获得最多的回报(通常用死亡率和病死率来衡量有效性,E,effectiveness)。但是,本章和前面章节所使用的传播模型,只提供了一个简单而普遍的观点,允许在一个分析框架下比较不同的干预措施(Dye 和 Floyd,2006)。

有两种互补的方法允许减少传播的额外(增加的)效果,最简单的方法是比较干预前和干预后的平衡点。在一个感染能带来部分免疫力的 TB 模型中,$R_0 \approx 1/[U^* + x(1-U^*)]$,其中 U^* 是在平衡状态下未感染者的比例(见第 2

章)。换句话说，$U^* \approx (1-xR)/[(1-x)\Delta R_0]$，所以当 $x=1$ 时(完全的获得性免疫)，$U^* = 1/R_0$；当 $R_0 = 1$ 时，$U^* = 1$。任何 TB 干预措施都会降低 R_0，这个公式给出在传播减少到使系统趋于一个新稳定状态时，预期感染者 $(1-U^*)$ 减少的数目。如果 R_0 减少到初始值分数 q(对付出的测量)，感染者比例 $(1-U^*)$ 以 q 呈非线性增加(当 $U^* = 1$ 时，达到最小值 $qR_0 \geqslant 1$，对回报的测量)。$1-U^*$ 的改变量 $\Delta(1-U^*)$ 通常比通过 q 测量的改变量要大，因为减少传播的收益不是成比例的，所以 $\Delta(1-U^*)/q$ 是在付出/回报的比值上增加的传播效果。如果按照每单位患者治疗费用 (P) 与每单位治疗效果有效性 (ε) 之比缩放，成本效益比为 $C/E \approx (P/\varepsilon)[\Delta(1-U^*)/\Delta q]$。这种估计方法计算简单并且有教学价值，但可能高估一种干预措施在不同状态间长时间转换(几十年)的效果。

对 TB 来说早期传染阶段非常重要，因为我们倾向于评估短期干预的有效性，正如经济学分析中用到的基于时间的折现率一样。基本的简化观察要点是：虽然这些模型表达的是非线性生物过程，但在特定流行病背景下，付出和回报大约与一系列控制方法呈线性相关性，这是第二种方法的基础。

在干预开始的早期，任何干预措施(药物、疫苗等)下有效治疗患者的累计数目 (T) 与阻止病例的累计数目 (S) 总体上相关：

$$S \approx kITt \tag{4.7}$$

对任何一种干预，k 是阻止发病或死亡的比例(回报或有效性)除以有效治疗病例的比例(付出)。k 值越大，每治疗一个患者，阻止的发病或死亡数越多，得到更有利(低)的努力/回报率 (T/S)。

公式(4.7)是根据图 4.11 中的经验关系获得，这个公式应用"感染前接种""主动病例发现后 TB 治疗"及缓解"增强暴露后感染风险提高的内源性危险因素"这三种干预措施，三种干预不同 T/S(付出/回报)表现出不同的 k 值(表 4.3)。

图 4.11A 中，防止或保护的患者数 (S) 与感染前成功接种人数 (T) 近似线性相关。因为较少的 TB 患者在人群中产生较少的感染，S 随着时间增加。防止发病的人数是防止感染人数的恒定部分(≈ 0.21，图 4.11B)。S 和 T 增长率关系也近似线性(图 4.11C)，速率本身与初始发生率或多或少呈线性改变(图 4.11D)。组合这一系列线性关系可推导出方程(4.7)及图 4.11 中的曲面图。

当其他非线性作用变得重要时，图 4.11 中的近似将不再适用，尤其是转入低发病率阶段，病例主要来自再感染激活而不是近期感染(图 4.8)。但是，在短期内，方程(4.7)中的线性近似估计，足够保证在不同干预措施间作出正确的选择，并用成本效益比来表示，即 $C/E = (P/\varepsilon)(T/S)$。

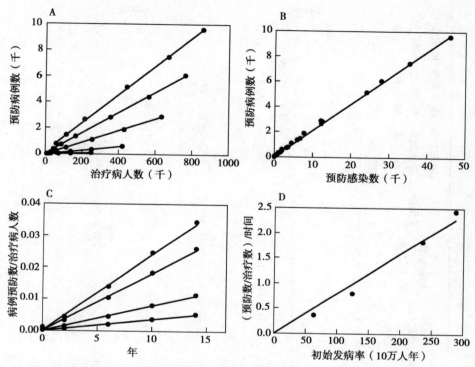

图 4.11 TB 控制效果,通过感染前疫苗接种阻止活动性病例

A. 努力是在时间(T)内有效治疗感染者的累计数。回报阻止发生的累计新 TB 数(S)。T 和 S 的改变与治疗率改变相关。当初始发病率较高及干预实施时间长时,疫苗接种是更加有效的干预(下降斜线显示在 t = 2、4、8、12、16 年时的有效性和努力的成果)

B. 预防的患者数大约是预防感染者中一个恒定比值(近似)。T/S 与干预时间(C)和初始状态平衡发病率(D)成比例。数据来自 Dye 和 Floyd(2006)

利用最小二乘法回归估计感染前预防接种,当结果是发病率时,k 值为 0.80 人年,当结果是死亡率时,k 值为 0.17,每个 k 值给出 95% 的可信区间。对 k 估计出现的微小误差不仅解释了线性近似,还解释了模型参数值的不确定性,参数值是在对 TB 合理范围中随机选择的(Dye 和 Floyd,2006)。应对大量人群感染前预防接种,大多数接种人群不会再感染或感染后不会发展为 TB。举例来说,I = 100(10 万人年),T = 10 年,免疫措施(如有效预防接种)在每 100 个成功接种疫苗的人中,仅保护 0.8 个病例发生,0.17 个病例死亡,减少 2.9 个伤残调整生命年。对于治疗 TB(主动病例发现情况下)和对于预防或治疗内源性危险因素的措施,k 的估计值相似(表 4.3;图 4.12C)。

表 4.3 一些 TB 干预措施努力的回报

干预方式	干预方式子类别	保护、预防或治疗对象	病例或死亡防止发生数/治疗人数, S/T	疗效(病例数), k	疗效(死亡数), k	初始发病率(10万人年), I	干预期, t	10年病例防止发生数/治疗100人	10年病例防止死亡数/治疗100人	10年DALY减少数治疗100人
治疗结核病	通过被动病例发现诊断和治疗	结核病例,自报症状群体中	$kt*$	0.83	0.20	—	10	827	200	3414
	通过主动病例发现诊断和治疗	结核病例,所有检查者中	kIt	0.63	0.18	100	10	0.63	0.18	3.1
预防感染和再感染	减少环境中的感染	环境中的感染性细菌	kt	0.13	0.02	—	10	130	20	365
	通过给未感染人群接种疫苗预防感染	未感染人群	kIt	0.80	0.17	100	10	0.8	0.17	2.9
中和早期或潜伏期感染	通过药物疗法或感染后疫苗接种治疗潜伏期感染	感染人群	kt	3.04×10^{-3}	4.26×10^{-4}	—	10	3.0	0.43	7.9

续表

干预方式	干预方式子类别	保护、预防或治疗对象	病例或死亡防止发生数/治疗人数, S/T	疗效(病例数), k	疗效(死亡数), k	初始发病率(10万人年), I	干预期, t	10年病例防止发生数/治疗100人	10年病例防止死亡数/治疗100人	10年DALY减少数/治疗100人
降低对感染和疾病的易感性	缓解危险因素(除HIV外)	感染及未感染的危险人群	kIt**	0.77	0.11	100	10	0.8	0.11	2.0
	缓解危险因素(HIV)	感染及未感染的危险人群	kIt	6.25	3.12	100	10	6.3	3.12	50

* S/T不依赖于初始发病率,I; ** 对危险因素,k=A/p;在这个例子中患病率 p=0.2,归因分值 A=0.17; *** DALY 计算限定每个例子患者因伤防病减少 0.5 年,每人减少 15 年健康寿命;≥2 的显著估计数值予以给出

111

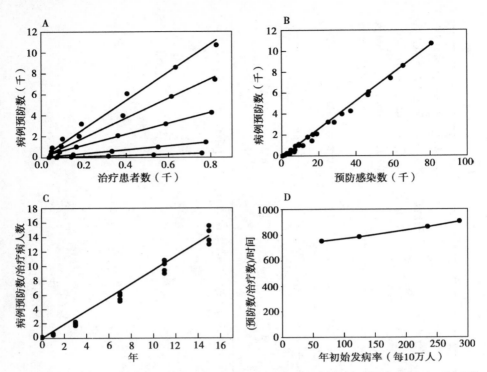

图 4.12　与图 4.8 相同,但是针对治疗 TB。当平均 T/S 与干预时间成比例时,正如图 4.8,T/S 近似与初始发病率(C,D)无关。数据来自(Dye 和 Floyd,2006)

　　原则上,这种分析方法可应用于特定效力的疫苗,因为疫苗效力只是 T 的一个尺度因子,尽管这种效力在实际中很重要。然而,这种方法乐观地假定了一种疫苗或免疫接种方案(如定期追加注射)能够提供终生保护。在实际中更可能是较短的保护期,需要重新校正 k(到更小值)。极端情况下,如果一种免疫接种对疾病传播没有影响,如新生儿卡介苗接种保护幼儿免于患非传染性 TB(造成 TB 性脑膜炎和粟粒性 TB),那么此时 k 趋近于 0。

　　如果评估治疗方法对结局的效果,方程 4.7 需要调整干预措施,付出和回报密切相关。例如,在被动病例发现下,TB 治疗专注于因治疗而数量随时间减少的患者,所以成本和效益是密切相关的,故有:

$$S \approx kTt \tag{4.8}$$

　　T/S 与初始发病率独立。方程(4.8)中的常数 k 取代 kI 时,不仅大小不同,单位也不同,所以与通过方程(4.7)估计出的 k 值不具有可比性。对于 TB 治疗,$k = 0.83$/年。一项 10 年的控制项目,每成功治疗 100 例患者,可阻止 827 名病例发生,200 名死亡,同时减少 3414 伤残调整生命年(图 4.12,图

4.3A,表4.3),要比预防接种有效得多。由于药物治疗减少传播和病死率,所以这种控制项目不仅能阻止更多人发病,同时避免死亡人数和伤残人数。即使不考虑成本,这些图也解释了为什么治疗 TB 有较高的成本效益。表 4.3 中的各种干预措施,只有感染控制(阻止的有效感染)在各方面和药物治疗有相近的效力。

这种分析方法可应用于任何 TB 干预措施(更好的诊断方法、药物或者病例发现方法)和任何形式 TB 的治疗,包括耐药 TB。举例来说,如果认为耐药 TB 的流行和敏感 TB 的流行不相关,但具有相同的流行病学参数(如传播率 β 或易感性参数 p),那么只需调整治疗功效。更实际的情况下,敏感 TB 和耐药 TB 流行之间的动态交互需要一个结构不同的流行病学模型(见第 5 章)。

与免疫接种不同,治疗潜伏性感染关注 TB 高风险人群,因为这部分人已经感染结核分枝杆菌。在上述 10 年干预项目中,每成功治疗 100 名潜伏感染者,防止产生 3.9 名患者,0.43 名死亡,减少 7.9 伤残调整生命年(表 4.3,图 4.13B)。如果治疗潜伏期 TB 的效果只是暂时消除感染,同时消除潜伏感染产生的部分免疫(未知),那么治疗潜伏 TB 感染不是一种太有效的干预措施,在 TB 传播严重地区还可能增加 TB 发病率。在这种情况下,通过感染前接种新疫苗每 DALY 恢复的成本,比通过治疗潜伏 TB 获得免疫的成本减少 3 倍(2.8)。

方程(4.7)的第二种修改适用于缓解内源性危险因素。对于这种干预,常数 k 与危险因素流行率(p)、相对危险度(R),以及人群归因危险度(A)相关:

$$k=\frac{A}{p}=\frac{R-1}{[1+p(R-1)]} \qquad (4.9)$$

不管患病率和相对危险度大小,这种方法能够计算该模式下任何干预措施的 T/S。当初始年患病率为 100/10 万时,假定戒烟可去除之前所有风险,那么粗略估计在每 100 名戒烟 10 年的吸烟者中,可防止 1 例 TB 发生(表 4.3;图 4.13D)。如果 R 或 p 更大,效果会更好。

重新整理方程(4.7),给出防止病例发生的比例 S/It。对给定的治疗人群,即为人群中可预防的比例(P)与 k 成比例:

$$P=\frac{S}{It}=kT \qquad (4.10)$$

对 TB 治疗[方程(4.8)],上述公式可表示为:

$$P=\frac{S}{It}=\frac{kT}{I} \qquad (4.11)$$

方程(4.7)和(4.8)描述不同干预的效果,包括接受治疗的直接个体效益和减少传播的群体效益。当以减少死亡率为效益衡量指标时,包括或不包括传播在内的效益比值范围是 1.5~2.2，这是传播对 T/S 或 C/E 比值的增加效果的指导。由于在个体效益上增加了群体效益，减少传播的效果使干预成本效益增加 1 倍。

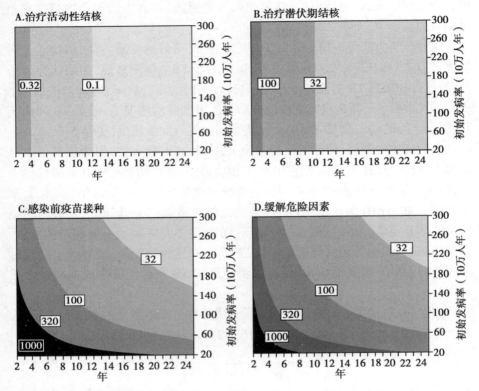

图 4.13　TB 控制的效果

面板的阴影和轮廓显示为防止 1 例 TB 发生，符合治疗资格的人数(TB 患者，未感染者或潜伏期的感染者)与控制项目时间(x 轴，年)及初始发病率[y 轴，初始发病率(10 万人年)]相关。当干预措施持续时间较长和初始发病率较高时，保护 1 例患者所需治疗的人数(T/S)减少，因为阻断疾病传播的益处随时间凸显(治疗 TB 除外)

A. 治疗 TB 比其他干预措施有更大的成本效益。大约干预 12 年后，T/S 降到<0.1，所以保护病例发生数超过了永久治愈数的 10 倍

B. 对于治疗潜伏性感染(TLTI)，T/S 也与初始发病率不相关，但与图 A 相比，为防止 1 例疾病发生，需要有更多的人参与治疗

对感染前免疫接种(C)和缓解危险因素(D)，T/S 比值取决于初始发病率。这两种干预的 T/S 比值相近，所以干预措施的选择取决于个体治疗花费与疗效

对于任何一种干预措施，付出与回报的关系因地而异，不同地区根据财富水平和健康状况区分，但是不管用什么指标作为结果，政策带来的变化最大

（Dye 和 Floyd，2006）。这些结果证明了为什么基于联合化疗的维持和扩展项目主导了全球 TB 控制模式。但是，在寻求 TB 控制有效性、而不仅仅是寻求成本效益比时，需要更多的付出（和金钱）来得到理想的回报。被动和主动病例发现可说明这一点，前者成本效益较高，但后者可能具有较大的影响。

TB 控制从疗效到效益

如今 TB 控制所用的工具，本质上与 20 年前的工具一样（Zumla，Schito 等，2014；Zumla，Gillespie 等，2014；Kaufmann 等，2014）。由于在 TB 高负担国家内，疾病流行的主要原因是持续传播，因此 Styblo 和 Rouillon 在 1992 年的论断（本章节开头引用）仍然适用：联合早期发现病例和提高治愈率是最有效的控制措施。在实际中，药物联用化学疗法治愈了成千上万的病例，挽救了无数的生命，但是发病率的降低仍然令人失望（Dye，Lonnroth 等，2009）。

药物治疗实际影响力和潜在影响力的差距，是寻找早期诊断新方法的焦点，与治疗的有效性相关。作为一般的调查策略，目前控制项目的弱点也应看作为 TB 的危险因素，并和其他传统危险因素一样进行量化，如糖尿病、营养不良及吸烟（见第 3 章；Dye 和 Raviglione，2013）。对各种危险因素导致的健康损失以及克服这些危险因素的健康效益，应进行同样比较评估。如 Classens 及其他人研究（Claassens，du Toit 等，2013）了新诊断患者失访的预防比例（在南非五省中为 21%），类似研究也应在其他地区开展，以评价传播的后果。这是一系列实用方法之一，用于评估提高病例检测的干预措施的影响（Blok 等，2014）。在所有可能性中，完善和提高 TB 卫生服务及其他不良健康条件的潜在流行病学效益一直被很少关注（Kim 等，2013；Farmer，2013）。

考虑到从被动到主动病例发现的过渡，“最近未能成功发现更多效益的实践”（Kranzer 等，2013）也可视为其潜力未完全发挥出来。与其他分析（Yaesoubi 和 Cohen，2013）相同，运用方程（4.1）~（4.6）的现况调查数据，表明主动病例发现显著性地减少传播和发病率。其逻辑很简单：传染性病例在社区中存在了数月或数年，通常比患者自报患病时间要长，移除这些病例会减少每个人的感染风险。必须强调的是，这个结论需要基于以下推论：高发病率国家的大部分病例仍来自传播而非感染者激活。这一推论十分重要，在任何可能情况下都要检查。

基于药物治疗的控制策略，新工具有助于病例主动和被动发现，但有些技术比其他技术更有效。对于治愈率超过 90% 的敏感 TB 病例，新药提供的帮助很少，除了更短治疗方案（如 2~3 个月）所带来的便利性。在治疗效果很差的地区，很多患者可能在治疗期间失访或死亡，因此短期治疗可提高治愈率

（Salomon 等，2006；Massire 等，2011）。要想了解短期治疗方案的潜在效益，可评估患者主要的丢失和死亡时间。这些信息可从卫生机构中患者的记录获取，这是一个尚未开发利用的数据源。在一线和二线药物不能或不该应用的情况下，新药物对于耐药结合菌株治疗可能更加重要（见第 5 章）。

与药物治疗的措施相反，新诊断检测技术可以发现早期患者，潜在影响很大（如"针对保健的检查"；McNerney 和 Daley，2011；Mwaba 等，2011；Pai 和 Pai，2012；McNerney 等，2012；Cobelens 等，2012；Weyer 等，2011；Sreeramareddy 等，2009；Storla 等，2008）。当新诊断技术与最佳治疗方案联合使用时，可阻断较高比例的感染（Dye，2012；Millen 等，2008；Small 和 Pai，2010；Evans，2011）。最近的新诊断技术，包括 Xpert MTB/RIF，承诺可促进早期诊断和阻断感染（Steingart 等，2013；Boehme 等，2011；Boehme 等，2010；Walusimbi 等，2013；Lawn 等，2013；Weyer 等，2012；Meyer-Rath 等，2012；Menzies 等，2012）。Xpert MTB/RIF 现场研究结果很多：额外诊断病例数目取决于目前的标准控制方法，在现有诊断程序良好或基于临床诊断的"经验性"、或者推断规范的条件下，额外获得的诊断患者不会很多（见第 6 章；Theron 等，2014）。还没有研究证明传播和发病率下降，但患者发现比例提高并成功治疗，应该能避免更多感染。此类研究的主要挑战包括量化诊断延迟时间、延迟期间传染力及最终患者发现比例。

从 TB 种群动力学的角度看，控制的主要目的是中和病例来源，即那些由传播产生（外源性）或由感染迅速发展为活动性疾病（内源性）的患者。因为药物可及，目前控制项目的重点是前者。总地来说，大规模感染前治疗（通过疫苗）或感染后治疗（通过药物或疫苗）同样有效，但是两种策略都不可能实现这些控制目标，除非有新疫苗或新诊断方法出现，并且能够安全地治疗大量的潜伏感染者（Abu-Raddad 等，2009；Knigh 等，2014）。

原则上这些方法都是可行的，正如治疗 TB，这些方法在疾病发生前就阻断了感染。对于给定保护比例的人群，感染后治疗（TLTI）更加有效，因为主要针对那些已携带结核菌的人群。由于对潜伏期感染治疗，在移除长期潜伏的 TB 感染者的同时，也移除新的 TB 感染者，在发病率较低情况下，旧感染激活是 TB 的主要来源，而方法间的差异也随着发病率降低而扩大。

感染控制作为一种预防方法（外源性），有一定的局限性，这是因为其可用方法——面罩、通风和紫外线只应用在有少数传播发生的卫生机构，而感染的潜在影响需要更多的经验性工作。这里突出的问题是，在任何环境、任何人群中，有多少比例的传播感染可以被阻断。

Styblo 和 Bumgarner（1991）曾指出，尽管抗 TB 药物前时代 TB 下降很快，控制策略不能依赖渐进的社会进步和经济发展。作为第 3 章中调查的拓展，这里的分析表明,缓解内源性危险因素(糖尿病、营养不良、吸烟)在 TB 控制中只起到辅助作用。也就是说,国际公认要降低主要非传染性疾病(noncommunicable diseases,NCD)的死亡率,包括糖尿病、与烟草和酒精相关的疾病,目标定在 2025 年(Kontis 等,2014)。但这些新 NCD 目标可能对 TB 控制的效益有效(图 4.8F),当然这需要评估。

全球 TB 负担下降缓慢的主要原因,是没有充分挖掘和利用药物治疗的潜力,不是因为不断出现新的流行病学和人口学危险因素。当然也有例外情形,如剧烈的经济崩溃、移民到 TB 低发病率国家(见第 3 章)、耐药 TB 传播(见第 5 章)和 HIV/AIDS 合并感染(见第 6 章)。

全球 TB 控制的 WHO 后 2015 目标强调理论可及与实际已完成之间的差距(WHO,2014b)。在接下来的 20 年,只有将现有技术发挥到最大限度、联合应用所有可能的措施及发展更有效的技术,这些具体目标才能实现。这些进步对保证在本世纪中叶消灭 TB 的目标十分重要(见第 7 章)。

第 5 章

菌株和耐药

> "印度国家计划"(India's National Plan)快速实施可能导致大量初始患者对异烟肼、利福平或两种药物都耐药,最终导致短程化疗无效。
>
> ——Wallace Fox(1990)

> 因为疏忽和未关注,TB 和 TB 的各种耐药形式——耐多药、广泛耐药,甚至完全耐药,处于失控状态。
>
> ——Lee Reichman(2013)

在印度孟买的 P. D. Hinduja 医院,半数以上的 TB 患者是耐多药结核病(MDR-TB,multidrug resistant)患者,至少 1/3 的 TB 患者对氟喹诺酮类药物耐药(Agrawal 等,2009)。印度 TB 耐药现状可从该医院窥见一二,印证了 Fox 对整个印度 TB 耐药状况的担忧。孟买的现状并非个例,世界各地均发生了耐药TB 高发现象。但要判断耐药状况是否正如 Reichmann 所说的"失控",则需对结核菌耐药变种的地理分布及时间分布进行更全面的分析评估,这正是本章的任务。

除耐药之外,结核菌群体遗传学还有许多值得关注的问题,其中一些将在下一章讨论。本章的重点是结核菌的耐药问题,可以说是目前 TB 研究进展中最重要的问题。抗击耐药 TB 流行,关键是要理解与药物敏感株相比,一些耐药菌株为何具有更强大的繁殖适应性,即更易于在菌株及人群中传播(Dye,Williams 等,2002;Dye 和 Williams,2009;Dye,2009),这不是耐药患者是否会传染周围的人而产生第二代耐药这么简单的问题。很显然会有二代耐药传染,但有多少感染者? 如果不合适的公共卫生措施比遗传机制更重要,是影响繁殖的决定因素,那么改善诊断和治疗方法可降低任何 TB 人群中耐药菌株的发生率。有人认为,强化药物治疗只会增加耐药病原体的基因选择压力,中间药物浓度运输可降至最低(Read 等,2011;Huijben 等,2013)。但越来越多证据表明,有效和强化 TB 诊断程序及治疗药物能够延缓甚至逆转 MDR-TB 疫情。

结核分枝杆菌的遗传变异

抗药性基因突变之所以严重，是因为它们可以破坏药物治疗的效果，但结核菌复合群中还有影响更大的基因变异。例如，西非非洲型分枝杆菌（*M. africanum*）与结核分枝杆菌（*M. tuberculosis*）的传染性不相上下，但前者感染的致命性低，即非洲型分枝杆菌感染发展缓慢或很少发展为 TB（de Jong 等，2008；de Jong 等，2010；Anderson 和 May，1991）。进化分析已证实，非洲型分枝杆菌是世界范围内一种比其他结核菌更古老的菌种。总之，通过这些发现，我们能够推测（尽管未被证实）毒力增强可能解释现代结核菌菌株数量增多且地理分布更广泛的现象（Gagneux，2012）。围绕着这一命题，还有许多悬而未决的问题，如非洲型分枝杆菌为什么只持续存在于西非而不是南非，因为从理论上说，当初的奴隶贸易会将非洲型分枝杆菌从西非传到南非。

结核分枝杆菌的变种菌株中，北京家族"臭名昭著"（Merker 等，2015）。北京家族最初根据 IS6110 RFLP 模式命名（van Soolingen 等，1995），一些家族成员在实验动物体内呈现较强毒性（Parwati 等，2010；Gagneux，2013）。在人体内，北京菌株感染与艾滋病病毒（HIV）感染相关（Viegas 等，2013），其引起继发感染病例的能力更强（Tuite 等，2013；Yang 等 2012；Nodieva 等 2010），且治疗后极易复发（Huyen 等，2013）。事实上，依据此类菌株最近在亚洲及非洲的疫情传播趋势来看，北京菌株更易感染年轻人（Hanekom 等，2007；Yang 等，2012）。然而在澳大利亚的新南威尔士，东非印度遗传系（East African Indian lineage，EAI，家系 1，图 1.1）的结核菌菌株已超过北京菌株，成为该地区 TB 更常见的致病菌株（Gurjav 等，2014）。至少在此背景下，北京菌株的适应性似乎低于 EAI 株。

部分北京菌株（并非所有）与耐药性相关，该基因型的耐药性（非其他特征）可能是流行病学行为的主要决定因素［Viegas 等，2013；Borrell 和 Gagneux，2009；Buu 等，2012；新一代遗传标记技术及结核病控制欧洲共同行动（European Concerted Action on New Generation Genetic Markers and Techniques for the Epidemiology and Control of Tuberculosis），2006；Sun 等，2007；Cox 等，2005；Marais 等，2006；Klopper 等，2013；Yang 等，2012］。在同一环境中，北京菌株也可显示出不同的流行病学行为，1993—2004 年间，开普敦地区发现一组药物敏感株迅速传播，而另一组耐多药菌株仍保持稳定且较罕见（图 5.1A；van der Spuy 等，2008）。耐多药北京菌株的家族中，一个特殊的菌株（R220）在 2000 年初出现频率增加，其流行病学行为被家族其他成员所掩盖（Johnson

等,2010)。据预计,在药物选择压力下耐药菌株出现的频率将增加,但选择力量显然依赖于该类菌株的其他未知生物学属性。

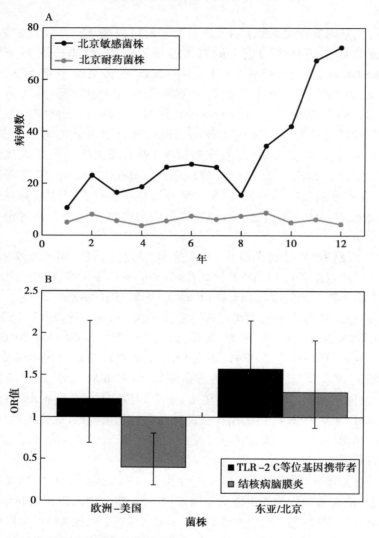

图 5.1　人与结核菌的进化及协同进化

A. 两种结核菌动态变化差异:北京菌种家族药敏(黑色)及耐药(灰色)病例数。
8 年后,药物敏感株感染患者人数急剧上升(van der Spuy 等,2008)

B. 宿主及细菌基因型之间的相互作用对 TB 患病风险的影响。在越南,TLR-2
T597C 位点携带 C 等位基因的个体,更容易因为感染东亚/北京基因型菌株,而
非感染其他基因型菌株(黑色),发展为 TB。感染欧美系结核分枝杆菌菌株的个
体较少发展为脑膜型,更易发展为肺结核(灰色;Caws 等,2008)

　　结核菌基因型的变化频率也可能由其人类宿主的特征变化所决定,即菌株的变化实际是与人类的协同进化。某些结核菌谱系的变化与人类遗传变异相关,反映了人类宿主与菌株基因型长期共生而产生的功能相互适应(Gagneux,2012;Realpe 等,2014),或结核菌与人类为同时移动的共生体,两者各自进化。某些可能进化为相互适应的例子开始涌现。在越南,TLR-2 T597C位点携带 C 等位基因的个体更容易因为感染东亚/北京基因型结核菌,而不是感染其他基因型结核菌,发展为结核病(Caws 等,2008)。个体感染欧美系结核菌后,更多人会发展为肺结核患者而不是脑膜结核患者,这说明此类菌株在宿主体内的肺外扩散能力较差(图 5.1B)。随着遗传调查方法的发展,尤其是全基因组序列发展的加速和优化,对基因型的描述已超过表型功能研究的速度(Coscolla 和 Gagneux,2010;Gagneux,2013)。因此,在日渐丰富的结核菌目录中,关于所有遗传变异菌种的临床、流行病学及进化后果,仍有许多尚待发现的领域。

初始和获得性耐药:一线及二线药物

　　携带耐药结核菌的患者,可能是直接被其他 TB 患者感染,也可能是感染期间发生细菌基因突变和选择(获得性耐药的水平基因转移机制可能较少见,且未经证实)(Martinez 等,2007;Rosas-Magallanes 等,2006;Coros 等,2008;Becq 等,2007;Muller、Borrell 等,2013;Wang 和 Behr,2014)。前者称为新耐药或原发性耐药,通常被确定为 TB 新病例。后者称为获得性耐药,是因为药物治疗失败,耐药基因被选择及扩增。结核菌表型取决于其基因型。敏感或耐药性细菌过去主要由实验室药敏试验确定,现在可直接利用基因分型技术,包括 MDR-TB 快速诊断(Genotype MTBDRplus)及 Xpert MTB/RIF 技术(WHO,2013a;Steingart 等,2013;Arentz 等,2013)。

　　不同环境中里的任何特定表型的临床及流行病学特征千差万别,原因至少有三点。首先,突变的多样性会导致菌株对任何一种药品具有抗性;突变的发生率(McGrath 等,2013;Ford 等,2011)和表达频率都不相同(Muller、Borrell 等,2013;Sun 等,2012;Merker 等,2013)。研究发现与异烟肼耐药相关的等位基因有数百个,其中多个等位基因影响 *katG* 基因的功能,该基因编码异烟肼体内活化需要的过氧化物酶(Hazbon 等,2006;Muller 和 Borrell 等,2013)。利福平耐药是因为对不同 RNA 聚合酶亚基编码的 *rpoB* 基因发生突变(Prammananan 等,2008;Muller 和 Borrell 等,2013)。这种多样性导致无法精确地将基因型映射到表型,甚至可能在实验室药敏试验中判定为敏感株的菌株内发现耐药突变(Somoskovi 等,2013;Van Deun 等,2013;Ahmad Khan 和

Behr,2014;Ocheretina 等,2014)。

其次,对任何一种药物的耐药性都可能与对其他药物的耐药性同时产生。根据定义,MDR-TB 是指对异烟肼及利福平耐药,但此类菌株通常对其他药物也不敏感。自1950年以来,异烟肼被用作抗 TB 一线药物,而利福平则是1970年以后被用作抗 TB 的一线药物。这可能是 MDR-TB 通常在异烟肼耐药同时,获得利福平耐药的原因。虽然异烟肼耐药基因突变率较高,但其仍能正常发挥作用(Valcheva 和 Mokrousov,2011)。

通过跨国研究比较发现,在长时间应用利福平的国家中,携带耐多药菌株的患者比例日趋增大[世界卫生组织与国际防痨和肺部疾病联合会(World Health Organization and International Union Against Tuberculosis And Lung Disease),2004]。此外,多重耐药突变对药物治疗反应的影响是相互的,或者称为上位相互作用,且取决于遗传背景(Muller、Borrell 等,2013;Fenner 等,2012;Gagneux 2013;Borrell 和 Gagneux,2011;Trauner 等,2014)。例如,在越南农村的感染患者体内,只有在链霉素抗性基因存在时,北京菌株才与 MDR-TB 具有较密切的相关性(Buu 等,2012)。这种效应及药物联合的选择,共同决定了个体感染基因型的选择压力(发展为获得性耐药的概率),以及从一个患者传染给另外一个患者的基因型的选择压力。

最后,个体本身或个体与个体之间,基于基因型差异的药物选择会导致每种表型共性发生转变(基因型;Perez-Lago 等,2014;Cohen 与 Murray,2004)。例如,当分枝杆菌在人群中传播时(Gagneux 等 2006;Gagneux 2013;Muller、Borrell 等,2013;Comas 等,2012),尽管通过突变和选择,菌株本身携带的某些耐药基因可弥补最初适应性的损失(Gagneux 等,2006;Gagneux 2009;Smith 等,2014),但新的基因突变及其他新型基因重排对分枝杆菌来说通常是有害的(如耐利福平的 *rpoB* 基因突变,Mariam 等,2004;Gagneux 等,2006;Gagneux,2013;Muller 和 Borell,等,2013;Comas 等,2012)。

联合用药是防止耐药性传播的有效途径,因为产生一种耐药突变的概率很低(一般为每代 10^{-8}),同时出现对两种药物机制不同的耐药基因突变的概率极低。同一基因事件中两种突变独立发生的概率是每代 $10^{-8} \times 10^{-8} = 10^{-16}$;一个处于增长期的菌群中,一个基因序列的分裂产生两个突变,可使多重耐药产生的概率增加至 10^{-4} 或 10^{-5}(Colijn 等,2011)。

由于多重耐药突变比单基因耐药突变少见,TB 患者通常采用联合药物治疗,尽管如此,药物特异的药效学、药物质量低、处方不正确、依从性差等原因都可能将耐药基因暴露于非致命药物浓度中。假设某个突变的发生率为每代 10^{-8},在一个细菌数为 1 亿的菌群中,耐药基因的出现是必然的,在药物选择压力下,该耐药基因会变得越来越普遍。

使用异烟肼和利福平治疗 MDR-TB 患者,其治愈率低于携带药物敏感株患者(但不为 0),复发率可能高于后者[Espinal、Kim 等,2000;Mak 等,2008;Cox 等,2006/2008;Keshavjee 等,2008;Mitnick,2008;绿灯委员会倡议(Green Light Committee Initiative)2007;Kwon 等,2008;Bonilla 等,2008]。由于潜在的基因型差异、合并症(如 HIV 感染、酗酒或吸烟相关)及不同治疗方案依从性的不同,与表型相关的治愈率也会因为环境的不同而有所差异(Falzon 等,2013;Kurbatova 等,2012;Franke 等,2008;Orenstein 等,2009)。

一线药物的治疗失败或失败的风险促使了二线药物的临床应用,导致一些菌株也对二线药物产生耐药性。广泛耐药(extensively drug-resistant,XDR)的菌株很难杀灭,因为不仅耐异烟肼和利福平(MDR),也对一种或多种氟喹诺酮类药物(如环丙沙星、左氧氟沙星、莫西沙星、氧氟沙星)及注射剂产生抗性(多肽或卷曲霉素、氨基糖苷类抗生素卡那霉素、阿米卡星;Singh 等,2007;Koenig,2008;Jones 等,2008;WHO,2008;Cegielski 等,2014)。所有治疗方法中,由于组合形式多样、价格昂贵、疗效差、用药复杂、毒性强等原因,一直沿用氟喹诺酮类药物和注射药物联合用作二线治疗药物。但随着二线药物的广泛应用,不可避免地导致更多的菌株成为 XDR 菌株。

转为二线药物治疗,意味着应用更广谱的抗生素治疗。应用二线药物治疗 TB 同时,存在对共存病原体的耐药性选择,这点已引起人们广泛的关注。例如,在南非,侵袭性链球菌感染患者发生左氧氟沙星耐药与 TB 治疗史有关(von Gottberg 等,2008)。另一种风险是,通常用于治疗社区获得性细菌性感染的药物,如氟喹诺酮类药物,因其单一治疗有效,所以也偶尔用于未确诊 TB 患者,促进耐药菌株的增殖和扩散。同其他传染性疾病一样,TB 的耐药性从 MDR 升级到 XDR,最后到几乎失控,有效治疗方法越来越少,抗生素治疗时代即将终结(Hancock,2007;Raviglione,2006;Laxminarayan 等,2013)。

尽管 MDR 或 XDR 背后的遗传机制复杂,本章重点是分析表型,而不是基因的多样性。有三个原因:第一,流行病学研究中尚未进行常规基因型鉴定;第二,还没有足够的数据可以将不同基因型,与不同的治疗、临床及流行病学特征关联;第三,本章旨在了解目前已确定菌株的流行病学特征和进化过程。

耐药和 HIV 合并感染的联系

同时感染结核菌和 HIV 的患者,由于免疫系统破坏,患者发展为 TB 的风险更高(见第 6 章)。假如在某种情况下,耐药 TB 患者占有很大比例,HIV 合并感染将进一步增加耐药病人数。目前还不清楚 HIV 合并感染是如何通过增加耐药菌株感染比例或破坏治疗效果加剧了结核菌耐药问题。

原则上,至少有五点原因可以解释为什么抗生素耐药在 HIV 患者体内更为常见(Dye,Williams 等,2002)。第一,具有较低遗传适合度的结核菌(表现为感染人体后的致病能力较低,从这个意义上讲其毒性较低)仅感染免疫功能低下的人(Strauss 等,2008);第二种可能是 HIV 感染人群中 TB 患者是因为近期感染,而近期感染的耐药性比例较高;第三,HIV 感染与耐药结核菌感染具有共同的危险因素,如毒品注射及住院。这也是很多医院报道艾滋病(AIDS)患者中暴发 MDR-TB 的主要原因。第四,接受免疫抑制治疗的 TB 患者可能经历治疗失败,因为此类患者携带大量致病菌。在这一层面上,如果较大的微生物群体具有更多样化的基因型,则可迅速形成耐药性。最后,HIV 感染的 TB 患者通常接受一种药物治疗(Vernon 等,1999)。即使患者正在接受推荐的联合药物治疗方案,细菌有很多机制只暴露于一种药物。对非 HIV 耐药感染者来说,在强化治疗阶段的前 2 个月,通常应用四种药物抑制细菌复制。在 4 个月的持续治疗阶段,患者通常转而应用异烟肼和利福平的联合治疗,如果持续治疗期内 HIV/AIDS 患者体内的结核菌继续复制,则复制有机体可能只暴露于利福平,因为异烟肼半衰期短,且无其他辅助治疗药物。合并 HIV 感染的 TB 患者可反复出现利福霉素耐药,也许就是这个原因。

一般实证观察发现,多药耐药很少出现在撒哈拉以南非洲地区——艾滋病的流行中心(图 5.2B)。就 24 个观察研究的综述发现,HIV 感染患者中出现 MDR-TB 的频率较高,平均值为 24%(合并比值比,OR = 1.24;Mesfin 等,2014)。基于机构的观察影响,小于基于人群的影响,但高于原发 MDR-TB 的平均值(OR = 2.28),这个结论与 24 个国家的单独研究结果一致。在 24 个国家的研究里,大部分研究展示了 HIV 感染与 MDR-TB 之间的正相关性,但只有

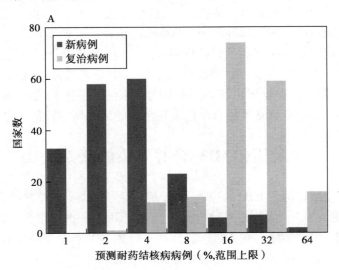

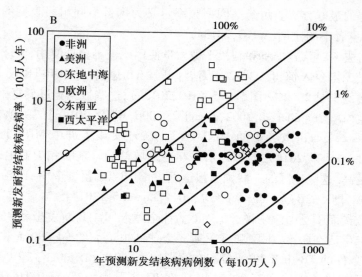

图 5.2

A. 所有新发(黑色)及复治(灰色)病例中 MDR-TB 百分比的频率分布。2012 年,216 个国家和地区中 MDR-TB 新发病例中位数及加权平均估计百分比分别为 1.8% 和 3.6%,复治病例百分比为 14% 和 18.2%

B. 全球 6 个 WHO 区域所有新发 TB 病例中新发 MDR-TB 病例的发病率估计。仅列举人口超过 100 万的国家。斜线代表新发现 MDR-TB 患者的固定比例。非洲国家(填充的圆形)及欧洲国家(主要为前苏联国家)比例较高。数据来源于 WHO(2013a)

一半的研究有统计学意义($P<0.05$;Dean 等,2014)。这些较小的影响及研究差异背后的机制,还有待合理的探讨。在各种可能的方法学难题中(Mesfin等,2014),其中一种与人口动态学有关:由于每一个不同时间点上的波动都不相同,所以 HIV 合并感染和耐药性之间真正的生物相关性可能难以察觉,(Sergeev 等,2012)。虽然非线性动力学模型没有线性相关性分析那样经典,但后者可能会作为更敏感的工具用于未来的研究中。

全球耐药 TB

尽管有一部分 TB 耐药数据来自美国的 TB 流行病状况调查,但全球大多数地区关于耐药频率(表型)的信息,来自公共卫生机构中确诊的患者。基于常规监测的耐药性测量和估计是近似值,且可能存在偏倚(Cohen 等,2008;Ben Amor 等,2008;Cohen 等,2010),但这些样本为耐药基因型频率测量,提供了可获得的最好方法。耐药基因型频率定义为携带不同耐药表型的 TB 患者在总 TB 患者中的比例(WHO,2013a)。

在过去 40 年,异烟肼和利福平被大量使用或被不合理使用,全球 MDR-TB 患者数量少得令人惊讶。2012 年,估计新发 TB 患者中 MDR-TB 仅为 3.6%,而复治病例中是 20.2%(图 5.2A;WHO,2013a),这些数据经过反复推敲,结果保持稳定(Dye,Espinal 等,2002,Zignol 等 2006,WHO,2014c)。一项独立评估 15 岁以下新发 TB 患者中的 MDR-TB 研究,证实该人群中 MDR-TB 比例为 3.2%(Jenkins 等,2014),但平均水平存在地域差异。东欧和中亚地区表现的耐药率更高,这些地区的一些国家报道新发 MDR-TB 超过 20%,复治 MDR-TB 超过 50%(图 5.2B;van der Werf 等,2014;Zignol 等,2014)。

就数量而不是概率来说,2012 年估计全球 MDR-TB 新发患者 45 万,其中一半以上生活在印度、中国和俄罗斯。全球共报道大约 94 000 人符合 MDR-TB 治疗条件的 TB 患者,主要分布在欧洲国家、印度和南非,有 77 000 名患者开始接受二线治疗。截至 2012 年,已在 92 个国家发现 XDR-TB 病例,大约 10% 的 MDR-TB 患者同时为 XDR-TB 患者(WHO,2013a;Dheda 等,2014)。在非洲国家,诊断为 MDR-TB 的患者开展治疗的比例很低(51%;Kidenya 等,2013)。107 个提供数据的国家中,MDR-TB 平均治疗成功率仅为 48%,但其中有 34 个国家的治疗成功率超过 75%(WHO,2013a)。这个成功率的结果,接近一项纳入 9000 例患者的荟萃分析结果(54%,Ahuja 等,2012)。

在某些情况下,较高的 MDR-TB 频率,加上治疗效果不立项,强调了 TB 控制的一个关键问题:是否药物-基因型的相互作用,使耐药菌株通过结核菌与人群传播难以避免? 或者说通过及时诊断和治疗,以及达到最高的治愈率,耐药菌株就能被控制(Dye 和 Espinal,2001b)? 回答这些问题的方法之一,就是通过观察,最好是采用对照观察。另一种补充方法是通过定量研究耐药菌株的相对和绝对适合度,方法见下文。

相对生殖适应度

以 TB 患者为研究对象(而不是结核菌),耐药菌株是否能够通过药物敏感人群传播以及传播的速度,取决于药物敏感和耐受菌株的相对生殖适应度和绝对生殖适应度(Dye 和 Williams,2009;Dye,2009;Dye 和 Espinal,2001a;Dye、Williams 等,2002)。

假设一个人群仅包括携带药物敏感菌(S)和携带耐药菌(R)两种情况,那么 S 和 R 的基本再生数(R_0)均可>1 或<1,两者间的大小关系,可分成六种情况(表 5.1)。如果 S 和 R 的基本再生数都小于 1,就可以认为 TB 会消失,从而

达到了疾病控制目的(表 5.1 中情况 1、2)。如果 $R_{0S}>1$ 且 $R_{0S}>R_{0R}$,敏感菌株将会持续存在(表 5.1 中情况 5、6),只要 TB 持续存在,就会出现耐药性,因为突变会导致耐药基因型的增多,而突变基因会以偶然事件的概率进行扩散。但是,如果 $R_{0R}\ll1$,携带耐药菌株的情况则相对罕见且不构成威胁(表 5.1 中情况 6)。如果 $R_{0R}>1$,TB 的威胁会越来越大。这种情况下,耐药菌株不仅会长期存在,还会形成自维持的感染周期(表 5.1 情况 3~5)。当 $R_{0R}>1$ 且 $R_{0R}>R_{0S}$时,耐药菌株会完全取代药物敏感菌株而存在,这个结果需要几十年的时间才能达到。

在 TB 不平衡的多数情况下,耐药 TB 人数会随着时间而增多(表 5.1)。即便控制措施正走在 TB 消灭的路上,理论上上述情况仍会发生。要减少耐药 TB 患者的比例和数量,需要一种防控措施能先消除耐药 TB。如果是将耐药 TB 患者数控制在较低水平,这项措施可达到目的,但实际不需要这么严格。

表 5.1　根据初始基本再生数(R_0)判断耐药菌株(R)和药物敏感菌株(S)的长期生存动态结果的六种标准

	R_{0S}	R_{0R}	结果	
			菌株数量	新感染者耐药比例
1	< 1	< R_{0S}	S 和 R 消失	下降
2		> R_{0S}	S 和 R 消失	增多
3		> 1	S 消失;R 形成自我繁殖并长存	上升到一定数量
4	> 1	> R_{0S}	S 消失;R 自我繁殖并长存	上升到一定数量
5		< R_{0S}	S 和 R 共存	先增多后稳定
6		< 1	S 消失,R 长存	先增多后稳定但是数量都极少

数据来源 Dye,Williams 等(2002)

绝对生殖适应度计算需要知道一个敏感或耐药 TB 初始患者传染的全部二代患者清单(见下文),相对适应度(f)只需知道一个无偏倚的二代感染比例即可。还有一种计算方法是利用基因型聚类研究结果来获取相对适应度,因为基因表型聚类簇反映了从感染到发病期间,通过传播或进展产生新患者的过程。集群通常是指包含两个或两个以上携带同一种基因型菌株的 TB 患者集合,基因型被定以后,集群中的一名成员将被定为指示病例。

基因聚集反映了患者的再生繁殖,但不是从指示病例繁殖再生的所有二代患者都包含在集群中。所以有关集群的数据信息最好用于比较。通过分别

统计 S 和 R 基因型的单独出现次数 (N) 和基因簇种数 (C) ,可计算比值的比,得到相对适应度 f : $(C_R/N_R)/(C_S/N_S)$ (图 5.3)。

上述计算结果需要资质认证,集群的识别依赖于基因型分型方法的区分能力(Marais、Mlambo 等,2003)。但是,如果对耐药菌株与敏感菌株使用同一种方法,那么比较应该是有效的。然而,集群有时既包括耐药菌株也包括药物敏感菌株,这意味着在不改变基因型的情况下也会出现耐药性(Sonnenberg 等,2000)。所以 TB 患者在治疗前需要做药物敏感性试验,认真分析排除传播时已经获得耐药(初始耐药)的可能。

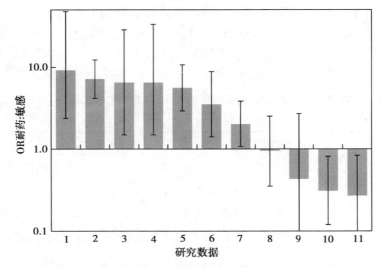

图 5.3　11 项基因型集群比较研究 MDR 菌株和敏感菌株的相对适应度
评估过程:统计 S 和 R 基因型的单独出现次数 (N) 和基因簇种数 $(C;$ Dye 等,2002;Cohen 等,2003);计算比值比得出相对适应度 f : $(C_R/N_R)/(C_S/N_S)$ 。11 项研究来自:①Toungoussova 等(2002);②Buu 等(2012);③Fandinho 等(2000);④Alland 等(1994);⑤Nodieva 等(2010);⑥Kruuner 等(2001);⑦P. D. vanHelden(未发表);⑧Teixeira 等(2001);⑨DeRiemer 等(2005);⑩Garcia-Garcia 等(2000);⑪Godfrey-Faussett 等(2000)

基因型集群分析的另一个局限是遗传漂移,即经过几个传播周期后 f 值的精确度会降低,f 值或许代表或不代表定向选择。一个简单的模型可以说明在没有任何选择性倾向下,结核菌株在一定时间尺度上如何进行漂移,这种多代漂移可长达几十年(图 5.4),这些波动是 TB 个别菌株的流行。无论是检测少数常见菌株的简单基因分型研究,还是检测许多罕见菌株的精细研究,这些菌株都应可见。这些菌株也是可预测的,因为没有可吸引任何菌株的稳定丰度水平。遗传漂移的一个必然结果是,需要几十年的时间才能得到准确的生殖适应度均值。短期菌株定向选择研究,常被实验室用来验证选择优势的机制问题(如推定突变是为了弥补耐药相关基因负荷),或被用作进化研究的实地调查(如选择产生补偿性突变;de Vos 等,2013;Pepperell 等,2013)。

　　基于上述方法和数据的局限性,相对适应度的评估优势是,可在自然选择下,跨代评估结核菌比较生殖成功。从进化角度看,相对适应度更适合用于部分生命活动周期的分析研究,如体外竞争试验(Bhatter 等,2012)。

　　集群研究的一个重要发现是耐药菌株相对适应度在不同条件下变动很大,从远小于 1 到远大于 1 之间。图 5.3 显示 11 项 f 值范围在 0.27~9.2 间的研究。这种变化与不同基因表型表达,同卫生服务机构的治疗方法有关,如患者治愈率较高,MDR 相对适应度会降低并远远小于 1(Dye,Williams 等,2002)。

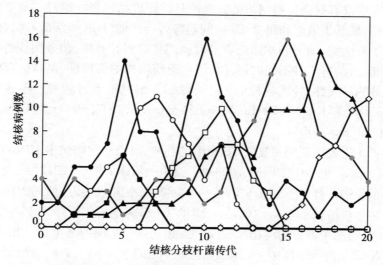

图 5.4　结核菌模型的随机遗传飘移假说
每个 TB 患者都可能生成 m 个二代病例,m 通过泊松分布选定(均值为 R_0)。对于新生的二代 m 个病例,随机选择 n 以便保持病例总数为常量。一个增殖周期内,m 个二代新患者突变为新菌株的可能性为 s。该图显示被选菌株的动态曲线,其中 $R_0 = 2$,$s = 0.1$,$n = 100$。排除定向选择因素(所有基因型的平均 $f = 1$),菌株平均寿命为 3.8 代。大部分菌株寿命小于平均生存周期,但是一些菌株却可以延续很多代。改编自 Dye 等(2002)

　　另一种预估相对适应度的方法是比较分析接触 TB 导致感染的几率和疾病发生的几率(通常采用后者,因为后者包括完整一代的结核菌)。正如集群研究,耐药结核菌株的相对适应度是变化的,有时较低,有时则无差距(Siminel等,1979;Grandjean 等,2014;Teixeira 等,2001b;Snider 等,1985)。

总之,这些研究表明最好的药物治疗项目结合早期诊断与高治愈率,可以很好地控制耐药菌株在 TB 人群中的扩散,或者说可以控制特定基因型组合人群的疾病扩散。然而,$f < 1$ 并不代表 $R_{OR} < 1$,如果 $R_{OR} > 1$,耐药菌株会自我维持生存(表 5.1),这也是为什么评估绝对再生数是至关重要的。

绝对生殖适应度

利用基因分型方法追踪 TB 患者接触者,很可能发现大部分或全部是由一名指示病例传染的二代患者(Burgos 等,2003;Gardy 等,2011)。这种调查方式适用在发病率低且资源充足的人群中分析,不适用于 TB 高发区,基因型定义聚类研究也没有提供传播网络的完整信息。评价结核菌的绝对生殖适应度得另辟蹊径,如基于敏感和耐受 TB 时间趋势进行评估(Dye 和 Williams,2009)。

至于再生数,敏感和耐药患者的时间趋势都有升有降,两条曲线的变化速度交错变化,共有六种不同的情况。考虑耐药菌株的多样性、菌株的存活率和增值系数的易变性、各式各样的治疗方法,TB 研究结果可能参差不齐(Cohen等,2003;Dye 和 Espinal,2001a;Blower 和 Supervie,2007;Blower 和 Chou,2004;Cohen 和 Murray,2004)。

图 5.5 比较了新发和复发 TB 患者的趋势,以及新发病例中 MDR-TB 患者的比例(Zignol 等,2012;WHO,2013a)。据下图所示,1998—2012 年,爱沙尼亚地区的报告例数每年下降 7.9%,这与实际发病率降幅接近,期间 MDR-TB 病例报告每年仅增长 2.8%,也就是说 MDR-TB 患病率每年下降 5.1%。除了爱沙尼亚外,另两个波罗的海国家拉脱维亚和立陶宛情况与之类似。相比较下,1998—2012 年内俄罗斯的 TB 国家呈报病例数每年下降 1.2%,然而根据俄罗斯四个州提供的可靠数据,MDR-TB 比例每年上涨 5%~9%。如果将俄罗斯的国家 TB 增长率运用在上述四个州,MDR-TB 的患病率是不断增加的。

中国香港地区 TB 病例数一直保持缓慢下降,但在 1996—2008 年,MDR-TB 以每年 12% 的速度迅速下降(图 5.6)。MDR-TB 被有效遏制,直到 2008 年后 MDR 患病率上升。在博茨瓦纳,HIV 合并感染导致 TB 患病率一直居高不下,并在 2002 年达到峰值(图 5.6)。尽管 HIV 和 MDR-TB(详见前文)关联不大,4 项基于人群的研究都发现 MDR-TB 大幅增加,2008 年增长率达到 2.5%。虽然这部分病例总数不大(37 个 MDR-TB),但增长速度快得让人不安。

在 TB 低发国家,TB 发病趋势与移民的感染数量紧密相关(见第 3 章)。美国保持 TB 发病率下降的同时(4.9% 负增长,1998—2012 年),控制基本稳

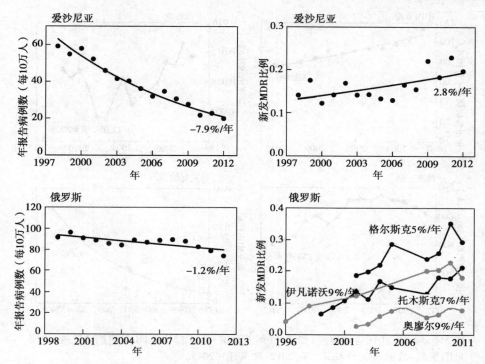

图 5.5 东欧 TB 和 MDR-TB 的时间趋势比较

左边下降曲线表示新发和复发总病例数,右边上升曲线表示 MDR 病例数的百分比。MDR
发病率=已知病例数×耐多药患病率。图中曲线下的百分数表示每年平均变化率。数据来
源于 Zignol 等(2012)和 WHO(2013a)

定的 MDR-TB 比例(图 5.7)。英国对 TB 控制就没那么成功了,在 2000—2009
年,TB 发病率及 MDR-TB 比例呈缓慢上升趋势。

　　图 5.5~图 5.7 中耐药 TB 的时间趋势取决于耐药菌株的传播速度和治疗
期间耐药获得率。要区分上述两种情况,需要明确知道耐药性是如何获得和
传播的(Dye 和 Williams,2009)。另外,不考虑其他变化的风险因素(特别是低
HIV 患病率),封闭人群(没有移民)的数据分析更容易处理。因此,以下研究
重点而谨慎地使用东欧和中国香港的数据进行计算。

　　实际上,国家耐药监测系统能够比图 5.5~图 5.7 提供更多的数据信息:
不仅记录 MDR-TB 的数据,还记录敏感新患者中分别对异烟肼、利福平敏感或
耐药的数量和比例。虽然 MDR-TB 包括不同的基因型,但主导过程可以通过
一个包含三个连续阶段的模型描述出来:菌株对异烟肼和利福平都敏感(S),
菌株对利福平敏感而对异烟肼耐药(I),菌株对异烟肼和利福平都产生耐药性
(M;Vynnycky 和 Fine,1997b;Dye 等,1998;Dye 和 Williams,2000)。

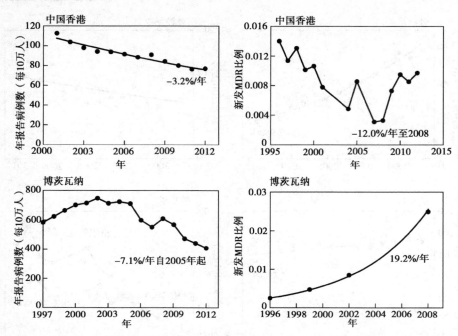

图 5.6 亚洲(中国香港地区)和非洲(博茨瓦纳)TB 和 MDR-TB 时间趋势比较,说明见图 5.5。数据来源于 Zignol 等(2012)和 WHO(2013a)

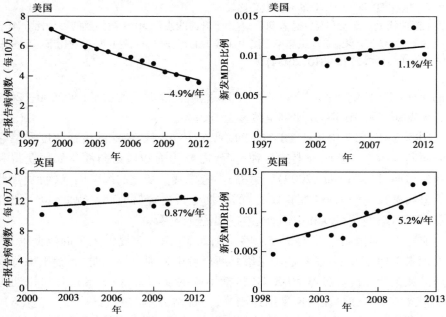

图 5.7 两个 TB 和 MDR-TB 低发国家的时间趋势比较。说明见图 5.5。数据来源于 Zignol 等(2012)和 WHO(2013a)

用数学公式描述上述过程。$N_i(t)$ 表示病例数，$i=1$ 表示对所有异烟肼和利福平都敏感，$i=2$ 表示对异烟肼耐药而对利福平敏感，$i=3$ 表示对异烟肼和利福平都耐药。每个菌株的感染概率用 ρi 表示，产生耐药性概率用 αi 表示，则系统方程式如下（$i=1\sim3$）：

$$\frac{dN_i(t)}{dt}=(\rho_i-\alpha_i)N_i(t)+\alpha_i-1N_{i-1}(t) \tag{5.1}$$

模型规定 $\alpha_2=0$；事实上，MDR 包含更高表现形式的耐药，如 XDR。对于全部敏感 TB，即 $i=1$ 时，（5.1）如下：

$$\frac{dN_1(t)}{dt}=(\rho_1-\alpha_1)N_1(t) \tag{5.2}$$

N_1 以速率 $(\rho_1-\alpha_1)$ 增长或下降。对于 5.1 的每个递推方程式（$i=1,2,3$），强制函数是前面方程式的解。这些方程都有明确的解析解，可以用描述三种耐药发生率的数据，拟合该模型。

最大似然拟合方法可以评估 3 个 β_i 系数、2 个 α_i 系数及三种初值 $N_1(0)\equiv S(0)$，$N_2(0)\equiv I(0)$，$N_3(0)\equiv M(0)$。通过连续时间模型的离散集群算法，结核菌的代间或序列间隔 $\gamma=5$ 年，病例净增长数 $R_1\equiv R_S$，$R_2\equiv R_I$，$R_3\equiv R_M$（该数值要小于基础病例增长数），可推导出：

$$R_n=e^{(\rho n-\alpha n)\gamma} \tag{5.3}$$

相应治疗失败的比例 $A_0\equiv A_S$；$A_1\equiv A_I$；$A_2\equiv A_M$ 为：

$$A_n=1-e^{-\alpha n\gamma} \tag{5.4}$$

除去细菌因复制而损失后获得的菌株净增殖数是：$R_S(1-A_S)=R_S'$，$R_I(1-A_I)=R_I'$ 及 R_M，要达到长期消除结核病的目的，这些增殖数都要小于 1。

因为某些参数的估计只需要少量数据，a_n 和 A_n 的独立估计产生更强大的基本再生数估值。如果 P 是复治患者的耐药率，T 是所有患者的耐药率（初治及复治，且假设两者治疗周期相同），则根据不同国家、不同地点的调查数据绘制 P 对 T 的回归曲线，斜率表示耐药患者及敏感患者治疗失败的比值比（图 5.8，左侧；Dye 和 Espinal，2001a；Dye 和 Williams，2009），截距表示敏感患者治疗失败后产生抗药性的比值比（相对风险）。

基于 188 个国家搜集的 138 项调查数据，利用回归法分析得出 A_S 的最大值为 0.05（每代敏感 TB 发展成耐药的最大比例），A_I 的最大值为 0.39（异烟肼耐药 TB 患者发展为 MDR-TB 的最大比；图 5.8，右边条形）。若平均各代间隔 5 年，则 $A_S=0.010/$年、$A_I=0.098/$年（Dye 和 Espinal，2001a；Vynnycky 和 Fine，2000）。

利用 A_S、A_I 约束估计条件，以及俄罗斯（阿尔汉格尔斯克、奥勒尔、托木斯克）、波罗的海诸国、中国香港（截至 2008 年）等地数据拟合模型（5.1），得到各净再

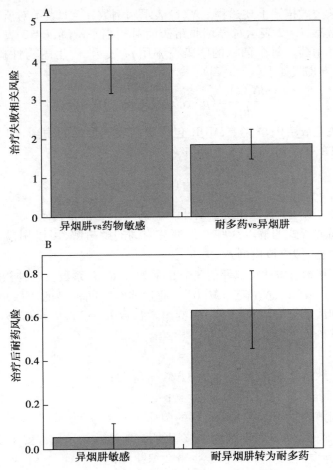

图 5.8　评估治疗失败的相对危险性(A);治疗失败后扩增风险,表现为两种
耐药性从低到高的转变(B)。数据来自 118 个国家的 138 项调研
标准误差的置信度是 95%,异烟肼耐药病例与异烟肼敏感病例治疗失败概率
的比值比为 3.93±0.75,治疗失败后获得异烟肼耐药性的概率是 0.053±0.086
(A 和 B 中左边条形所示);对于异烟肼耐药发展为 MDR-TB,治疗失败的概率
是 1.85±0.38,治疗失败后获得 MDR-TB 概率是 0.63±0.18(A 和 B 中右边条
形所示)。这些截距为治疗失败后获得耐药性的百分比 A_S = 0.05 及 A_I =
0.39。因为不是所有的患者都治疗失败,每代结核菌获得耐药性的比例均小
于上述取值。因此这些比值范围是 A_S:0~0.05,A_I:0~0.39。数据来自 Dye 和
Williams(2009)

生数(图 5.9)。除俄罗斯以外地区的 R_I、R_M、R_S 均小于 1,并且 R_S 都大于 R_I、
R_M。这表明在研究期内,四个地区的结核菌不能自我维持生存,大多数情况下

MDR-TB 保持最低再生数,TB 在慢慢消除。俄罗斯 R_M 的 95% 置信区间下限也都小于 1,但点估计 R_M 大于 1,显然 MDR-TB 自我维持生存。

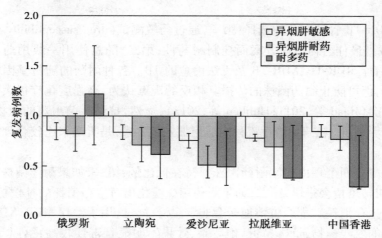

图 5.9　评估 5 个国家或地区的净再生数:白色表示 R_S,浅灰色表示 R_I,深灰色表示 R_M

利用公式(5.1),A_S、A_I 值(图 5.8;Dye 和 Williams,2009)和 S、I、M 趋势值(图 5.5,5.6)进行拟合。标准误差置信度为 95%,横坐标按照 R_M 从大(左)到小(右)排序

　　当敏感菌株或耐药菌株的 $R>1$ 时,联合早期诊断和优化治疗结果是阻止菌株自我繁殖的基本手段。波罗的海诸国和中国香港地区能成功控制 $R_M<1$(至少暂时),很可能是因为这些地区拥有良好的 TB 治疗政策,例如,所有的 TB 患者接受治疗前,都进行药敏测试,并为耐药 TB 患者采用标准治疗或个性化的二线治疗措施(Wu 等,2008;Nathanson 等,2006)。对俄罗斯来说,$R_M=1.22$(图 5.9 点估计值),R_M 与感染持续时间成正比(Dye 和 Espinal,2006),但只要每个患者平均感染期缩短 18%,就可以保证 MDR-TB 逐渐下降($R_M<1$),当然,在 R_M 值接近 1 时,下降趋势比较缓慢。

　　综上所述,耐药 TB 患者数或所占比例不是一直呈时间上升趋势。Dye 和 Espinal(2001)曾推测,在现行治疗基础上,世界大部分地区的异烟肼耐药 TB 和 MDR-TB 将保持在一个较低水平。WHO(2014c)在审查 2013 年之前的 TB 数据时发现,MDR-TB 新增病例数百分比保持在 3%~4% 之间,和 Dye 的推测一致。另外,如果 MDR-TB 在一定条件下成为 TB 的主要流行形式(Dye 和 Espinal,2001;Blower 和 Chou,2004;Cohen 和 Murray,2004;Shah 等,2007),跨国间的研究比较说明,如果认真贯彻目前的诊断和治疗方法,即使在 MDR-TB 高发的东欧地区,也能阻止 MDR-TB 自我繁殖($R_M<1$)。

耐药：可防、可逆

MDR-TB 管理有两种选择：第一，通过药敏测试（drug susceptibility testing，DST）找到最佳药物治疗方案而控制耐药性；第二，随意使用一线用药和二线用药，治疗 MDR-TB、XDR-TB 及无法治愈的 TB。各种耐药的随机基因突变不可避免，但可防止耐药菌株的传播。相反的观点认为，高强度化疗极大化耐药传播机会（Read 等，2011；Huijben 等，2013），显然，抗结核菌耐药的药物，大多使用中等剂量。在 TB 治疗流程中适当加入抗生素，是听起来比较合理的治疗方案。

至少有四个理由控制耐药菌株保持在低比例：第一，如果耐药菌株的比例较高，扭转疫情会很慢；第二，如果耐药菌株演化出对生存消耗的补偿机制（需要极少生存消耗），那么疫情逆转会非常缓慢；第三，用于治疗 MDR、XDR 及其他耐药的二线药物，价格昂贵、预后差、效果不明显且毒性较高；第四，新药物研发，特别是新作用机制的药物开发代价高且成功率低（Dye，2009）。研发 TB 新药很重要，但即使有基因组学和药物发现的新技术，未来 10 年内可用的新药屈指可数（Lienhardt 等，2012；Lechartier 等，2014）。

目前人们争议的是，一旦耐药菌株成为普遍现象（如新发病例中 MDR 比例>10%），是否能够降低耐药菌株发生率和频率？能在多少国家实现？这些国家的 TB 数据同爱沙尼亚及中国香港地区不同，说明通过 DST 和有选择性使用一线或二线治疗药物，MDR 发病率和携带 MDR 菌株的患者比例都会下降，前者比后者下降得更快。乐观的解释是，完善的项目管理，包括耐药 TB 的及时诊断和合理治疗，确实能够控制 MDR 菌株的再生率低于他们自身的更新率，甚至低于非 MDR 菌株的更新率。尽管存在其他抗生素耐药，MDR-TB 可以被迫下降，但下降速度将较慢（Andersson 和 Hughes，2010）。

在得出耐药 TB 可控的定论前，需要弄清为什么 MDR-TB 发病率在有些地区下降而在有些地区上升。墨西哥（DeRiemer 等，2005；Espinal 和 Dye，2005）和中国台湾地区（Liao 和 Lin，2012）的报告显示，即使在 MDR-TB 存在的情况下，类 DOTS 控制项目能够有效地控制 TB。但二线治疗药物是否必须且足够降低 MDR-TB 发病率和减少全部 TB 患者中的 MDR-TB 比例？这个问题还没有让人信服的解答。从临床角度看，治疗 MDR 和 XDR 患者的目的，是实现早期诊断和高治愈率（最好大于 75%），尽量提高患者的存活率并降低传播概率。那么在 MDR 和 XDR 没有得到控制的地区，如俄罗斯和博茨瓦纳（Casali 等，2014；Zignol 等，2012），较差的诊断和治疗水平是 MDR-TB 发病率上升的原因吗？或许因为耐药基因类型或耐药基因组合，导致这里的基因型先天具有较高的存活率和增殖系数？或者是由于 HIV 合并感染？显然,菌株的净增殖适应度不是由单一的基因或环境决定,而是两者相互作用的结果。敏感患者和耐药患者时间变化的多样性(图 5.5~图 5.7),反映了世界各地基因和环境交互作用的结果。

作为本章的主要结论,耐药可防可逆这一观点需要来自更广泛的国家——TB 高负担国家(包括印度和中国)、HIV 高发国家(尤其是博茨瓦纳和南非)、报道 XDR-TB 病例的国家的数据支持和证实。虽然存在基因补偿性突变、显性突变和高选择性压力,如果 TB 人群中耐药菌株传播还不稳定,则需要弄清其中的机制。简而言之,本章提出的乐观看法,还需进一步的验证。未来可能不乐观,致命、无法治愈的 XDR-TB 可能从高发区向外传播,这意味着很可能会回到引入化疗治疗前的"黑暗时代"(Fox,1990;Blower 和 Chou,2004;Reichman,2013)。

第 6 章

TB 和 HIV/AIDS

> 尽管在 TB/HIV 感染流行地区的 TB 发病率显著升高,但 TB 传播很可能没受什么影响。
>
> ——Karel Styblo 和 Donald Enarson(1991)
>
> DOTS 能有所作为吗?
>
> ——Kevin de Cock 和 Richard Chaisson(1999)

1991 年,Styblo 和 Enarson 基于手中的少量数据,对 TB/HIV 合并感染流行的可能结果作了预见性分析判断。同年 Styblo 和 Bumgarner(1991)推断,在 DOTS 计划致力实现"70%的病例检测率,85%的治愈率"的努力下,"也许能够遏制 HIV 诱发的那部分 TB 感染"。20 世纪 90 年代末,非洲的 HIV 感染扩散迅速,De Cock 和 Chaisson(1999)重新评估 AIDS 时代的 TB 控制策略。他们预言只依赖 DOTS(见第 4 章)单一策略,不可能取得 TB 防控成功,尤其是在撒哈拉沙漠南部地区(sub-Saharan Africa)。回顾 2011 年,De Cock 发现 DOTS 系列项目都没有取得预期中的结果,原因可能是缺乏相应的技术,以及 TB 防控项目和 HIV/AIDS 防控项目之间缺乏充分的沟通与合作(De Cock 等,2011)。

DOTS 虽然有其局限性,但在 HIV/AIDS 和 TB 防控上仍然取得了一些重大的成绩。抗病毒治疗(antiretroviral therapy,ART)的发现和广泛应用是过去 30 年公共卫生领域所取得的重大进步之一。截至 2012 年底,ART 覆盖了中低收入国家近 1000 万 HIV 阳性患者,其中有 750 万患者来自非洲地区(WHO,2013b)。与 AIDS 相关的病死率明显下降,早期开始 ART 治疗的患者,预期寿命恢复到正常期望寿命的 80%左右并很可能进一步好转(WHO,2013b)。在夸祖鲁-纳塔尔地区(Kwa-Zulu Natal),ART 治疗在 2003—2011 年的 8 年期间,将患者预期寿命提高了 11.3 年(Bor 等,2013),南非也取得相似的成绩(April 等,2014)。越来越多的孕妇接受 ART 预防治疗,因此母婴传播不断下降(WHO,2013b)。2012 年,全球近一半(46%)法定报告的 TB 患者接受了 HIV 病毒检测,85%以上的检测在 15 个 HIV 阳性患者情况(估计)最严重的国家,主要是非洲国家(WHO,2013a)。57%的 HIV 阳性 TB 患者接受 ART 治疗,

80%的患者接受磺胺甲基异噁唑(一种广谱抗生素)预防治疗(cotrimoxazole preventive therapy,CPT)。2012 年有 160 万人接受了 HIV 关怀治疗,其中 520 000名患者接受了异烟肼预防治疗法(isoniazid preventive therapy,IPT),以期降低结核病感染和发病的风险。

　　非洲及一些其他地区 TB 病例的上升,以及 TB 控制策略的发现和实施,提出一系列与 HIV/AIDS 相关的 TB 群体生物学问题:为什么 TB 发病率在一些非洲国家以 2~3 倍的速率增长? 仅仅是因为大量合并感染患者的免疫功能下降,还是 HIV 阳性 TB 患者加剧结核菌传播? 大部分 TB-HIV 双重感染患者,是先感染结核菌再感染 HIV 病毒,还是感染次序正好颠倒? 目前大多数 HIV 高患病率国家的 TB 趋势在下降,这是因为 HIV 发病率和患病率下降,还是因为 TB 控制策略? 包括在 HIV 高患病地区,TB 诊断和治疗策略有效吗? ART、IPT 及其他的预防和治疗措施还能带来哪些作用? 这些问题将是本章讨论内容,问题的答案可指导各地区 TB 和 HIV/AIDS 防控措施的选择,并及时调整预期效果。

HIV 感染:结核病的一个风险因素

绝对风险和相对风险

　　从个体角度(而非群体角度)来看,HIV 合并感染是结核分枝杆菌感染和发展为活动性疾病最大的已知风险因素(见第 3 章)。如果没有实施 ART 治疗,合并感染患者的 TB 发病率将按照指数级升高,并且伴随不断加重的免疫功能抑制(Williams 和 Dye,2003;Williams 等,2010;Lodi 等,2012)。HIV 阳性群体中 TB 发病相对风险平均水平是 HIV 阴性群体的 10~15 倍,这种风险通常被定义为相对发病率指数(incidence rate ratio,IRR),以 HIV 阳性群体中结核病发病率(I^+)作为分子,除以 HIV 阴性群体中结核病发病率(I^-;Corbett 等,2003)。IRR 取决于 HIV 阳性群体中结核分枝杆菌的流行度(m^+)和 HIV 阴性群体中结核分枝杆菌的流行度(m^-),以及两组群体中 TB 感染发展为活动性状态的相对率(r^+和r^-),公式如下:

$$\frac{I^+}{I^-}=\frac{m^+r^+h}{m^-r^-(1-h)} \tag{6.1}$$

　　假设$r^+=kr^-$,其中 k 为发展为活动性状态的相对率(与第 3 章中提到的概念相同),则 TB 发病患者中 HIV 阳性病例所占比例为:

$$\frac{I^+}{I}=\frac{m^+hk}{m^+hk+m^-(1-h)} \tag{6.2}$$

如果 HIV 阳性群体和 HIV 阴性群体中结核分枝杆菌流行度相等,亦即 $m^+ = m^-$,则有:

$$\frac{I^+}{I} = \frac{hk}{1+h(k-1)} \tag{6.3}$$

公式(6.3)是所有发病病例总体中某一种风险因素流行度的通常算法,方程式(6.2)和方程式(6.3)之间的区别给出一个事实,即结核分枝杆菌感染可能并不与 HIV 感染相互独立。由 HIV 感染导致的那部分 TB 病例数量(肯定少于 HIV 阳性患者总体数量)和方程式(6.3)得出的结果类似,只是方程式中分子的 k 用 k-1 替换,以便只计算 HIV 所致的结核病病例数量(见第 3 章)。

无论是 HIV 阴性群体和 HIV 阳性群体,从结核分枝杆菌感染发展为活动性疾病状态的概率都是随着感染时间的不同而有所不同。k 值是这些变化率的比,所以它也随着感染时间发生变化。在 HIV 阴性人群中,新近感染 TB 潜伏者相对发病较快,开始的时候,快发病和慢发病混合发展,随后慢发病占据优势,但总体上,在获得结核分枝杆菌感染之后,随着时间感染者发展为活动性疾病的平均概率逐渐下降(见第 2 章)。在 HIV 阳性群体中,TB 感染者发病速度赖于感染 HIV 的时间长短,并随着免疫功能抑制的加重(以不断降低的 CD4+细胞数量为标志),TB 发病的概率逐渐升高。

Williams 等(2010)将 TB 在 HIV 感染进程中的发病风险总结为如下公式:

$$I_t = I_0 e^{\alpha[C_0 - C_t]} = I_0 k_t \tag{6.4}$$

通过对三个独立研究进行联合分析,他们发现 HIV 阳性感染者的 CD4 每减少 100 个单位,TB 发病率以 $\alpha = 0.36 \pm 0.12$(95%CI)的速度增加,其中初始发病率 I_0,CD4 初始值为 C_0,在时间 t 时刻值为 C_t。

目前尚不清楚为什么 HIV 阴性群体中的 CD4+细胞数量不仅仅在个体之间存在差异,在不同人群之间也有所不同(Williams 等,2006)。例如,在非洲的四项调查所得 CD4+细胞计数结果记录如下:博茨瓦纳(Botswana)626±26(95%CI),南非(South Africa)1179±36,坦桑尼亚(Tanzania)911±38,以及赞米比亚(Zambia)840±60。在 18 个非洲人群群体中 CD4+细胞计数平均水平为 879 个/μl,HIV 阳性群体的期望寿命大约为 10 年。期望寿命与初始的 CD4+细胞计数的初始水平无关,因此于 CD4 细胞计数初始值很高的个体或群体,CD4+细胞计数的下降幅度会显得更为明显。令人感到好奇的是,这意味着不管 CD4+细胞计数水平如何,博茨瓦纳民众的期望寿命都高于其他非洲国家。而这也同时启发我们,依据 CD4+制订的抗病毒治疗指南,应结合各地的具体特点(如 500 个/ml;WHO,2013b)。

在 HIV 血清转阳不久,大约 1~3 周的 HIV 感染加强期内(Cohen 等,2012),CD4+细胞计数水平从初值水平降低 Δ=0.25,然后 CD4+细胞计数水平

以此时初始值(C_0 的 $1-\Delta$)随时间线性下降,公式如下:

$$C_i = (1-\Delta)C_0(9-2i)/7 \tag{6.5}$$

这里 i 代表 HIV 感染 $n=4$ 个阶段中的某个阶段,每一个阶段估计持续 2.5 年,所以有 $C_t=4C_i$[公式(6.4)]。根据上述公式,在第 4 阶段(第 10 年)后,C_i 降低到初始值的 0.1 倍(图 6.1A)。因此,在 HIV 感染急性期的末期,CD4+细胞计数水平下降到 0.36/100 个/μl,并继续以 $\Delta = 0.25 \times 879$ 的速率下降,TB 发病率达到了 HIV 阴性群体 TB 初始发病率的 2.2 倍。TB 发病率在感染后的第 2 年、第 5 年和第 10 年分别是初始值的 3.8 倍、8.5 倍和 33.1 倍(图 6.1A)。

由于 IRR 值依赖于方程式(6.1)中所有的元素,而这些元素在不同地点、不同时间是不同的,所以不同国家计算出不同的 IRR 值是正常的。例如,基于 100 个 HIV 普遍性流行国家的数据(15~49 岁人群,>1% 的 HIV 流行度),IRR 的中位数和范围计算如下:5.9(3.5~8.0,包括各国家的所有地区;Corbett 等,2003a),21(四分位距,IQR 14~25;WHO,2011),以及 14(IQR 12~20;WHO,2012a)。

在所有可能影响 IRR 的因素中,哪一个是影响该变量的最重要的因素呢?当大批人群(未接受 ART 治疗)进入 HIV 感染后期时,IRR 的分子(HIV 阳性人群中的 TB 发病率)将会随着 HIV 流行的时间而升高(图 6.1B),但是 IRR 的分母(HIV 阴性群体的结核病发病率)在此期间也会发生变化。在南非 HIV 感染病例出现之前,TB 发病率降至其历史最低点,对此现象我们猜测较低的 TB 发病率可能与大数量结核分枝杆菌潜伏感染人群相互关联,推测大部分 TB 病例可能来源于重新激活而非新近感染。这是 TB 下降趋势的特点(见第 2 章),也可以解释为什么津巴布韦的 IRR 比博茨瓦纳的 IRR 高(1980 年 TB 发病率分别为 35/100 000 和 218/100 000;2010 年 IRR 分别为 35 和 5;图 6.1C)。

相对于 HIV 普遍性流行的国家,HIV 低流行或 HIV 聚集性流行国家的 IRR 值比较高(Corbett 等,2003a)。例如,美国的数据计算发现其 IRR 值为 60(41~77)(Corbett,2003a),而 WHO(WHO 2011)调查的 100 多个国家的 IRR 值平均为 34(IQR 20~34)。一种可能是,像津巴布韦这样的低 TB 发病率国家,大量的 TB 患者来自于感染者再激活,因此 IRR 的分母较低。另一种可能是 HIV 阳性患者群体中的结核分枝杆菌感染流行率比 HIV 阴性患者群体的感染率高[$m^+>m^-$,方程(6.2)优于方程(6.3)]。换句话说,HIV 感染和结核分枝杆菌感染存在共同的危险因素,如静脉注射吸毒行为。

总而言之,对 IRR 值的评估给了 TB-HIV 合并感染流行的一些有用的见解,但是同时也提出一些问题,是我们开展进一步研究的切入点。

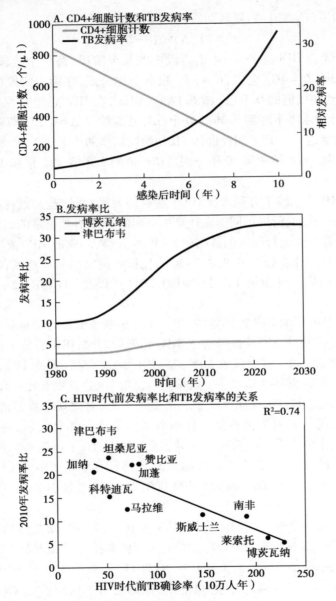

图 6.1　结核病风险和相对发病率指数

A. HIV 阳性患者中 TB 发病率随着 CD4+细胞计数水平降低和 HIV 感染年限呈指数增加

B. 博茨瓦纳和津巴布韦的相对发病率指数（IRR）是一个动态变量,不断增加

C. 2010 年,HIV 时代之前的 11 个非洲国家的 IRR 与 TB 发病率的负相关关系。根据 Williams and others(2010)编辑

传播和传染期

痰液中带结核分枝杆菌的 HIV 阳性 TB 患者,具有 TB 传播效力,但可能比 HIV 阴性 TB 患者的传播能力小。究其原因,首先感染时间短,发展为严重疾病的速度快。如果没有对 HIV-TB 的治疗,他们只能活几个月(Corbett 等,2003a;Straetemans 等,2010),但是如果给予 TB 治疗,TB 的传染性立刻下降到极低水平(Frieden,2004)。另外,有严重免疫功能抑制(CD4+细胞计数低)的TB 患者很少形成空洞或其他肺部疾病,因此单位时间内的传染性可能较低(图 6.2;Affusim 等,2013;Kwan 和 Ernst,2011;Perlman 等,1997;Munthali 等,2014 Gupta 等,2013)。

比较 HIV 阳性和阴性人群中 TB 患者传染性的家庭接触研究也发现,HIV阳性的 TB 患者比 HIV 阴性的 TB 患者的传染性小(Espinal,Perez 等,2000;Crampin 等,2008;Carvalho 等,2001)或没有差别(Cruciani 等,2001;Kifai 和Bakari,2009)。然而,越来越多关于 HIV 不同感染期的研究发现,HIV 阳性 TB患者在 HIV 感染晚期不太可能传染给其他人,这些结果与图 6.2(Kenyon 等,2002;Huang 等,2013)的结果一致。

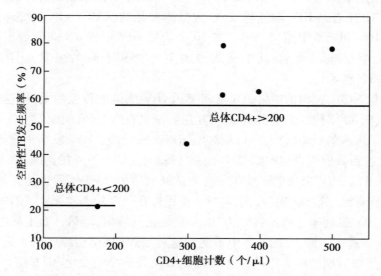

图 6.2 肺结核空洞频率与 CD4+细胞计数相关;CD4+细胞计数水平低的患者,很可能单位时间内传染性较低。改编自 Kwan 和 Ernst(2011)

少量研究尝试评估 HIV 阳性和阴性群体传染期的传染效力比值,结果分别为 0.13(0.02~0.75),0.25(0.11~0.39),和 1.34(0.41~6.56)。这些评估的均值是 0.31(0.18~0.53),但其实用性值得怀疑(Williams 等,2010)。然而,将这些数据结果与前述家庭接触的研究结果放在一起看,发现不管是否接受 TB 和 HIV 治疗,HIV 阳性 TB 患者的传播效力都弱于 HIV 阴性患者。

我们以南非为例来说明群体水平上个体发病风险和感染性的影响。如果 16% 的成人是 HIV 阳性(因此 84% 的成人为 HIV 阴性),每一个个体感染 TB 的风险是 HIV 阴性个体的 15 倍,传播 TB 的风险是阴性正常个体的 0.3 倍,那么 HIV 流行在成人群体中(>60%HIV 阳性)会造成 TB 患者以 3.2 倍增长,但具有传播效力的病例只以 1.6 倍增长。这些从南非和其他的一些国家观察到 TB/HIV 合并流行的特点,将在回顾全球 TB-HIV 流行病学特点后,进行详细检验。

全球 TB-HIV 流行病学特点

2012 年,在 860 万 TB 患者中估计有 110 万是 HIV 阳性感染者(13%),其中 32 万人死亡,致死率为 30%(WHO,2013a)。到目前为止,WHO 非洲地区是目前 TB 患者中 HIV 阳性比例(37%)最高的地区,紧随其后的是美洲地区(11%)、欧洲地区(5%)和南亚地区(5%)。在 9 个非洲东部和南部的国家里,大部分 TB 患者是 HIV 阳性感染者,包括博茨瓦纳(62%)、南非(63%)、津巴布韦(71%)和斯威士兰(77%)。在 10 个新发 HIV 阳性 TB 病例最多的国家里,有 9 个是非洲国家,其中南非排名第一(330 000 名患者),印度第二(130 000名患者)。

在非洲撒哈拉以南地区,TB 发病率因 HIV 感染的传播而上升,这种影响自 20 世纪 80 年代以来变得明显。TB 患病率也有所上升,但由于 HIV 合并感染缩短了疾病的平均病程,所以相对发病率上升较慢。HIV 发病率在 20 世纪 90 年代达到峰值,有些国家(赞米比亚 1992 年)早于另外的国家(南非 1998 年;图 6.3)。HIV 患病率通常在发病率达到峰值的 2~3 年后也达到峰值,但由于抗病毒治疗措施的引入,患病率一直保持在一个较高水平上。TB 法定报告率在 HIV 发病率达峰值后的 7~12 年后也达到峰值,随后开始下降(以每年 4%~6%的速率下降,见图 6.3 中示例),这种延迟现象与大部分 TB 患者发现于 HIV 感染后期的事实相符。这也说明,HIV 发病率的变化(而非结核病防控措施)是影响南非地区结核病变化趋势的主要因子。这一问题在下一小节进一步讨论。

除了在非洲撒哈拉以南地区发现 HIV 驱动 TB 上升的现象,在世界其他地区,尤其在合并高风险的亚人群中,HIV 合并感染已经产生了局部重要的流行病影响。例如,2012 年越南国内接受 HIV 检测的 TB 患者中,只有 7%的患者

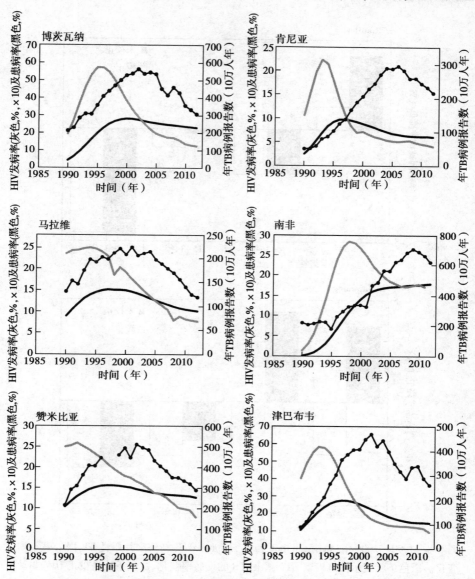

图 6.3 非洲东部和南部 6 个国家 HIV 感染驱动的结核病情况。点表示年 TB 病例报告
数(10 万人年)(右轴);线表示 15~49 岁成年人的 HIV 发病率(灰色,%,×10),以及患病
率(黑色,%)。数据来源于 UNAIDS(2012)和 WHO(WHO,2013a)

为 HIV 阳性感染者。而在其某些省中,由于 HIV 在年轻人群体中的高感染
率,HIV 的流行情况减缓甚至反转了结核病的下降趋势。Cantho 省和
Haiphong 省就是这种状况,两省的 HIV 和 TB 由于静脉注射吸毒紧密联系(图
6.4;Thanh 等,2010;Kato 等,2013)。

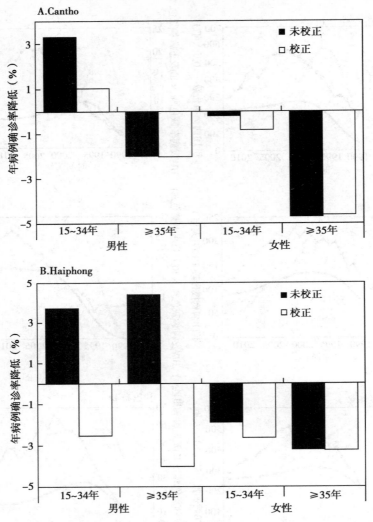

图 6.4 1997—2005 年,越南 Cantho(A)和 Haiphong(B)新痰涂片阳性 TB 报告率年均变化。黑色条状表示没有校正 HIV 感染,TB 的发病率变化;白色条状是校正 HIV 驱动的 TB 发病率变化,可见大多数情况下降较快。改编自 Thanh 等(2010)

TB-HIV 合并感染剖析

TB-HIV 相互作用模型,将 TB 个体风险和 TB 群体风险联系起来(见上文),在对控制措施综合的基础上提供了一种控制策略优选的方法(见第 4 章)。接下来我们将重点放在南非,南非不仅每年新发 HIV 结合 TB 阳性患者最多,TB-HIV 合并发病率也最高(2012 年为 630/100 000),病死率(88/100 000;Reid 等,2014)也极高。

图 6.5 显示标准结核模型(见第 2 章)如何扩展包含 HIV 感染因素,给出南非地区的合并感染流行病学特点(图 6.5)。结核病例报告数量(点)的时间序列分析囊括了估计病例数量的 3/4(假设病例检出率为 75%,图 6.5A 中线)。病例报告数在 1990—2012 年间以 3.3 倍的速率增长,大部分增加的患者是 HIV 阳性感染者,2012 年,TB 患者中 HIV 阳性感染者达到 2/3 左右(图 6.5B 为 64%)。TB 患者中的高 HIV 感染率和有限增加的 HIV 阴性 TB 患者数,意味着 HIV 阳性 TB 患者不是 TB 传播的主要原因,与 Styblo 和 Enarson (1991)预测结果一致,也与前述家庭接触研究及传染期效果综述一致。

在南非地区模型中,一名 HIV 阴性 TB 患者的平均传染期大约为 1.9 年,HIV 阳性为 0.9 年。2012 年,HIV 阴性和阳性人群的 TB 年发病率估计分别为 304/100 000 和 540/100 000,产生的年感染风险分别为 2.2% 和 0.7%。在没有药物治疗的情况下,HIV 阴性和阳性 TB 患者的基本病例再生数分别为 4.2 和 0.4,这意味着,HIV 阳性 TB 患者在该人群中并没有自我保持性($R_0<1$),换句话说,HIV 阳性感染者中的 TB 患者主要依赖 HIV 阴性 TB 的传播。

在大量的 HIV 阳性 TB 患者中,大部分患者是结核菌已感染者再感染 HIV 病毒(图 6.5C)。少部分的病例是由既往 HIV 感染者再感染 TB 或合并感染再感染 TB。自 2000 年以来,第二大 TB 患者来源是 HIV 阴性群体新发感染结核分枝杆菌,其中 80% 的感染是 HIV 阴性 TB 患者传播引起的。即使南非 HIV 发病率在 2000 年之前达到峰值(图 6.3),到 2015 年或经过更长时间,既往结核菌感染者新发感染 HIV 预计一直是 HIV-TB 合并感染的主要来源,除非 HIV 发病率会再一次大幅度下降(见下文)。

表面上看,一部分分析结果(非全部)和基因型研究(主要是插入片段 IS6110 的限制片段长度多态性研究)结果一致。基因型研究是通过检验基因聚集模式,判断 TB 感染是来自近期传播还是早期传播。这些实证研究发现,在年轻人(<50 岁)中,HIV 阳性 TB 患者与 HIV 阴性 TB 患者以相同(或稍大)频率出现于相同基因簇;在老年人中,HIV 阳性 TB 患者出现在相同基因簇里的频率较大(Houben 等,2009,2011)。

由于基因型的变化是由基因突变、自然选择和遗传漂变导致的(见第 5 章),所以基因相似性是指对时间和关联性的邻近、空间距离的测量。图 6.5 中的模型中,假设南非是一个封闭的同质混合人群,没有空间遗传变化。考虑时间因素,对首次暴露的年轻人,HIV 阳性和阴性的 TB 感染被发现成簇的比例应该没什么区别。这是因为,引发 HIV 感染者 TB 发病的基因型存在时间与

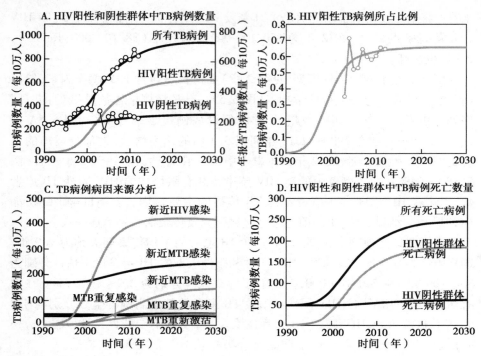

图 6.5　以南非情况为主剖析 TB-HIV 合并流行病学特点

A. 每年 TB 数量(每 10 万人)的增长趋势:真实病例报告数量(点)、模型模拟数量(线)、HIV 阳性病例数量(灰色)和 HIV 阴性病例数量(黑色)

B. 模型模拟所得 HIV 阳性结核病患者所占比例(线)和真实报告病例数量中 HIV 阳性结核病患者所占比例(点)

C. HIV 阳性病例(灰色)和 HIV 阴性病例(黑色)各自的病因来源分析

D. 结核病年死亡数量(10 万人)的增长趋势:真实病例报告数量(点)、模型模拟数量(线状)、HIV 阳性病例数量(灰色)和 HIV 阴性病例数量(黑色)。TB-HIV 合并模型是由附录 2 中的标准模型扩展而来的。MTB＝*M. tuberculosis*。数据来源于 WHO(2013a)

HIV 状态无关。对已感染结核菌的老年人(如>50 岁)来说,HIV 感染加速早期感染(潜伏感染)发病,增加再感染易感性。由于再感染,对老年人来说,HIV 阳性 TB 患者可能来自相对近期的感染,并很可能更多地出现在簇里。

　　大部分观察都与数据吻合,只有一个例外,就是相对 HIV 阴性 TB 患者,HIV 阳性 TB 患者来自于新近结核菌感染,但大部分 TB 病例是由于 HIV 感染后被激活,而不是再感染所致。但是 Houben 等人(2011)发现在有既往结核菌感染的人群里(结核菌素皮试阳性),HIV 阳性 TB 和 HIV 阴性 TB 聚集性没有差别。如果在其他地区也发现相似的结果,这个问题就值得进一步研究。

结核分枝杆菌流行病学值得仔细研究,因为能够检验关于新发感染、再感染和重新激活的平衡假说(来自模型)。对 TB-HIV 合并感染流行病学的理解,将能确保 TB 控制策略对潜伏治疗和患者治疗的预期效果(见后文)。

除了 TB 发病率的研究,TB-HIV 病死率也非常关键,因为 TB 是 AIDS 相关疾病,有较高的致死率。2012 年,南非地区 HIV 阳性 TB 和 HIV 阴性 TB 的死亡率分别为 155/100 000 和 55/100 000,与 WHO 估计的 29% 和 18% 的致死率相似(图 6.5D;WHO 2013a)。不治疗的 HIV 阳性 TB 患者死亡率几乎 100%,因此 TB 早期诊断和提高治愈率,能保证死亡率低于 29%。对 TB-HIV 合并感染者提供 TB 协同治疗,因为不同时针对两者采取措施,HIV 阳性 TB 死亡风险会很高。关于早期诊断和治疗的重要性,将在下节 TB-HIV 控制背景中作进一步讨论。

直面 HIV 的 TB 防控

HIV 感染所致 TB 发病率和死亡率上升趋是 TB 防控面临的一个巨大挑战,但是,不能因为国家 TB 控制项目未能防止 HIV 感染人群中 TB 发病和死亡,就认为化学治疗是完全无效的。既然 HIV 是 TB 控制中一个新的并发症,也为我们提供了新的防控目标。针对 HIV 感染所致 TB 病例的防控策略(TB/HIV 防控)有待进一步量化研究。

在常规 TB 化学疗法之外(见第 4 章),TB-HIV 防控措施还应加强以下 2 个方面:①发现 TB 患者中的 HIV 感染者;②HIV 感染者中的 TB 患者,这些是实施预防和治疗的切入点(不指望卡介苗有效)。其中②包括 3 个"I"措施:即加强(Intensive)HIV 感染者中 TB 患者的发现;对未感染结核菌的 HIV 感染者提供异烟肼预防治疗(Isoniazid preventive);在卫生保健和人群密集场所实施感染控制措施(Infection control)(WHO,2012b;Grupta 等,2014)。本章剩余部分将针对第 4 章中的 TB 防控策略进行综述,探索前两个控制策略的人群动力学效应。尽管如第 4 章讨论的那样,感染控制是对患者和工作人员最基本的保护,但对整个人群来说不可能有太大的影响,因此模型里不考虑该项因素(Bock 等,2007)。

TB 患者的药物治疗

由标准模型扩展描述 TB-HIV 合并流行病学的模型显示(附录 2),整合 TB 早期发现和高治愈率是降低 TB 负担的有效方法之一,即使面对 HIV 大流行的情况。基于 TB 患者就诊时的被动发现,首要目标就是永久治愈有高风险的那部分病例,以遏制病死率的升高。

　　成功治疗需要准确的诊断、针对 TB 和 HIV 正确的药物组合及治疗依从性。诊断的关键问题包括:在所有表现出疑似症状的患者中,哪些人是真正的 TB 患者? 多少患者是通过目前的方法技术诊断的? 多少患者被纳入治疗? 显微镜技术能够检出大部分痰中有菌的患者,但是痰中有少量菌的人群通常是涂片阴性,痰涂片阴性 TB 患者在 HIV 感染者中更为常见(Getahun 等, 2007;Lawn 和 Wood,2011)。相比显微镜检测技术,细菌培养法是一种更为灵敏的诊断方法,能够检出更大比例的病例,但是所需耗费的时间较长。通常液体培养方法通常需要 2 周时间,固体培养需要 4~8 周,目前一些改良法能够稍微缩短培养时间(Ghodbane 等,2014)。对快速发病的 HIV 阳性 TB 患者来说,快速诊断决定能够挽救患者的生命。因此,在只有依靠显微镜技术确诊微生物的地方,诊断通常是依靠临床经验和推断,如依靠成像胸片和常见临床的疑似症状(咳嗽、胸痛,高热、体重减轻、夜间盗汗、HIV 检测结果),这些方法的灵敏性和(或)特异性不及细菌学方法(Lawn 和 Ayles 等,2011;Theron,2014)。

　　鉴于诊断方法和临床实践的多样性,通过提高诊断技术改善治愈存在地区性差异(Lin 等,2012)。在此不列出所有可能性,只讨论三个主要观点:第一,引入一种更敏感的新工具,如目前最主要的核酸扩增法,诊断效果依赖于当前临床诊断的综合质量。例如,Xpert MTB/RIF 方法只能确诊已接受治疗的疑似 TB 人群中的患者,没有其他临床方面和流行病学方面的好处(除了应用于检出利福平耐药患者;见第 5 章;Theron, 2014;Churchyard 和 Stevens 等, 2014)。第二,诊断更重要的问题不是多大比例患者被发现,是多少患者开始治疗。解决此问题需要技术和医学技能,同时需要患者关怀方法,患者关怀影响患者的丢失率。第三,当 TB 患者中 HIV 阳性率很高时,提高诊断敏感性对疾病传播和发病率的影响(图 6.6A,比较线 0 和线 1)没有对病死率的影响大(图 6.6B,线 1)。这是因为提高诊断的敏感性对 HIV 阴性 TB 患者(主要涂阳)影响最小,对 HIV 阳性 TB 患者影响最大,前者是主要的传播者,后者是死亡高发人群。实际情况是否如此,取决于当地的情况。图 6.6 中模型没给出一个固定不变的预测,而是给出一个可验证的假说。

　　如果更大比例的 TB 患者被发现,就有更多患者能够接受治疗和治愈。但是,治疗必须提高治愈率,也就是治疗患者必须成功。撇开 TB 患者应该依从的常规治疗方案,HIV 阳性 TB 患者在 TB 治疗期间和治疗完成后,都需要接受 ART 抗病毒治疗以及磺胺甲噁唑早期预防治疗(CPT)(WHO,2012b;Saraceni 等,2014;Massire 等,2011)。类似诊断,治疗成功率的提高依赖于当前临床实践。但是图 6.6A 和 B(线 2)再次提示,不管发病率下降多少,病死率的下降幅度将很大。

　　患者的治愈率不可能大于 100%,因此只有通过改善病例检出率来获得更多效益,早发现(改善被动病例发现)或者主动到医疗机构之外发现患者(主动发现或加强发现)。不管哪种方式,早发现 HIV 阳性和阴性 TB 患者,可从医疗机构获得额外的效益(图 6.6A 和 B,线 3)。理论上额外效益可以很大,但实际实施依赖患者采用的具体方法。例如,通过流动车或上门家访(Corbett 等,2010),通过筛查患者家庭密切接触者(Rosencrantz,1987),都可以减少传播(尽管异议),但具体哪个更好,要看具体情况。

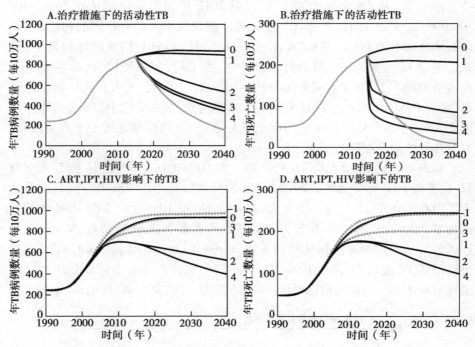

图 6.6　模拟联合防控措施对南非地区 TB 发病率(A,C)和病死率(B,D)的影响

实线代表存在主要的防控措施;在 C 和 D 中的三条点状线皆为模拟结果。A,B. 图中线 0 代表基线情况,线 1 表示提高诊断灵敏性的情况,线 2 表示提高治愈率的情况,线 3 表示 TB 早期发现情况,线 4 表示 HIV 阳性人群的 TB 情况。灰线是 2015—2025 年间降低一半发病率(A)和四分之一病死率(B)的可能轨迹曲线,要完成这些目标,要求 2025 年后 TB 发病率下降更为迅速。C,D. 线 0 表示 HIV 阳性 TB 易感人群接受 ART 治疗的基准情况,ART 覆盖率预计在 2000—2020 年期间,从 0% 到 70%,线 1 表示没有 ART 治疗的情况,线 1(点状线)表示 HIV 阳性群体接受 ART 治疗,TB 发病率下降但生存情况没有改善,线 2 表示 HIV 阳性 TB 易感人群终生接受 IPT 治疗情况,线 3(点状线)表示接受 IPT 治疗 6 个月的情况,线 4 表示整合 ART 和其他干预措施终止 HIV 传播,2015 年后,HIV 发病率以每年 3% 的幅度下降。A 和 B 参数值见附录 2

　　所有这些计算显示,即使是在 HIV 高度流行的地区,化学治疗可以降低发

病率,这个结果与其他相似模型的分析类似(Currie 等,2003)。这里有两个问题:①化学治疗是否已阻止了 TB 发病率的上升?目前 TB 发病率大约每年1%,且 2/3 左右是 HIV 感染者。②化学治疗的效力是否被削弱?或者用 De Cock 和 Chaisson 的话说,DOTS 计划是否已发挥作用?

两个问题对南非来说,答案都是:部分有效,但需要更多的努力。首先,图6.7A 显示,自 1980 年以来,患者发现率不断提高,使得 HIV 阴性 TB 患者的传播下降一半(从 18 个减少到 9 个),但 2012 年,TB 发病率依然高达 440/100 000,其中 75% 的患者是 HIV 感染者。假设两个人群有相同的初始 TB 年发病率(600/100 000),图 6.7B 比较了 HIV 阴性和 HIV 阳性群体加强 TB 发现措施后 TB 发病率的下降趋势。2015 年,当 TB 发现率翻倍时(即将 HIV 阴性人群中的 1 个 TB 患者可能感染的人数从 24 人降到 18 人),HIV 阴性人群TB 发病率每年下降 4.7%,而 HIV 年发病率为 0.5% 的人群中,TB 发病率年下降 2.8%。图 6.7A 和 B 显示,HIV 合并感染是 TB 防控措施的一个重要阻碍,这与预计的情形相吻合。

和南非相比,印度人均 TB 负担和人均 HIV/AIDS 负担较小,而且大部分TB 患者与 HIV 感染无关。2012 年 TB 发病率估计小于 200/10 万(在南非达到了 1000/10 万,或 1%)。成年人(15~49 岁)中 HIV 发病率在 1998 年的峰值为 0.7%(南非同一年为 2.9%)。基于印度的 HIV 流行情况,Williams 等(2005)评估美国国家结核病控制规划(national TB control program,NTP)是否可以降低 TB 发病率,并在 1990—2015 年间将患病率和死亡率降低一半,实现全球目标水平。与非洲南部地区不同,随着 TB 发病率在 20 世纪 90 年代末达

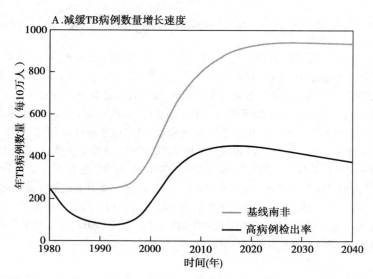

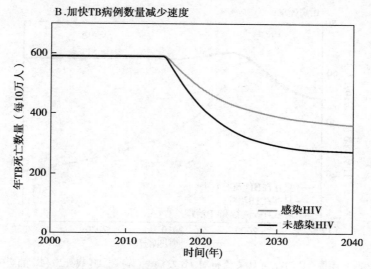

图 6.7　DOTS 计划是否有所成效?
A. HIV 阴性 TB 患者传播下降一半(从 18 人到 9 人)的效应(黑色),
与实际观察轨迹相比较
B. 假设初始 TB 年发病率相同(600/100 000),病例发现率翻倍后,
HIV 阴性(黑色)和 HIV 阳性(灰色)TB 发病率下降趋势

到峰值(图 6.3),印度常规 TB 报告没有发现 HIV 与 TB 发病率上升有关。预计 HIV 阳性 TB 比例有所上扬(大约上升比例占所有患者的 5%),但在其国家监测数据中难以体现出来,却的确削弱了 NTP 的效应(图 6.8A)。但自 2005

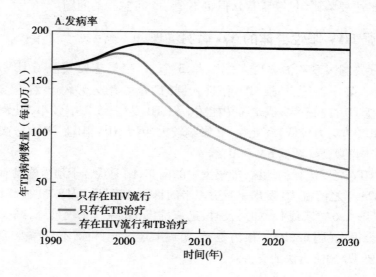

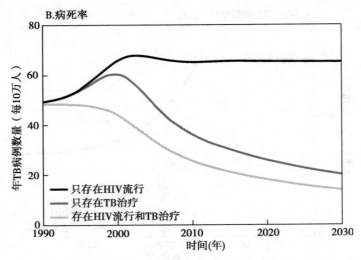

图 6.8　印度 TB 治疗与 HIV 流行对 TB 发病率(A)和 TB 病死率(B)的影响
线是比较不同条件下的情况:没有 NTP 计划干预时假设存在 HIV 流行情况
(黑色)、有 NTP 计划干预但假设不存在 HIV 流行情况(轻度灰色)和有 NTP
计划干预也假设存在 HIV 流行情况(深度灰色)。改编自 William 等(2015)

年,印度全国痰涂片阳性病例发现率提高到 70%,治愈率提高到 85%,印度国
家的 NTP 计划本应该能够保证 TB 发病率自 2000 年保持下降趋势(图
6.8A)。考虑同期南非的情况,南非面临的最大挑战是预防 HIV 阳性 TB 患者
的死亡(图 6.8D),尤其在南部 HIV 高流行的地区。HIV 感染不是印度 TB 控
制策略的主要障碍(见第 4 章),但也不是一个可忽视的问题。

加强 HIV 阳性群体的 TB 病例发现

　　除了尽量发现和治愈更多的患者,3 个"I"措施主要关注与 HIV 关联的
TB 患者。第一个 I 是加强 HIV 阳性人群的 TB 患者发现率,显然这条措施能
全面提高 TB 控制效果,但也希望能放大对 TB 发病率(影响较小,因为 HIV 阳
性 TB 患者传染力较低)和死亡率(影响较大,因为 HIV 阳性 TB 有较高的死亡
风险)影响的差异(图 6.6A 和 B,线 4)。

　　在 HIV 高度流行的地区,如模型中的南非,四项联合干预措施没有希望实
现在 2025 年之前将 TB 发病率减少一半的目标,满足后 2015 TB 控制目标(见
第 4 章,图 6.6A,灰线)。如果及时、迅速推广 TB 联合干预措施,减少 75% 死
亡的机会很大(图 6.6B)。很清楚,要实现上述这些目标,不仅需要 TB 治疗,
同时需要 TB 预防方法的支持。

抗病毒治疗（ART）预防 TB

ART 将 HIV 阳性 TB 的发病率减少了 2/3（65%，95% CI 56%～72%，也就是降到 ART 前的 1/3），而一些证据显示，ART 对 CD4+细胞计数水平较低的群体来说效益更大（CD4+<200 个/μl，TB 发病率降低 84%，74%～93%；Suthar 和 Lawn 等，2012）。此外，TB 预防和 ART 治疗下，可测量到 CD4+细胞的增加，但病毒载量没有变化（Martin-Echevarria 等，2014）。

这些预防效果通常用 IRR 来衡量，表现为单位时间内发病率的降低幅度。ART 联合 CPT，能显著改善患者生存质量（Suthar 和 Granich 等，2012）。简单地说，如果 ART 能够将期望寿命提高 1 倍，接受 ART 患者感染 TB 风险将更低（以 1/3×2 的倍率）。但是如果期望寿命增加 3 倍或更多（Lawn 和 Harries 等，2011），TB 感染风险总体不会再下降（以近 1/3×3 的速率）。在 HIV 高流行人群中尽快引入 ART，显然可以降低 TB 发病率（Golub 等，2007；Middelkoop 等，2011）。总之，要基于数据调查研究 ART 对 TB 控制的效益，不仅应评估在单位时间上的效益，还要综合评估患者整个生命过程。

图 6.5 中南非 TB/HIV 合并模型中，假设 ART 覆盖该人群，可用来平衡降低 TB 发病率和增加生存率。假设单位 TB 风险因 ART 降低 2 倍（略小于最大效益），期望寿命提高 2 倍。如果去掉 ART 对降低发病率和提高生存质量的影响（线 0），发病率可能会高于我们看到的结果，尽管不是很多（图 6.6C 和 D，点状线 1）。单就 ART 对 TB 发病率的影响，病例数量会因此而下降（点状线 1），但生存率的提高可能使 TB 发病率曲线回到较高的基线水平（线 0）。

这个简单分析，是进一步详细评估 HIV 感染者 TB 风险和死亡的切入点。如果无论什么时候启动 ART，ART 降低的死亡率都一样，而且如果感染 HIV 后，TB 风险呈指数级增加（图 6.1A），那么越早启动 ART，终生感染 TB 风险降低得越大。Williams 和 Dye（2003）计算了 ART 覆盖率较高，早启动 ART（高 CD4+细胞计数水平）人群的 TB 发病率的下降幅度（图 6.9）。Williams 拓展研究结果，优雅地展示了相对 TB 风险下降与 ART 启动时间相关（图 6.10A），并计算出如果在 CD4+细胞计数≥350 个/μl 时启动治疗，能够降低终生 TB 风险（图 6.10B；Williams，2013），但滞后的 ART 可能增加终生 TB 风险。对 HIV 感染者早启动 ART，除了终止传播（见下文）外，最小化 TB 感染风险也是一个理由。

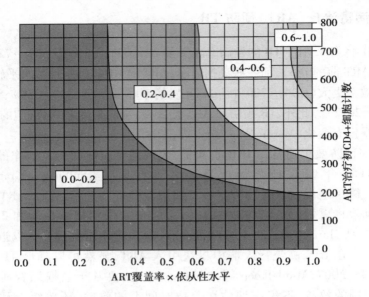

图 6.9 20 年内,HIV 感染者(嵌入盒)中 TB 发病率降低比例是以 ART 有效覆盖率(ART 依从性比例)和开始接受 ART 治疗时 CD4+ 细胞计数为自变量的函数
假设 ART 能够将 TB 发病率降低到阴性人群水平。改编自 William 和 Dye(2003)

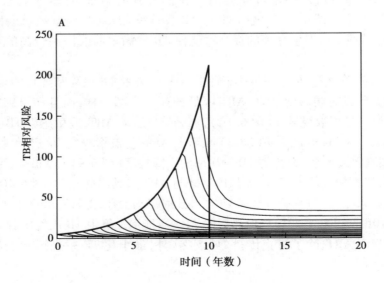

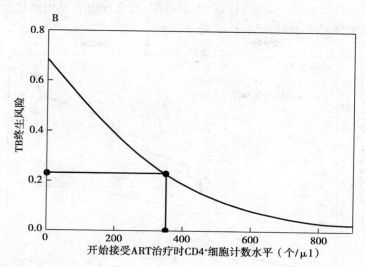

图 6. 10

A. TB 相对风险:是启动 ART 时 CD4+的值和感染 HIV 时间的函数。从上到下的线对应 ART 启动的 CD4+计数值 0,100/µl,200/µl……700/µl

B. TB 终生风险和启动 ART 时间 CD4+的值相关。点和直线表示没有接受 ART 治疗及感染 10 年后死亡的人。如果在 CD4+细胞计数水平>350 个/ul 时启动 ART,则会降低 TB 终生发病风险,否则增加发病风险。改编自 William(2013)

异烟肼预防治疗法(IPT)

3 个"I"措施的第二个内容是异烟肼预防治疗,连续 6 个月每日给药,能持续 9 个月更好。在结核菌素皮试阳性 HIV 感染者中 IPT 临床试验显示了 60%左右的预防效力,但随着治疗结束,预防效果消失,而且对降低死亡率没有明显效果(Akolo 等,2010;Martinson 等,2011;Wilkinson 等,1998;Bucher 等,1999;Quigley 等,2001;Woldehanna 和 Volmink,2004;Grant 等,2010;Houben 和 Sumner 等,2014)。如果将 IPT 和 ART 进行整合,能为 TB 防控提供额外的效益(Golub 等,2007;,Samandari 等,2011;Charalambous 等,2010;Khawcharoenporn 等,2012;Lawn 等,2012;Rangaka 等,2014;Yirdaw 等,2014)。

Samandari 等人(2011)在博茨瓦纳比较 IPT 临床试验中的两组人员在 6 个月和 36 个月时的结果,明确显示了 ART 和 IPT 的预防效果(图 6. 11)。这项试验也显示了随着治疗停止,IPT 效果的消退。IPT 临床实验后的一些 TB 患者主要源于再感染(Samandari 等,2011)。但是再感染不能完全解释为什么没有启动 ART 项目组的 TB 发病率在 350~550 天之间以每年平均 14%的幅度上升(图6.11)。如果年均感染风险不是很高,大部分患者是由既往感染激活所致,提示 IPT 是一种抑菌治疗,不是杀菌治疗方法。

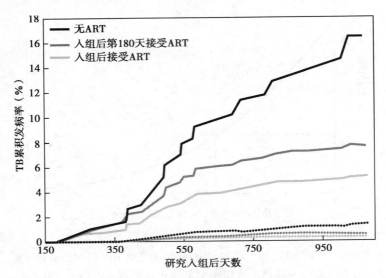

图6.11　博茨瓦纳一项 ART 和 IPT 临床试验的累计 TB 发病率

数据来自皮试阳性且 CD4+细胞计数<200 个/μl 的临床试验参与者,分为:接受 IPT 180 天(实线),接受 IPT 1080 天(点状线),没有 ART(黑色),180 天后启动 ART(深灰色),进入队列就接受 ART(轻灰色)。

改编自 Samandari(2011)

　　这些现象同样可在图6.6C 和 D 中看到,假设期望寿命内没有伴随疾病发生改变,两图显示,当 ART 组的 IRR 下降 50% 时,IPT 对 TB 发病率和死亡率的影响(线2)。终生预防治疗(终生接受 ART)明显带来预期的效益(线2),但是如果疗程结束后治疗效果只能够持续 6 个月,这些效益会在人群水平上完全消退(图6.6C 和 D,点状线3与实线0没差异)。所以,IPT 虽然对个体有效,但如果个体保护时间短,且 IPT 不能杀灭潜伏感染细菌,则 IPT 对整个人群提供不了足够的保护。

　　终生 IPT(非 6 个月预防治疗)对人群的效益取决于永远降低个体 TB 个人风险,降低传播也可以提供额外的成效。尽管减缓传播能在降低 TB 发病率方面发挥多重(可重复再生性)效益,但 IPT 对传播的作用预计不大。如图6.6C(线2)所示,IPT 在 2015—2040 年能预防 24% 的病例发生,但只有 7% 病例源于传播。原因如上文所讨论,HIV 阳性 TB 患者的传播力较小。

　　综合考虑,IPT 对于降低传播效力不大,治疗结束后预防效果迅速消退,加上人群覆盖率变化和其他可能的感染源,可以解释南非金矿矿工中 IPT 的 Thibela 临床试验结果。该试验中,IPT 对接受治疗个体的效益与前期研究一致(58%),但群体水平上没有明显的发病率下降,Churchyard 等(2014)对此进行了详细地描述。

虽然发现 IPT 对 HIV 阳性个体有显著性效益,但实际中存在很多困难妨碍所有 HIV 感染者受益。一是卫生工作人员缺乏对这种效益的认知,纳入治疗的个体需排除活动性患者(因为 TB 治疗需要联合药物治疗,不是单一药物治疗),实施结核菌素皮肤试验的困难导致不能确定哪些人合并感染(Makanjuola 等,2014;Getahun 等,2010;Ayles 和 Muyoyeta,2006;Fenner 和 Rieder,2011;Adams 等,2014)。由于各种原因,2012 年,在 160 万新注册接受 HIV/AIDS 治疗的患者中,不到 1/3 接受了 IPT 治疗,其中 71% 来自南非(共 42 个上报国家)。预防性治疗开展和完成可通过引入短期治疗方案完善,例如,3 个月的利福平治疗和 IPT 效果一样,但是保护时限还不清楚(Sterling 等,2011;Martinson 等,2011)。如果治疗完成,预防效益很快消失,短期治疗方案的优势也一样会丢失(Dye,2011)。

抗病毒治疗(ART)预防 HIV

前面主要讨论 ART 对预防 TB 和 HIV 阳性人群生存质量的影响,实际 ART 终止 HIV 传播也可以间接预防 TB 发生(Cohen 等,2011;Granich 等,2009;Montaner 等,2014;Montaner 等,2006)。如果 HIV 发病率下降,TB 发病率也会随之下降(图 6.3)。图 6.6C 和 D(线 4)简单显示,如果终生接受 ART 治疗(联合 IPT),从 2015 年开始每年减少 3%HIV 发病率,TB 数量和死亡数会出现下降。Williams 等人(2010)更详细报告了 ART 如何在非洲 TB 发病率低和发病率高的国家里显著性低 TB 病例数,如果 ART 启动得早效果会更好(如 CD4+细胞计数<500 个/μl;图 6.12)。本分析通过防止双重感染人群进展为 TB 患者和阻止 HIV 传播,展示了 ART 的总效益。

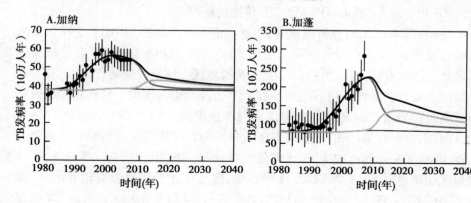

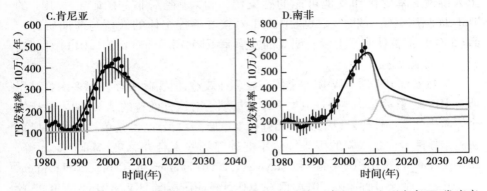

图 6.12　ART 对 TB 发病率的潜在影响:两个低 TB 发病率国家(A,B)和两个高 TB 发病率国家(C,D)

ART 通过预防合并感染个体发展为 TB 患者和降低 HIV 发病率。计算显示当所有 HIV 感染者在 CD4+细胞计数<500 个/μl 时接受 ART 的预期效果。各条线分别代表:HIV 阴性 TB 发病率(细黑),未接受 ART 的 HIV 阳性群体的 TB 发病率(深灰),接受 ART 的 HIV 阳性群体 TB 发病率(浅灰),总体 TB 发病率(粗黑),数据(点)。数据来自 Williams 等(2010)

DOTS:控制 TB-HIV 的必要条件

　　正如 De Cock 和 Chaisson(1999)预测的那样,DOTS 单独作战没有也不可能阻止非洲东部和南部地区与 HIV 相关的 TB 发病率和死亡率的巨大增长。在印度,较高 TB 发病率的背景下,低流行的 HIV 没有显示出明显作用,但是,印度 12 亿人中,由 HIV 导致的 TB 患者数仅次于南非。虽然在任何国家,TB 药物治疗都没有阻止 HIV 带来的 TB 病例和死亡,但化学治疗依然是降低 HIV 阳性 TB 患者死亡、阻止 HIV 阴性 TB 传播的防控基石。

　　Currie 等人(2003)在肯尼亚、乌干达和南非地区调查 TB-HIV 治疗和预防方法时发现,随着治疗覆盖面积的增加,理论上发现和治疗 TB 患者是减少患者和死亡的最有效方法,包括在 HIV 高流行地区。这是因为治疗(HIV 和 TB)能够减少死亡和降低 TB 传播,包括在 HIV 合并感染人群中。来自基因型研究的证据与模型结果一致,即 TB 潜伏感染者发展为 TB 的风险,不仅来自再激活,同时来自再感染。相反,预防方法(包括 ART 和 IPT)关注的是合并感染的人群,在非洲东部和南部地区,这部分人群只占新发 TB 患者的 1/3 或 1/2(其他地区比例更低)。虽然 DOTS 计划有限,但是关注早期患者发现和治疗,补充了 HIV 阴性 TB 最佳控制方法(见第 4 章)。早期发现并成功治愈 TB 患者不是一件容易的事（Kranzer 等，2013），但潜在的效益应激励寻找新方法达到此目的（Cobett 等，2007；Yaesoubi 和 Cohen，2013；Corbett 和 Macpherson，2013）。

回报与努力之比（更通常表达为成本效益；Currie 等，2005）只是衡量防控措施效果的方法之一，绝对效益也非常重要。长期来看，面对 HIV 的有效 TB 控制需要联合干预，DOTS 后续计划也意识到这个问题（WHO，2012b，2014b；Raviglione 和 Uplekar，2006）。两种预防方法 IPT 和 ART，同药物治疗一样对控制活动性 TB 患者非常重要。由于 ART 在 TB 预防中的短期效益被生存率抵消，因此应该在 HIV 早期感染人群中启动 ART。从长远来看，早启动 ART 还可以阻止 HIV 传播，排除导致 TB-HIV 合并流行的因素（Currie 等，2003；Williams 等，2010；Pretorius 等，2014）。

数学模型显示，DOTS 对控制 TB-HIV 合并感染作出的贡献，不仅包括治疗患者和预防死亡，同时还有阻止传播，但是对传播影响的实证还不够。一些主动发现 TB 的方法似乎能够减少传播（Corbett 等，2010；Rosencrantz，1987），但尚未在高 HIV 流行人群评估被动发现 TB 的效果。非洲东部和南部地区 HIV 感染与 TB 的时间序列关系（图 6.3）显示，是 HIV 的变化趋势而不是 TB 控制策略驱动 TB 发病率变化（向上或向下），但还没有得到证实。总之，这些发现强调需要进一步评估常规及新 TB-HIV 控制方法的效果（Dye 等，2008b）。TB-HIV 合并流行病学数学模型所提出的假说，必须在实践中进行验证（Houben 和 Dowdy 等，2014）。能够给未来行动提供最好的指导性建议的是验证的结果，而不是模型的直接结果。

对所有 HIV 相关 TB 高负担的国家而言，消灭 TB 还是一个遥远的前景。例如，南非要想达到消灭 TB 的目标，必须减少 10 000 倍发病率。即使如此，客观的分析提高了预见的可信度，有助于我们思考何时将 TB 防控措施与 TB 消除策略相融合。这方面内容将在第 7 章讨论。

第 7 章

消除与消灭

> 不仅仅是可能,最终目标必须是"根除",而不是用"控制"一词所描述的某些中间阶段。
>
> ——Carroll Palmer(1958)

> 在所有根除 TB 的努力中,一个绝对需要优先考虑的事情是:完善化疗方法,适应"发展中"国家的情况。
>
> ——Georges Canetti(1962)

Palmer 发出感叹的时候,TB 化疗才开始十几年,但他认为美国及其他 TB 疫情比较低的国家应该将重点由控制 TB 转向根除 TB(Soper,1962)。从全球角度考虑,Canetti(1962)强调了药物治疗在消灭 TB 中的重要性。他坚持不断完善针对 TB 患者的化学治疗。但无论化学治疗有多好,在未来几十年内,仅靠化疗消灭 TB 是远远不够的。

根除 TB,指清除所有结核菌感染,任重道远,很可能是 22 世纪的一个愿望。相反,2050 年的目标是消除 TB,即年发病率<1/100 万(Dye 等,2006;Stop TB Partnership,2010)。1/100 万是一个相当低的阈值,最早由美国疾控中心(Centers for Disease Control and Prevention)和医学研究所(Institute of Medicine)提出,但可能与美国持续传播的疫情不符(即不包括偶尔的地方暴发)。要达到该目标,目前全球的发病率必须下降 1000 倍以上。也就是说,如果 2050 年的人口是 90 亿,那么 2012 年新发 900 万 TB 患者,到 2050 年要下降到 9000 例以下,这意味着,2015—2050 年之间,TB 发病率必须每年以 20% 的速度下降。如第 4 章所述,这种下降率在任何国家、任何时期都未曾有过。而且,以目前的条件很难做到这些。但是,随着控制项目的积极实施,死亡率比发病率下降快,因为药物治疗能够快速降低病死率和未来的患者数。无论今后是否有新技术或新服务,大多数国家都能进入"消除阶段",在 2050 年之前实现小于 10/100 万的年死亡率(<1/100 000)(图 7.1B)是可能的。

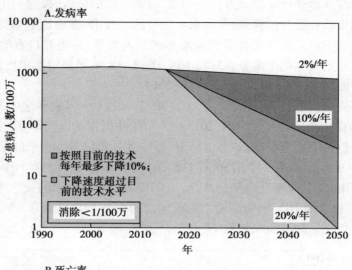

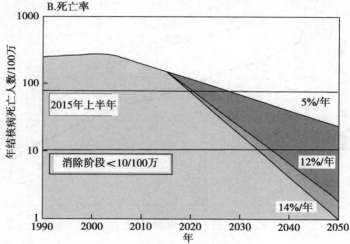

图 7.1　全球 TB 发病率(A)和死亡率(B)近期和预测趋势

A. 假设目前的趋势持续到 2015 年的千年发展计划目标,则要达到 2050 年消灭 TB 目标,2015—2050 年间,发病率必须平均以每年 20% 的速度下降,比欧洲 1950 年后每年 10% 的最高下降速度还要快。如果 2015 年后,TB 仍然以目前每年 2% 的速度下降,那么 2050 年的发病率将是消灭 TB 阈值的 1000 倍以上

B. 2010 年,全球范围病死率是 15%,死亡率每年以 5% 的速度下降;2050 年要病死率下降到 5%,则自 2015 年开始,死亡率必须每年以 12% 的速度下降

要在 2050 年,达到每 100 万人口中 1 例死亡的目标(1/100 万),则自 2015 年开始,死亡率必须以每年 14% 的速度下降

本章将开始解释这些观点,下一节扩展第 4 章的分析,探讨利用目前可获得的干预策略和服务过程,以及未来可能有的新技术,在理论上如何消除 TB。这些分析的重点是关注联合干预策略达到最大效果,并指导最有效的联合方案。这些原则被应用于南非、印度、中国、美国和太平洋岛国基里巴斯 5 个 TB 疫情不同的国家(Dye 等,2013;Hill 等,2014)。

为了强调消除任务,图 7.2 显示了 2012 年 211 个国家和地区的 TB 估算发病率和死亡率的顺序(WHO,2013a)。当这些国家接近消除 TB 目标时,发病率通常以每 100 万度量,不是以每 10 万度量。2012 年,44 个国家的发病率低于 100/100 万,只有 1 个国家(库拉索岛)低于 10/100 万。44 个国家的新发病例占 2012 年全球新发病例的 0.5%。2012 年,59 个国家的死亡率低于 10/100 万(不包含因 HIV 感染而死亡的病例),占全球死亡总数 0.3%,然而绝大多数高负担国家距离实现消除 TB 相差甚远。

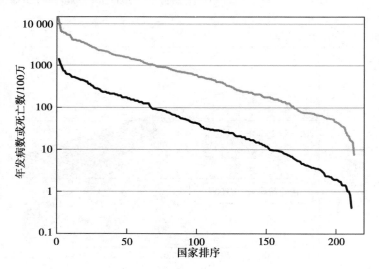

图 7.2　由高到低,211 个国家和地区估算每 100 万人口发病率(灰色线)和死亡率(黑色线)的排名顺序
发病率的消除目标是<1/100 万。不同国家估算的发病率和死亡率的分布近似对数正态分布(即,除了尾部,曲线接近于直线)

消 除 原 则

消除 TB 及要实现该目标所需手段远远超出任何一个 TB 控制项目的经验,因此流行病学模型需要从已有事实的综合,作出新的推断。主要是病例数及死亡数的变化、对模型的简单性、实例选择和计算中的不确定性等鲁棒性结论。

第 4 章探讨了一系列现有和潜在的控制策略(图 4.7)。这些扩展分析表明,没有一项单独的策略可以让 TB 在一个高发病率国家接近消除。如图 7.3a 所示,即使每一项措施都严格实施,2030 年后,所有单一控制措施下的 TB 疫情都远偏离消除轨迹(图 7.3a)。

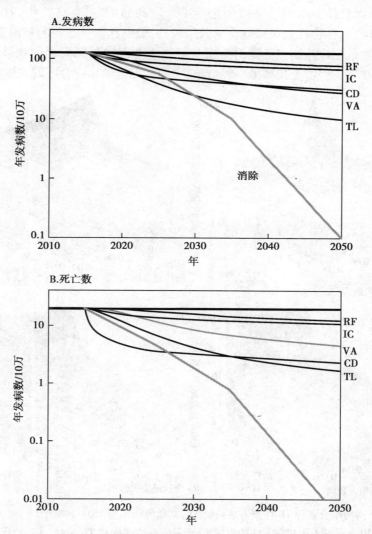

图 7.3　比较 2050 年消除 TB 路径(灰色)与第 4 章中控制策略的影响

消除是指到 2050 年,TB 年发生病例≤1/100 万,或 0.1/10 万(A),以及病死率为 5%(B)。RF 是减少危险因素;IC 是感染控制;VA 是感染前期的疫苗接种;CD 是患者发现及治疗;TL 是潜伏性感染的治疗。个体化策略可以最大减少 10 倍发病率(90%),但不是消除所需的 1000 倍目标

　　有两种比较好的做法：加强实施和使用控制方法，不是单独使用而是两种方法联合使用（Dye and Williams，2008）。图7.4探讨成对组合控制方法的两种可能性，假设初始状态年发病率和年死亡率分别为1000/100万与100/100万，显示2050年的预期疫情。单独使用感染前接种疫苗和TB化疗的效果是一样的，而且任一单独策略被强化到一个较高的恒定值，会产生相反的回报（图7.4A）。两种控制策略联合的效果较好，但由此额外所得的效果很小。这是因为通过化疗控制传染源的传播与通过疫苗保护易感人群的效果相同，一种措施在一定程度上代替另一种措施，它们并不是单独或者协同发挥作用。

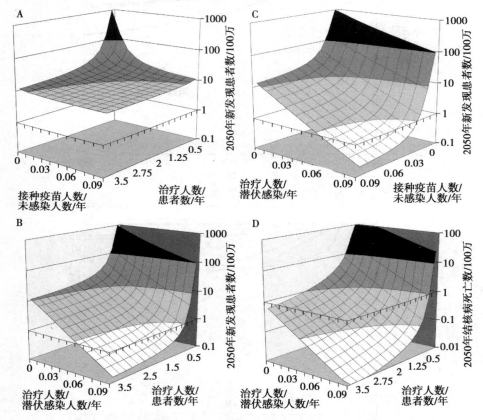

图7.4　两两组合三种TB控制方法控制TB，初始发病率为1034/100万
预测2050年实施不同控制方法的发病率：预暴露疫苗接种和TB治疗（A）；治疗潜伏感染者和患者（B）；治疗潜伏感染者和预暴露疫苗接种（C）。（D）对应（B），但结果是TB死亡率。（A）~（C）的阴影表示2050年每100万人口的发病率变化情况：<1（白色，消除阈值下），<10（浅灰色），<100（深灰色），≥100（黑色）。因为死亡人数少于患者数，（D）图颜色范围变化10倍。数据来自Dye和Williams（2008）

联合针对不同病原学路径的策略,即阻断快、慢两种发病途径(潜伏感染再激活),能获得更好的效果。单一的药物预防性治疗或感染后接种疫苗都收效甚微,但如果联合 TB 治疗(图 7.4B)或感染前接种疫苗(图 7.4C),则显现出强大而协同促进的效果。如果这些联合手段集中实施,且前次成功治疗的复发率忽略不计,则 TB 发病率能够在 2050 年降低到消除阈值之下。在消除的背景下,很容易解释复发的问题。抛开潜伏感染再激活这一患者来源,按 10^{-9} 这样低的年复发率,在包含 1000 名成功治愈的 TB 人群中,100 万人可能复发 1 例患者。

图 7.4B 和 C 的显示的成功,部分原因来自多种措施联合的协同作用。图 7.4B(治疗潜伏感染者或感染后疫苗接种)和 C(预暴露疫苗接种)所示,如果两种策略联合并独立发挥作用,到 2050 年,发病率可以被控制在 0.2/100 万,比预期发病率低 7 倍。在这些控制策略覆盖的任何地方,这些控制方法都能协同作用。但在该模型中,控制效果大小尤其依赖药物治疗或预防接种消除潜在感染者的速度(Dye 和 Williams,2008)。

消除目标是以新发的 TB 病例数表示,但同样重要的是尽量减少 TB 死亡数。图 7.4D 显示,高 TB 检测率在降低 TB 死亡率方面比减少发病率更有效。例如,按每年 2 例(传染期 6 个月)的检测率,到 2050 年,TB 发病率下降 78 倍,但 TB 死亡率下降 167 倍,是发病率的 2 倍多(见第 4 章;Dye 和 Williams,2008)。

当然这是基于理论的评估。实际中实施这些干预措施的组合,还需要考虑其他因素,如准确诊断未感染、潜伏感染和 TB 的工具、可广泛使用的药物和疫苗。

耐药 TB(见第 5 章)和 HIV 合并感染(见第 6 章)给消除 TB 带来更大挑战。消除耐药 TB 的问题与消除敏感 TB 的问题一样。患者早期发现和高治愈率能够降低携带耐药菌株的绝对发病率。如果患者再生数相对较低,患者早期发现和高治愈率也能够减少耐药患者比例。HIV 合并感染成为控制 TB 的障碍,不仅因为 HIV 感染使消除的道路变得更加漫长,还有在任何 TB 检测率和治愈率条件下,HIV 合并感染使 TB 发病率和死亡下降速度变慢,感染者发病速度加快。由此可知,在 TB 和 HIV/AIDS 联合控制中使用所有方案的重要性。

选定国家的消除途径

因为不同国家 TB 负担和流行特点差异很大,因此消除 TB 的途径也不相同。为说明各种挑战和机遇,在前面使用的简单模型中纳入年龄结构,再分别用 5 个国家的发病率、患病率和死亡率等数据进行拟合(Dye 等,2013)。

南非

在 WHO 的 22 个 TB 高负担国家里,南非的 TB 发病率最高,2010 年达到全人群的 1%(1 万/100 万),其中 60% 是 HIV 感染者(图 7.5A,见第 6 章)。HIV 阳性和阴性人群的死亡率为 0.2%(2270/100 万;图 7.5B)。图 7.5 的计算是假设 HIV 发病率自 2010 年起,以每年 3% 的速率下降。如果有 HIV 规划能够使 HIV 发病率下降更快,则 TB 发病数及死亡数也会下降。HIV 感染者是 TB 高危人群,在这些人群中广泛开展抗病毒治疗能够降低 TB 的发病率,但效果并不明显。这是因为抗病毒治疗降低 TB 风险的同时也降低 HIV 感染者的死亡率,而降低死亡率意味着延长了 TB 风险的生命年(见第 6 章)。

要使发病率和死亡率出现实质性的下降需要两个关键措施。第一,通过加强病例管理阻断结核病的传播,即通过早期病例发现、准确诊断、高治愈率来实现。图 7.5A 和 B 显示了减少传染数的线性影响,其感染数量由 2010 年 11 例感染 1 例降至 2030 年的半数(年感染风险 ARI,从 4% 的幅度下降)。到 2050 年,发病率下降 4 倍(平均每年下降 3.7%),死亡率下降 8 倍(每年 5.1%)。但是在 2050 年仍会有 2000 名新患者,每 100 万人口中会死亡超过 3000 名患者(图 7.5A 和 B)。

除抗病毒治疗外,WHO 推荐在 HIV 感染者中开展异烟肼预防性治疗(IPT)。如果 IPT 能够扩大覆盖范围(2025 年:0,2035 年:75%),或者通过一种疫苗达到同样效果,2050 年,发病率和死亡率将分别降至 1400/100 万和 200/100 万。如果在 2025 年开始接种预防疫苗(针对非 HIV 感染者和 TB 感染者),同样能降低发病率和死亡率,到 2050 年,大约能保护 70% 的易感人群。

总之,尽管无法预测未来几十年的技术发展,也很难想象南非的 TB 发病率能在 2050 年下降 10 000 倍,实现消除 TB 的目标。但患者数和死亡数应该能下降 10 倍(减少 90%)。这一下降对南非、非洲地区和全球都非常重要。

印度

目前,TB 感染持续传播是年发病率(1%~2%)和年死亡率(3%~5%)缓慢下降的主要原因(图 7.4C,D)。2010 年,每例传染性患者大概传播 11 例二代感染者,年感染风险为 1.5%。如果加强公立和私立诊所的管理,则到 2030 年,二代感染数将下降一半,到 2050 年,发病率将下降到 400/100 万,死亡率下降到 40/100 万。所有国家实现消除 TB 目标都面临和印度同样的障碍——治愈人群的复发(1%/年)。如果没有复发,发病率和死亡率下降更快(图 7.5C 和 D)。

印度在 2050 年实现消除 TB 的目标并非不可能(不同于南非),但只通过加强患者管理还不够。最为有效的方法可能是大范围的预防治疗,尤其是阻断感染者首次发病,可通过使用药物或感染后疫苗进行治疗。从 2025 年开始开展预防性治疗(10 年内线性增加,2030 年覆盖 1/3 符合条件的人群,2050 年全覆盖),则到 2050 年,发病率可降至 1/100 万,死亡率在 2035 年低于 10/100 万(进入消除阶段)。但是,虽然南非已在 HIV 感染者中推荐 IPT,可印度面对的是大量 HIV 阴性人群,因此与目前的做法完全不同。

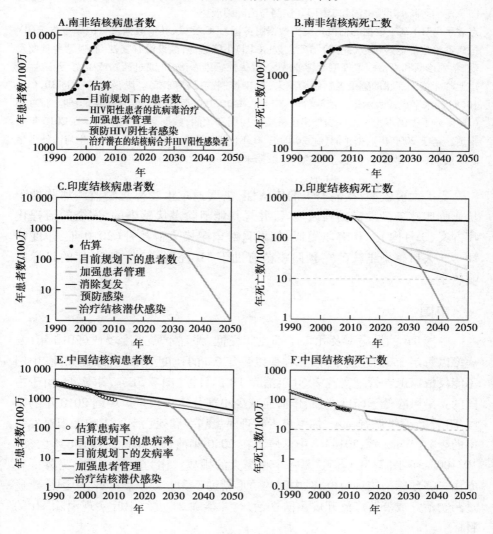

169

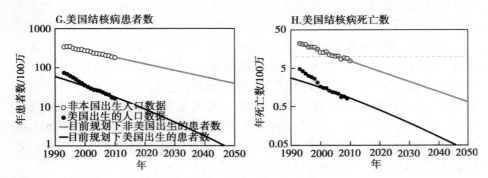

图 7.5 南非、印度、中国和美国 TB 控制与消除的展望
点表示 WHO 基于数据的估值。美国数据由美国 CDC 提供,其他数据来自国家报告。HIV
抗病毒治疗加速病例数(左图)与死亡数(右图)下降趋势;假设没有复发,加强患者早期发
现、精确诊断和高治疗率等患者管理措施;潜伏性感染者治疗(通过药物或疫苗,预防性治
疗亚临床或无症状的感染者);预防感染(感染控制或接种疫苗)。纵坐标单位 log10,(D)
和(F)的水平虚线表示进入消除阶段(年死亡率 10/100 万),(B)和(H)偏离预期。(G)和
(H)区分了美国本土出生和国外出生的实际病例和预测,数据来自美国 CDC 在 2012 年的
报道。基于 2000 年数据预测(比 20 世纪 90 年代下降慢)。假设美国本土出生与国外出生
患者的死亡率相同(死亡数/病例数)。数据来自 Dye 等(2013)

要扩大覆盖率,提高 IPT 的依从性,需要通过生物标志物监测那些处于
从亚临床感染到发病的高风险者,并寻找能消除潜伏感染的、安全的短程化
疗方案(3 月内)。和南非类似,如果只对未感染人群接种(2010 年,印度估
计 1/3 人口感染结核菌),预防疫苗有助于 TB 控制,但对 2050 年的目标影
响较小。

中国

中国 TB 的发病率及死亡率都比印度低,并且下降速度较快(2010 年,发
病率以每年 3% 的速度下降,死亡率以每年 7% 的速度下降)。即便如此,中国
不能仅依靠患者管理实现 2050 年消除 TB 的目标(图 7.5E)。事实上,由于中
国的感染风险低于印度,阻断传播能减少小部分患者数量。中国 2010 年的全
国 TB 流行病学调查显示,加强患者管理对患病率和死亡率的影响大于对发病
率的影响(Wang 等,2014)。中国应当在 2050 年前进入消除阶段(年死亡数<
10/100 万)(图 7.5F),但这是一个相当大的挑战。作为阻断传播的另外一种
方法——预感染接种免疫,对中国的情形帮助不大。和印度一样,中国需要通
过药物治疗或疫苗广泛开展预防性治疗,才能在 21 世纪中叶实现消除 TB 的
目标。

美国

美国已经进入消除 TB 阶段。2010 年,美国每 100 万本土出生人口中,约有 1 例死亡患者,每 100 万非本国出生人口中有 10 例死亡病例,总人口死亡率为 2/100 万人(图 7.5H)。

国外出生人群的发病率(3.9%/年,2000—2010 年)的下降速度比国内出生人群发病率的下降速度慢(6.2%/年,2000—2010 年,下降速度低于 20 世纪 90 年代;图 7.5G;Alami 等,2014)。2010 年,移民中的 TB 人数占总数的 60%,导致总人群 TB 下降速率变慢。如果美国本土出生人口的这一趋势得以维持,那么国内出生人口在 2050 年前后将消除 TB(图 7.5G)。Hill 等研究者估计,消除时间大概在 2056 年。显然,如果加强阻断传播,或广泛开展预防性治疗,美国本土出生人口在 2050 年之前能够实现消除 TB 的目标(Hill 等,2012)。

国外出生人口中的 TB 控制预测,一定程度上取决于美国境内传播的病例而不是输入性感染病例。图 7.5G 显示,假定所有国外出生人群中的 TB 都是输入性感染,则持续 2000—2009 年间的下降率,2050 年发病率为 40/100 万。但 Hill 等研究者认为,实际情况应该是传播在两个人群中发生,2050 年发病率为 70/100 万~100/100 万。根据目前情况,不管国内感染和输入感染的比例如何,不管针对潜伏感染者和 TB 患者使用什么联合治疗方案(从现在开始),美国不可能在 2050 年从国外出生的人群中消除 TB。

太平洋群岛(基里巴斯)

群岛提供了基于移民最小干扰的小规模试验机会,一个成功的试验可以在其他地区扩展成一个大规模的控制策略。针对太平洋岛国基里巴斯的高发病率,消除 TB 的一项基本试验是使用大规模化疗(Hill 等,2014)。在太平洋岛屿(包括基里巴斯)曾经进行过大规模麻风预防性治疗(Daulako,1999)。那么大规模 TB 治疗是否可行,是否能够消除 TB?

基里巴斯地处热带太平洋中部,包括 35 个环礁,1 个凸起的珊瑚岛,占地 350 万平方公里,大约 100 000 人,近一半人口生活在一个城区——南塔拉瓦城。自 20 世纪 90 年代中期,该地区每年 TB 新报告率为 335/10 万。该人群很年轻,15~24 岁之间的患者最多。但不同年龄段成人的发病率一样高,表明 TB 持续传播。目前确诊不到 100 例的 HIV 阳性患者和 1 名 MDR-TB 患者。

按照国家 TB 控制规划实施的 TB 控制,年检出率为 0.4,即患者检出比例为 0.58,治愈比例 0.8(图 7.6)。在这种情况下,1 例 TB 患者的平均患病期是 1.5 年。改善常规 TB 控制,年检出率提高到 1.9(检出患者比例为 0.96),治愈比例提高到 0.85,患者患病期从 1.5 年减少到 0.5 年,下降 3 倍。这项措施迫使发病率在 2015—2024 年间,每年平均下降 10%,2035 年,发病率为 100/100 万(图 7.6,线 3)。在 20 年内将发病率减少 3 倍值得庆贺,但是,从前述例子中可以明显看到,基里巴斯没有改善常规 TB 控制,但足以在几十年里消灭 TB。

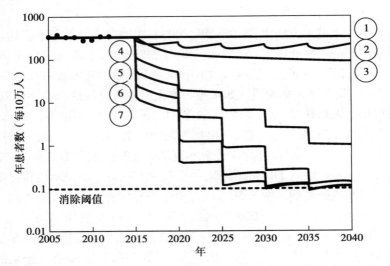

图 7.6 预计 5 个治疗方案下 TB 发病率下降情况(太平洋群岛,基里巴斯)
黑色圆点是报告 TB 数;带编号的线表示:线 1,当前患者被动发现策略的连续性;线 2,只开展 5 年大规模 TB 预防治疗,覆盖人群比例 0.9;线 3,通过国家 TB 控制规划完善常规 TB 治疗,发现比例提高到 0.96,治愈比例提高到 0.85;线 4~7 有效的大规模治疗(效力×覆盖率),σ = 0.6,0.8,0.9,0.95(Hill 等,2014)

　　降低发病率的另一种方法是对 TB 进行大规模定期治疗。但是前面的例子已经显示,每 5 年治疗 90%患者的策略,最终效果不如改善 TB 常规控制(图 7.6,比较线 2、线 3)。活动性患者检测有很大潜力,但为了扩大效果,必须加大筛查频率(如每年进行,见第 4 章)。

　　要获得更大的效果,可能需要对全人群实施抗 TB 治疗。活动性敏感患者,治疗后很快不再有传染性;药物敏感的潜伏感染者,体内残留的结核杆菌被杀死或中和;那些没有感染的人群,至少在服药期间可免受感染。

　　试想如果每间隔 5 年,将这种治疗应用于一定比例的人群中将发生什么。如果接受治疗人群比例为 90%,在 5 年治疗周期内,TB 发病率急剧下降,20 年内可下降至消除阈值(到 2035 年;图 7.6,线 5)。如果治疗人群比例提升到 95%,可在 2030 年消除 TB。本分析假设可获得的最低发病率(所有线汇集于图 7.6),主要由治愈患者的复发率决定,这给任何消除战役提出一个重要的警告：如果复发患者记作新患者，用来评估消除是否成功，那么，即使如 100/10 万的中等年复发率，也会阻碍消除的实现。然而，不管是否达到消除阈值，原则上大规模周期性预防治疗，比主动或被动患者检测能更有效地降低 TB 发病率。

从控制到消除——不是根除

以目前我们具备的技术、过程和提供的服务，不可能到 2050 年在全球范围消除结核病，根除 TB 更无法想象。不是因为一系列流行病学和人口学的不利因素，如营养不良、广泛吸烟、糖尿病上升、人口老龄化等问题抵消药物治疗的积极成效（见第 3 章、第 4 章），而是有两个更重要的阻碍。第一，目前的控制技术利用不充分。现有的卫生服务的供应和需求，无法应对不断从一个巨大感染库中产生的患者。第二，即使现在的手段被最大限度地使用，TB 下降速度仍然缓慢，大部分国家到 2050 无法消除 TB。更有效的诊断技术、药品和疫苗，更关键的是有效使用这些方法，是消除 TB 结核病的必要条件。

虽然这是一个清醒的判断，但仍要保持合适的定位。可以肯定，TB 社区制定的 TB 消除目标雄心勃勃，需要在 35 年内使发病率下降 1000 倍。大多数国家的发病率可能到 2050 年下降 10 倍或减少 90%，这已是非常大的成就。另外，降低发病率和病死率使死亡率下降到较低的水平。许多国家的死亡率能够在限期内达到 10/100 万（或 1/10 万），已有 53 个超过 10 万人口的国家达到此目标，50 个死亡率低于 50/100 万的国家，在未来 10~20 年也能达到这个目标。

如果潜伏感染者预防治疗方案和活动性 TB 药物治疗方案能够进行整合，使 TB 处于多重攻击之下，消除 TB 的道路将被缩短。联合攻击潜伏感染者和 TB 患者，不是简单地将一种控制措施加到另外一种控制措施上就可以获得更大的影响。控制方法的联合，需要利用针对不同病原学的干预措施之间的协同作用效果（Murray 和 Salomon，1998；Blower 等，1996）。协同效应是因为 TB 发病率的下降基本是双向的：第一，下降的快速阶段由传播和快速进展控制；第二，下降缓慢阶段由复发控制。在给定的时间内，尽力阻断传播可缩短第一阶段并延长第二阶段，发病率在两个阶段都大比例下降（Dye 和 Williams，2008）。

在大部分 TB 患者合并 HIV 感染的地区，如南非，除了加强患者管理外，对 HIV 阳性患者提供 ART 和抗 TB 药物（异烟肼或其他药物）的预防性治疗非常重要。事实上，HIV 检测不仅是预防（ART 和异烟肼）的一个起点，同时也能主动发现合并 HIV 感染的 TB 患者。WHO 已经确定提供 TB 和 HIV 综合服务的可行机制。这样做有三个目的:①启动早期抗反转录病毒治疗;②减少 HIV 阳性患者中的 TB 负担;③减少疑似和诊断为 TB 患者中的 HIV 负担(WHO,2012b)。这里的挑战是确保能广泛获得所有这些干预措施。

相比 HIV 患病率低(<1%)的 TB 高负担国家(如中国和印度),患者早期检测必须同时对潜伏感染者开展大规模的预防性治疗。对 HIV 阴性患者的预防性治疗还没有大规模实施,主要是没生病和 TB 风险低的人通常不愿意接受 9 个月每天服药的治疗(Dye,2011;Cohn 和 El-Sadr,2006)。为期 3 个月的新药物治疗方案(Leung 等,2011;Sterling 等,2011)或每周只需治疗 1 次的方案可能有助于解决这个问题。大规模应用还需要能够鉴别哪些人携带可能的感染,哪些人处于高风险发病的生物标志(Sutherland 等,2011;Kasprowicz 等,2011;Mack 等,2009),以及了解潜伏机制的基础(Cardona,2009;Young 等,2008,2009;Barry 等,2009;Gengenbacher 和 Kaufmann,2012;Friedrich 等,2013)。如果不是定期筛查,那些感染后迅速发病的人,很可能逃避检测。

这些困难支持大规模人群治疗的观点,就是太平洋岛基里巴斯试验的原因。毫无疑问,大规模人群治疗的主要挑战(和大规模治疗潜伏感染者一样)是达到高人口普及率、高覆盖率和高依从率。治疗未感染或潜伏感染者的伦理问题,需要结合社区利益、个人利益充分和公开的讨论。

如果是部分人群覆盖治疗,可以预期令人失望的结果,就如以前的主动病例发现与大规模潜伏感染预防试验一样。Comstock 在阿拉斯加因纽特人中开展试验,经过 69 个月的随访观察,发现发病率下降 60%(Comstock 等,1967)。随后,在试验安慰剂组中进行大规模预防,发病率在接下来的 19 年里进一步降低,但没有接近消除(Comstock 和 Woolpert,1972;Comstock 等,1979)。Horwitz 在格陵兰岛进行了为期 6 年的试验,发病率仅下降 21%(Horwitz 等,1969)。这些并非微不足道的成果,但发病率下降小于一个数量级(图 7.5)。一种可能的解释是,由于诊断流程的局限性,传染病性患者被漏诊。但这种问题不会出现在覆盖率较高的大规模人群治疗方案里。

选择治疗潜伏感染的药物,三个月方案(或更短)不仅要杀死那些高生长率的细菌(杀菌;Leung 等,2011;Sterling,2011;Gelband,2000),还必须能够杀死那些低生长率的菌(不仅仅是停止生长)和那些偶尔生长的菌(杀菌)。否则,预防性治疗完成后有复发的风险。正如 Samandari 等(2011)和 Churchyard等(2014)在博茨瓦纳和南非的研究发现:在 HIV 高患病率地区,异烟肼预防性治疗结束后,TB 发病率迅速升高。对潜伏感染者使用异烟肼等一线抗 TB 药治疗进行预防性治疗时,应警惕肝脏毒性(Schlossberg 等,2007;Saukkonen等,2006;Dossing 等,1996),小部分肝毒性事件会转成大量治疗人群的不良事件。

继 Frost 认为美国在 1937 年已达到 TB 持续存在的临界阈值(见第 2 章),Palmer 在 1958 年提出美国应该实现更多,而不仅仅是"控制",我们预测,美国本土出生的人,能够在接下来的一个世纪(22 世纪)内消除 TB。美国的例子说明了所有低发病率和低死亡率国家面临的挑战。要在全人群中实现低发病率,这些国家必须保持国内低传播率,并防止本地出生的感染人群发病。还必须防止国外出生的输入感染人群发病(Ricks 等,2011)。最后强调一点,在如今高度关联的世界中,任何国家的消除均取决于每个国家的有效 TB 控制(Schwartzman 等,2005)。

第8章

群体与社会疾病

> 通过把生物学知识融入社会技术和人们的日常生活管理,即使没有疫苗和药物,人类也能够消灭结核病。
>
> ——René 和 Jean Dubos(1952)
>
> 模型可以把不同尺度上的相关事件联系起来,有些模型依赖于大量详细的实验数据,有些模型则根据稀疏数据库进行大胆推断。
>
> ——Douglas Young,Jeffrey Stark
>
> 和 Denise Kirchner(2008)

值得庆祝的是,两位 Dubos(1952)将结核病流行病学放在"社会环境"中研究,但是他们过高估计了缺乏药品和疫苗情况下的"社会技术"力量。鉴于在任何情况下 TB 的基本再生数都较低($R_0<5$),尤其在美国有效结核病药物获得之前,TB 基本再生数可能已经低于持续存在的临界值($R_0<1$,见第 2 章),所以"结核病最终会消失"的预测可能是正确的,但这需要数百年漫长的时间。显然,药物、疫苗,或两者联合,是满足当今公共卫生期望的基本条件。本书最后一章旨在重塑两位 Dubos 先生的理念,将社会知识和生物技术整合,希望在未来 10 年实现 TB 防控目标。换句话说,目前最迫切的问题是如何设计一个更完善的实施系统,以便利用现有和将来的技术。

其实早在 150 多年前,结核病就被定义为一种"社会病"(Sudhoff,1922;Dubos 和 Dubos,1952;Raviglione 和 Krech,2011),但是在化学药物治疗时代,社会治疗法退居次要位置。智利就是众多依赖化疗治疗 TB 的国家之一。自1940 年开始,智利采用药物治疗大幅度降低了 TB 死亡率(图 4.6)。由于药物治疗在结核病防控上的成功,智利在其他传染病防控方面也寄望于如何推广和使用抗生素。这只是加深了医学辩论,但没有考虑更多的社会医疗因素(Paluzzi,2004)。

自 1991 年起,全球结核病防控基于以 DOTS 及其增补方案为核心的一揽子关怀政策,即通过公共卫生服务系统提供 TB 药物治疗(Raviglione 和 PIO,2002)。20 多年 DOTS 实践的一个重要发现是,DOTS 策略成功与否取决于嵌入国家 TB 控制规划的卫生服务的质量(见第 4 章)。在 DOTS 策略中,那些定义明确的功能模块能够被高质量地执行,如督导和标准化药物化疗。DOTS 计划外地区的防控效果显示出更多不确定性:患者求医时间和地点,以及结核病可疑患者与呼吸疾病患者的识别可靠性都会影响病例的检出(Lonnroth 和 Kranzer 等,2013);在不受管制的私营医疗单位中诊断和治疗往往较差(Hopewell 等,2006;Udwadia 等,2010;Dye 和 Williams,2000)。DOTS 策略中的一个关键因素"政治承诺",通常没有明确的定义。

2006 年遏制结核病战略和后 2015 全球结核病战略(更全面的 DOST 增补版)都意识到这些阻碍和其他的问题(见第 4 章;Raviglione 和 Uplekar,2006;WHO,2014b),但这些问题并没有全部解决。对这些问题的解决将受到当代公共卫生领域主导力量的影响。当前,研究人员对"社会决定因素"的兴趣不断增加,(Marmot 等,2008,2012;Rasanathan 等,2011;Lönnroth 和 Castro,2010年),国际社会承诺实现全民医疗卫生服务覆盖(世界卫生组织 WHO,2010b,2013c;Vega,2013;Rodin 和 de Ferranti,2012),非传染性疾病的重要性日益增加(Murray 等,2013;联合国,2013b),与 DOTS 同期进行的"卫生发展援助"计划的中期工作即将结束[(健康指标和评估研究所(Institute for Health Metrics and Evaluation),2012],以及减贫和可持续发展的后 2015 计划正在或即将开展[(联合国,2013a;可持续发展解决方案网络(Sustainable Development Solutions Network),2013]。如今,基于当前的公共卫生大环境,TB 在国内和国际范围内都被定义为一种社会性疾病,这是 2015 年后与结核病战斗的场地,同时也设置了未来结核病人口生物学调查的现场。

两位 Dubos 先生承认,"社会病"的定义需要一个更广义的解释(Rosencrantz,1987)。从本专业的角度看,群体生物学研究将结核病看成一种群体病、生态病、经济病、进化病和环境病。从群体角度,第 1 章~第 7 章的分析可引出如下命题:结核病防控的主要策略能提供的潜力要远远超过它迄今已实现的目标所体现出的效力。也就是说,早期病例检测联合较高治愈率的药物治疗可以产生比目前全球统计数据展示出的更大的效果,可以对结核病感染率、发病率和死亡率产生更为明显的影响。DOTS 策略中的某些传统做法,如痰涂片镜检和 6 个月药物联合治疗(一个实施了很久的"短期疗程"),被视为最原始的手段。但是,结核病防控成果有限不能完全归咎于敏感性低和特异性差的临床或实验室诊断工具,各种日益严重的内源性风险因素,如吸烟或糖尿病也难以提供较好的解释。TB 发病率下降缓慢更重要的原因是在一些 TB 高负担国家,其薄弱的卫生系统无法高效率使用目前现有的工具。总之,预防能从根本上防止人们感染 TB,因此预防比治疗更有意义和潜力,但发现和治疗依然是目前 TB 控制的当务之急(WHO,2014b)。

毫无疑问,未来的结核病诊断将取决于更先进的诊断技术,未来的结核病治疗将采用新的药物组合和更短疗程的治疗方案(可能发现新的药物作用机制)。同理,由于有更多的控制方式引入和备选,包括疫苗和潜伏期治疗,结核病控制将不断完善发展。事实上,如果找不到新的方法阻止 TB 感染和从 TB 感染到发病的进程,我们根本无法在几十年内彻底消灭结核病(见第 7 章)。另外,一些新技术将能够弥补卫生服务的某些薄弱性,例如,高效疫苗能够将结核病控制重点从治疗转移到预防。然而,鉴于结核病治疗的实际成效显著低于药物的潜在作用效果(见第 4 章~第 6 章),结核病控制的重点依然是活动性和初期结核患者的早期发现和有效治疗。不能因为对结核病数量下降缓慢就感到失望,就放弃药物治疗这一基本原则,而是应该寻找更有力执行这些原则的办法(Dye 和 Williams,2010)。

本章其他部分给出一些具体实施的建议。重新审视我们从群体生物学中学到的知识:拓展风险概念(见第 3 章)、探索人群模式发现调查线索、将系统生物学思想从个体(再)延伸到群体(见第 2 章)。当前结核病防控可以基于这些新知识取得更大的进步。本章最后一节提示,所有这些工作将作为后2015 发展议程的组成部分,在未来几年内逐步实施(见第 4 章)。本章关注 TB 的群体特性和社会特性,并不是否定其他生物技术的价值,例如,新型疫苗研发能够加速消灭 TB 进程(见第 7 章)。本章只是针对后 2015 健康转变过程中折射出的一些主要问题,选择性地开展研究,在此基础上利用群体(人口)生物学的方法发现一些以前未曾注意到的机会。

结核病群体生物学:RECAP

自二战结束,结核病药物治疗时代开创,人们一直在争论药物治疗和社会经济因素,哪一个对结核病负担下降的作用更大(McKeown,1976;Bynam,2008)。现在,同样的争论又围绕着结核病控制失败的原因。在千年发展目标时代,结核病发病率上升得到减缓和扭转,实现了千年发展目标,同时也实现了在 2015 年结核病死亡率减少到 1990 年死亡率一半的千年补充目标。但相对于预期的 10% 的年下降率(见第 4 章;Anderson 和 May,1991;Dye 等,2013),目前全球结核病发病率年下降率仅为 2%(WHO,2013a)。

也许令人意外的是,结核病防控取得的有限成果与抗生素耐药传播、HIV/AIDS 流行、慢性病上升等这些能够直接增加 TB 风险或与 TB 具有相同病因的全球健康关注的问题没有太多联系。这些全球健康关注的问题在某些地域可能很重要,甚至是影响 TB 的关键因素,但全球结核病控制的首要问题是无法阻止结核病传播。一名 TB 患者平均只传播 5~10 名健康人,但目前的结核病早期诊断和药物治疗策略很难减少这个传播数字,这也是在以此控制策略为主的结核病高负担国家,结核病下降缓慢的主要原因。

在 2012 年印度报告的 67% 的新发患者中,56% 是首次感染,11% 是再次被感染(见第 4 章;图 8.1A),仅有 1/3 的病例来自复发和潜伏感染者。即使在结核病艾滋病双重感染高发地区,结核病杆菌持续传播是 TB 新发病例的主要原因。2012 年,一项关于结核病的模型研究报告发现,南非近一半的(46%)的新结核患者是被新结核病杆菌感染或再感染,另外一半是艾滋病患者同时感染现有的结核杆菌(见第 6 章;图 8.1B)。由于南非 TB 年感染风险高于印度,因此南非的TB 新发绝对发病率也高于印度。20 世纪下半叶,TB 大幅减少国家的人群预期寿命迅速增加,如韩国。在这些国家,TB 控制最棘手的问题是如何管理大量潜伏感染的老年人,这些人群已成为 TB 的主要来源(见第 3 章和第 4 章)。

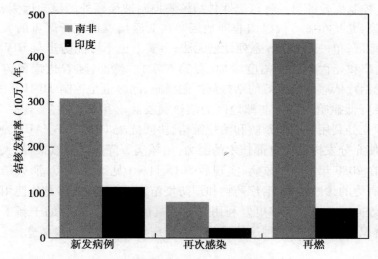

图 8.1　2012 年印度(黑色)和南非(灰色)结核病病因对比
在印度,大多数病例来自新发感染;在南非,大部分病例来自已有结核杆菌,因为 HIV 感染导致结核杆菌再激活。但是,相比于印度,南非有较高的年均感染风险,故其来自于新感染的发病数量也较高。数据来自第 4 章和第 6 章

阻止 TB 传播,也就是防止易感人群被感染的主要任务是必须面对并解决TB 流行病学的一个难题——要有一些经验法则,能够估计不同场景下,有多少人将可能感染 TB,而不是已有多少 TB 患者。除了撒哈拉以南非洲地区,已知艾滋病患者容易合并感染 TB,其他地区没有发现特异的 TB 风险因素,即不能在全人群中发现 TB 高危人群,因此无法提供针对性的 TB 控制对策(见第 3 章)。如果明确了特异的 TB 风险因素,我们可以预测所有结核病病例中的大部分病例,

即使这些人只占总人群的一小部分(见第3章)。结核病生物学家面临的一个关键问题是:能否找到难以捕捉的结核病风险因子X,或者能否找到防止大多数感染者不发病的保护因素。如果大多数结核分枝杆菌感染和潜伏者的发病过程都是随机的(也就是说,感染和发病来源于很多较小的、无法辨识的因素),那我们试图找到一些确定因素解释大多数TB病因的做法可能是徒劳的。

那么TB控制是如何失败的呢?一种可能性是药物的密集性化疗增加了耐药菌株的发生频率,导致耐药TB的流行。第5章得出的结论是:基因变异带来的少量耐药基因是不可避免的,但可以预防和逆转携带耐药基因的结核杆菌的传播。我们对绝对和相对适应度的分析数据显示,为什么耐药患者的发病率比那些遵循当前结核病管理指南的敏感性结核患者的发病率下降得还快。耐药菌株的高度流行,不是化学药物治疗不可避免的结果,关键取决于治疗方案的选择。

TB控制失败的另一种可能性是结核病控制被最意外的风险因素打败,如HIV感染,尤其在撒哈拉以南非洲地区。在艾滋病疫情流行严重的非洲东部和南部地区,单一的DOTS系列计划无法、事实上也不可能防止与HIV相关的TB发病率和死亡率的大幅度增加(见第6章)。然而,随着化疗覆盖率的增加,药物治疗依然是最有效的结核病控制措施,同时也是控制TB-HIV的基础。显然,要降低撒哈拉以南非洲地区的结核病发病率和死亡率,实现后2015目标,必须充分利用目前的预防和治疗策略,协同抗击TB和HIV/AIDS感染。

即使充分发挥目前全部技术的潜力,结核病下降速度仍然很慢,大多数国家无法在2050年消除结核病,实现后2015目标(见第7章)。消灭结核病需要更强有力的诊断技术、治疗药物和预防疫苗,尤其需要能够充分使用这些技术的有效方法。那些能够更好利用当前工具的方法,也将有助于新工具的部署,而辨识这些方法的一种途径是拓宽流行病学中传统的风险概念。

拓宽风险概念

第3章相关内容指出,风险因素的标准识别方法——比较风险评估(comparative risk assessment,CRA)方法的辨识能力和范围非常有限。利用CRA方法探索的标准风险因素主要是环境暴露、有害行为及生理异常。显然,还有很多影响结核病感染或发病的其他因素,包括病原特征(如菌株),个人特征(如行为、营养和合并症),卫生保健系统特征(如卫生综合能力、诊所和医疗保险),群体特征(人口学、社会融合和移民),物理环境特征(住宅、通风、温度和湿度),社会环境特征(如就业、财富、政治稳定和法治)。拓宽风险概念的目的是将所有可能的限制性因素放入同一研究框架内分析,使用同一种方法进行客观比较,以便确定决定结核病例及死亡的分布和数量的全因网络。

鉴于目前的研究重点依然是改善结核病诊断和治疗,医疗保健系统是一个具有潜在有价值的调查目标。这里的关键问题是:针对患者发现,哪些事件或情况阻止结核患者及时寻求医疗保健,或者根本得不到服务? 医疗保险的作用是什么? 全民健康覆盖的基本要素是什么? 针对患者管理,如何设计患者管理流程防止患者丢失,保证患者坚持治疗? 针对政府部门和行政管理,哪些"政治承诺"是保证有效的国家结核病控制项目的关键?

选择干预措施的主要依据是成本效益分析,目前大多数新医疗技术成本效益的评估是针对特定的医疗条件,如最大的一项成本效益分析项目:疾病优先控制项目(Disease Control Priorities,DCP)。DCP 研究揭示了 61 种中低收入国家主要疾病的最有效的干预措施,其中大约 3/4 的干预策略是针对特定疾病的特定技术,包括结核病防控技术(Laxminarayan 等,2006)。

类似于风险比较评估,目前用于 CEA 评估的主要生物医学方法都有局限性。更全面的系统评估,将用来确定建设国家型实验室网络,改变对私营医生和实验室的激励机制,创建新的药品价格和供应体系,设计新的资金保险机制,以及联合结核病、糖尿病管理的成本和效益。没有一个有效的服务系统,新工具的价值也将无法体现。例如,研制出一种治疗结核病的新药,无疑是结核病防控史的一个巨大进步,尤其对于耐药结核病的治疗而言;但前提是患者愿意使用这种药物,卫生服务系统能够及时提供。

风险的"生态学"相关因素

决定人群结核病负担的潜在风险因素非常多,因此需要通过一定方法确定哪些因素最重要,其中一种做法是首先确定结核病发病人数和死亡人数的时空分布格局,以及影响这种分布格局的相关因素。

生态学分析是一种标准流行病学方法,通过组间比较可能发现与疾病相关的病因(见第 3 章),但是组间比较无法控制偏倚、混杂和错误分类,因此生态分析很难作为因果推断研究(Morgenstern,1995)。可是生态学分析容易实施,可通过直观发现的一些问题,为更严格的研究提供假设基础。在众多人群结核病负担研究中,最常见的是对社会财富的评估(Rieder,1999;Dye,Lonnroth,2009)。如图 8.2A 所示,全球结核病流行模式提示经济生产力和结核病发病率成反比,但这种相关性需进一步解释,即在众多可能的外源和内源性因素中,哪些因素带来这些关联? 哪一种因素又可用于推动结核病控制?

实际上,图 8.2A 中表现的关联性有很大的不确定性,因为某些结核病负担影响因素对结核病可能存在双重影响因素(加剧和降低)。财富促进健康的一种方式是投资健康服务,财富与结核病的关联强度和关联方向在东欧国家

（图 8.2B）和非洲南部国家（图 8.2C）的表现方式完全不同。显然，带来这些

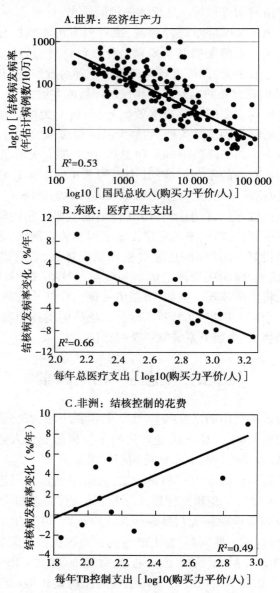

图 8.2　结核发病率（A）与结核病发病率变化（B 和 C）的相关因素

A. 2012 年估计的 190 个国家的结核病发病率及经济生产力，使用
国民总收入（Gross National Income，GNI）测量

B. 东欧的医疗卫生支出

C. 非洲南部 13 个国家结核病控制的支出。摘自 Dye 等（2009）

差异的原因也不相同。在东欧国家,结核病下降速率与卫生服务支出总量和经济发展水平成正相关,而且这种关联程度比世界上其他任何地区表现得更为明显(Dye,Lonnroth 等,2009)。20 世纪 90 年代,东欧几乎所有的卫生开支是政府投资在公共健康部门,因此人群总体健康,特别是卫生服务很容易受国家经济水平变化的影响。苏联解体带来的经济冲击,使得这些国家的结核病疫情快速上升,这种局面到目前还没有被扭转(见第 3 章)。这里的一个特定假设是:在这些国家,针对结核病控制的公共支出是决定能否成功实现结核病诊断和治疗的关键因素之一,当然这一结论有待进一步研究。

相反,在非洲南部地区,对结核病投入的增加(每人)导致 TB 发病率继续上升而不是下降(图 8.2C)。这是因为非洲南部一些国家,尤其是博茨瓦纳、纳米比亚和南非,有丰富的矿产和矿物资源,吸引大量邻国的移民过来开采(Stuckler,2011)。由于矿工生活和工作的空间狭小、条件较差,矿井成为结核病传播的聚集地。另外,在金矿开采过程中吸入的二氧化硅粉尘,加重矿工对结核病的易感性(teWaternaude 等,2006)。单身男性矿工在这种远离家庭的生活和工作环境下,还可能带来 HIV 感染的传播,进一步推动结核病发病率的上升(见第 6 章;Corbett 等,2002;Churchyard 等,2014)。因此,在这些国家中,较高的结核病发病率与健康投资能力来自同一个因素——金矿所带来的财富。

部分采矿利润可能用于投资健康,这里的一个问题是:对控制结核病的投资能否节省医疗费用,同时提高经济生产力? 仅就南非而言,由于对控制结核病投资,所节省的结核病相关医疗费用和因工人生产能力提高带来的经济利润,每年大概是 7.83 亿美元(Dharmadhikari 等,2013)。然而,这种双赢建立在南非对矿井结核病控制有一套深入的调查系统之上,这种模式是否能够使用于其他南部非洲国家?

人群与系统生物学

在针对以上问题的众多研究方法中,种群生物学能较容易地量化影响健康状态转换的线性或非线性因素(见第 3 章)。如果不同水平上有很多状态和进程之间的转换,则这一类型的研究通常被称为"系统分析"。

系统分析是以"大科学"的名义出现在 20 世纪 60 年代,其中一个雄心勃勃的案例就是国际生物计划。该项目的目标是要解析"生产力和人类福利的生物学基础"(Odum,2008;Hagen,1992)。期间,Brogger 等人建立的结核病流行病学及其结核病控制的数学模型就是那个时代的产物(Brogger,1967;Revelle 等,1967;Comas 和 Gagneux,2011;Piot,1966;见第 2 章)。如今,半个世纪过去了,病原系统生物学主要关注的是单个宿主体内不同水平上发生的事件,而 Young 等人已将探索的同一系统内不同水平间的关联想法,推广应用于人口学和社会学研究(Young 等,

2008;Raman 等,2010;Magombedze 和 Mulder,2013;Carvalho 等,2012)。为解决这些多层面的问题,本书第 2 章中使用的标准数学模型需要面对更大的挑战(图 2.1C)。

　　跨层次关联研究的优势至少体现在两个方面,一方面是建立包含尽量多状态和转变的更大、更复杂系统,相对于小而简单的系统,复杂系统的动态行为和结果更难预测。在动力学传播模型中,个体感染和发病的时空风险取决于人群中其他人的特征,并跨宿主和病原体代代相传。这些特征包括人群数量、人群密度、接触率、不同年龄段人数、男女比率及合并症分布等。将结核病动力学特性放在人口改变、人口和结核分枝杆菌遗传学、卫生系统、环境和经济等背景下研究,很可能会揭示更多不对称、非线性和不连续性、协同作用和相互作用,以及加快和减缓变化的进程。第 3 章中,印度与韩国结核病的比较研究,就是了解不同人群过程相对重要性的一次尝试(图 3.14)。

　　利用复杂系统研究的另一个优势是,能通过研究系统内不同因素的相互作用,明确有效干预措施的组合方式。到目前为止,没有一种方法能满足结核病控制的需求。在可预见的未来,也不太可能出现控制结核病的“灵丹妙药”。最有效的解决办法是因地制宜,整合不同的干预方案,如对活动性和潜伏期结核病的化疗需结合当地具体情况来实施。但是,在提出整体防控建议时(Marais,Lonnrot 等,2013),必须同时提供分析的依据(Reid 等,2014)。

结核病与后 2015 发展议程

　　实现联合国千年发展目标的最后期限 2015 年已经到来,国际发展议程转为降低贫苦和可持续发展(联合国,2013a;United Nations Sustainable Development Knowledge Platform,2014),建立生物学和人类财富之间的关联和以往一样具有重大意义。在当前全球加速流行病学转变的努力——减少可避免的死亡并同时延长寿命(Dye,2014a)中,定量群体生物学可为此作出特殊贡献。

　　资源是有限的,但影响 TB 发病和死亡的可能性风险因素是无限的。群体生物学的分析任务是确定 TB 防控的主要威胁和机遇。这些威胁和机遇不仅来自卫生部门,也来自农业、教育、就业、环境、金融、工业和立法等领域。能确定威胁和机遇优先顺序的定量方法非常必要,因为一份冗长的、未进行分类整理的风险因素清单不能成为采取行动的依据,反倒会成为不采取行动的借口。

　　这需要一项覆盖数据采集、定量分析、建模和有潜在奖励的庞大计划。这一计划将扩展传统风险观,并在更广泛的健康和发展背景下统一 TB 治疗和预防工作(Dye 和 Raviglione,2013)。今后的研究还需要更大的广度和客观性,本书分析还是给出一个较为确定的判断:当前尚不完善的卫生系统是阻碍 TB 防控成功的一个重要因素,这一判断将在以可持续发展为主题的新时代,接受多方检验。

附录 1

基本再生数和流行倍增时间的推导

基本再生数 R_0 的推导

简单两仓室结核病流行病学模型（模型 A，图 2.1A）如下：

$$\frac{dU}{dt} = -\alpha\beta UI - \mu U + \mu + \mu_I I$$

$$\frac{dI}{dt} = \alpha\beta UI - (\mu + \mu_I) I \qquad (\text{A1.1})$$

模型有两个平衡点，一个是地方病平衡点平衡点（ $U^* = \dfrac{\mu + \mu_I}{\alpha\beta}, I^* = 1 - U^*$ ），另一个是无病平衡点（ $U^* = 1, I^* = 0$ ）。从系统（A1.1）的第二个等式显然可推知，在疾病开始流行时，$U = 1$，；当 $\alpha\beta > \mu + \mu_I$ 时，，疾病开始传播，$\dfrac{dI}{dt}$ 大于 0。

当然，一个疾病暴发或流行的明确条件需要更严谨的证明。为了让数学表达更贴近生物学解释，Diekmann 及其同事（1990，2010，2013）给出一个 R_0 的简洁表达公式，即 R_0 是"次代矩阵"K 的主要特征值，其中 K 是传播（T）和转换过程（Σ）矩阵的乘积。

$$K = -T\Sigma^{-1} \qquad (\text{A1.2})$$

该矩阵只需围绕感染人群构建，如在简单模型（A1.1）中，$T = \alpha\beta$，$\Sigma = -(\mu + \mu_I)$，于是 K 有一与行列式主要特征值相同的因素，即 R_0

$$K = \frac{\alpha\beta}{\mu + \mu_I} = R_0 \qquad (\text{A1.3})$$

应用该方法，主要基于更详细模型的二次矩阵很清晰明了。例如，在模型（A1.1）中增加一个潜伏期（图 2.1B，但排除恢复类 C），则模型（A1.1）变成：

$$\frac{dU}{dt} = -\alpha\beta UI - \mu U + \mu + \mu_I I$$

$$\frac{dL}{dt} = \alpha\beta UI - (\mu + \nu) L$$

$$\frac{dI}{dt} = \nu L - (\mu + \mu_I) I \tag{A1.4}$$

那么,对于处在潜伏期(L)和发病期(I)的两类感染人群来说,

$$T = \begin{bmatrix} 0 & \alpha\beta \\ 0 & 0 \end{bmatrix} \text{和} \Sigma = \begin{pmatrix} -(\mu+\nu) & 0 \\ \nu & -(\mu+\mu_I) \end{pmatrix} \tag{A1.5}$$

因此,

$$K = -T\Sigma^{-1} = \begin{pmatrix} \dfrac{\alpha\beta\nu}{(\mu+\nu)(\mu+\mu_I)} & \dfrac{\alpha\beta}{-(\mu+\mu_I)} \\ 0 & 0 \end{pmatrix} \tag{A1.6}$$

即 K 的主要特征值是 2×2 矩阵左上角的元素(因为左下角为0),则

$$R_0 = \frac{\alpha\beta\nu}{(\mu+\nu)(\mu+\mu_I)} \tag{A1.7}$$

该结果与正文里方程(2.2)有相同的结果:

$$R_0 = \alpha \times \frac{\beta\nu}{\mu+\nu} \times \frac{1}{\mu+\mu_I} = \frac{\alpha\beta\nu}{(\mu+\nu)(\mu+\mu_I)} \tag{A1.8}$$

流行倍增时间

因为特征值决定了流行的增长速度,因此也可用于估计早期感染者数量的倍增时间($t_{倍增}$越长则流行速率越慢),以模型(A1.1)为例:

$$I(t) = I(0) e^{rt} \tag{A1.9}$$

$$\frac{I(t)}{I(0)} = 2 = e^{rt} \tag{A1.10}$$

R_0和流行倍增时间关系如下:

$$t_{倍增} = \frac{\ln(2)}{r} = \frac{\ln(2)}{\alpha\beta - (\mu+\mu_I)} = \frac{\ln(2)d}{R_0 - 1} \tag{A1.11}$$

在系统(A1.11)中,d 是传染性的持续时间,$\dfrac{1}{\mu+\mu_I}$和倍增时间最右边的表达式,是由 Anderson 和 May 在 1991 年给出。

平衡时未感染者比例 R_0

最后,我们期望同质混合条件下,$R_0 U^* = 1$ 或 $R_0 = \dfrac{1}{U^*} = 1$,这是因为,所有可能发生的二次感染都来自与首次感染病例(R_0)的接触,只有 U 比例未感染且易获得感染。在本平衡点处,该比例定义为 U^*,二次感染人数为1。根据公式(A1.1)和(A1.3),模型(A1.1)的 R_0 等于平衡点处感染者比例的倒数。

附录 2

标准模型的规范描述

图 2.1C(模型 C)给出以下方程组的流程图。模型拟合利用欧拉方法(Euler method),以 0.1 年为时间步长,在 Excel 软件中实现。第 2 章动力学模型拟合的初始参数值如表 A2.1 所示。

易感类:

$$\frac{dU}{dt} = \mu P + \mu_I I + \mu_N N - \beta UI - (\omega + \mu) U \tag{A2.1}$$

潜伏感染类(慢发病):

$$\frac{dL_S}{dt} = \beta(1-\alpha) UI - \beta \alpha x L_S I - (\nu_S + \mu + \tau) L_S \tag{A2.2}$$

潜伏感染类(快发病):

$$\frac{dL_f}{dt} = \beta \alpha UI - (\nu_f + \mu + \tau) L_f \tag{A2.3}$$

发病类-有传染性:

$$\frac{dI}{dt} = \sigma \nu_s L_s + \sigma \nu_f L_f + \sigma \beta \alpha x L_s I + \sigma \rho C - (\delta k + \mu + \mu_I + nc) I \tag{A2.4}$$

发病类-没有传染性:

$$\frac{dN}{dt} = \nu_s(1-\sigma) L_s + \nu_f(1-\sigma) L_f + (1-\sigma)\beta \alpha x L_s I + (1-\sigma)\rho C - (\delta k + \mu + \mu_N + nc) N \tag{A2.5}$$

治愈、潜伏治疗或感染免疫类:

$$\frac{dC}{dt} = (nc + \delta k)(I + N) + \tau(L_f + L_s) + \omega U - (\rho + \mu) C \tag{A2.6}$$

表 A2.1　模型参数的定义和初始值

模型参数包括整数、比例或率(每人每年)。参数的取值与第 2 章研究的动力学模型(Dye 等,1998;Dye 和 Williams,2000)选取的初始值类似,括号中的数值表示非洲 TB/HIV 模型里的 HIV 阳性人群(第 6 章)。

参数	点值	定义
β	9.5 (9.5)	每年每个结核病患者平均接触其他个体的人次数(确定平衡点处的可选发病率,根据平衡发病率调整该参数取值)。与 HIV 阳性人群相比,β 可能较低,但传染力的差异由参数 σ 体现
μ	0.02 (0.15)	非结核病因死亡率
μ_I	0.2 (0.3)	结核病致死率。在不提供治疗时,该致死率通常取值 0.54
μ_N	0.03 (0.3)	非结核病致死率。在不提供治疗时,该致死率通常取值 0.15
nc	0.15 (0.0)	TB 自愈率(未接受化学疗法)
ρ	0.01 (0.01)	TB 治愈后的复发率
α	0.14 (0.63)	新感染的结核人群进展为原发结核的比例(无论是否具有传染性)
ν_f	0.67 (−)	潜伏感染类进展为结核病患者的速率,或快进展类(比例 α,以 ν_f 速率进展为初始患者),或慢进展类(比例 $1-\alpha$,以 ν_s 速率内源性复燃)。HIV 阳性人群都属于快速进展类
ν_s	0.0005 (0.26)	
σ	0.5 (0.15)	(儿童或成人)患者发展为传染性肺结核的比例
x	0.3 (1.0)	潜伏性感染人群因外源性再感染发展为结核病的比例

　　在结核病群体模型中,每个同质混合个体,都属于前述划分的六类群体之一,总人群 P 设为常量 1。

　　易感类(U)与传染性个体(I)接触感染结核杆菌,如接触率为 β,则传染人群为 $\dfrac{\beta UI}{P}=\beta UI$。$\alpha$ 比例的感染者进入快发病类(L_f),这部分感染者以相对较快

的速率 ν_f 发展为活动性结核病；另外 $1-\alpha$ 比例的感染者进入慢发病类(L_s)。通常慢发病类感染者的发病速度低于平均发病速度(内源性复发速度 ν_s)，但外源性再感染($\beta L_s I$)能够加快发病速度。外源性感染指打破由原发结核病获得的部分免疫力，这部分比例为 x 。

活动性结核病指传染性肺结核(比例为 σ ，其中大多数患者的微生物检查显示痰涂片阳性)，无传染血肺结核或肺外结核(比例是 $1-\sigma$)。结核病增加患者的死亡率，通常传染性患者的病死率(μ_I)高于无传染性患者的病死率(μ_I)，远高于其他病因引起的死亡率(μ)高。传染性结核病人大多为痰涂片为阳性。在没有 TB 治疗药物之前，一部分患者能够自愈(比例为 C)。在该模型中，自愈率设为 nc 。但是自愈人群 C 中的个体仍以 ρ 速率复发，所以自然的痊愈可能是暂时的。假设人群中的出生率和死亡率相等，故总人群 P 总数不变。

TB 危险因素

吸烟或糖尿病通常被认为是 TB 的危险因素，这类人群的 TB 发病过程同图 2.1C 表述的流程一致，但需改变模型的参数。这样，模型可表示为 6×2 的方程组，其中一部分人群先天具有某些危险因素，在不同健康状态间的转换概率不同。如果无法证明这些危险因素对参数 α 、ν_s 和 ρ 的具体影响，在模型中可将这些参数乘以相对危险度 2。

有很多不同方法研究 HIV/AIDS 对 TB 的影响(第 6 章；表 A2.1)。TB 模型中的六类人群，都可能感染 HIV，模型假设六类人群的感染率相同。但是，HIV 不仅增加了结核感染和感染者发病风险，同时增加患者的病死率。早期的一些 TB-HIV 合并感染流行病学研究都是从 HIV 感染开始跟踪的(涵盖 WHO 规定的四个病程；Williams 等 2010)，但图 6.5 关于南非流行病的模型研究只包括第四阶段的艾滋病阳性人群，因为该病程的 HIV 阳性人群的 TB 发病率最高(CD4+细胞计数大约<350 个/μl)。在 HIV 感染的前三个阶段内，通常假设没有增加 TB 感染的风险。但在考虑 ART 影响模型(图 6.9)、印度 TB-HIV 控制项目模型(图 6.8)及非洲沙哈拉以南地区更大范围的研究模型里(图 6.12)，这些假设条件有所放宽。图 6.6 中图 A 和图 B 的参数值如表 A2.2 所示，并标注了步长变化(由左到右阅读)。

表 A2.2　图 6.6 中图 A 和图 B 的参数值,步长改变已标注出

干预/参数	诊所			社区	
	0	1	2	3	4
	基线值	提高诊断灵敏度	加强治愈率	增加在 HIV+/− 人群中 TB 的检测率	增加在 HIV+ 人群中 TB 的检测率
检测到的比例情况					
HIV 阴性	0.53	0.53	0.53	0.70	0.70
HIV 阳性	0.77	0.80	0.80	0.83	0.88
诊断敏感性					
HIV 阴性感染	0.80	0.80	0.80	0.80	0.80
HIV 阴性未感染	0.60	0.80	0.80	0.80	0.80
HIV 阳性感染	0.70	0.80	0.80	0.80	0.80
HIV 阳性未感染	0.60	0.80	0.80	0.80	0.80
治疗(包括丢失人群)					
所有	0.45	0.45	0.85	0.85	0.85

参 考 文 献

Aaron, L., D. Saadoun, I. Calatroni, O. Launay, N. Mémain, V. Vincent, G. Marchal, et al. 2004. Tuberculosis in HIV-infected patients: a comprehensive review. *Clinical Microbiology and Infection* 10:388–98.

Abel, L., J. El-Baghdadi, A. A. Bousfiha, J. L. Casanova, and E. Schurr. 2014. Human genetics of tuberculosis: A long and winding road. *Philosophical Transactions of the Royal Society B* 369:20130428.

Abu-Raddad, L. J., L. Sabatelli, J. T. Achterberg, J. D. Sugimoto, I. M. Longini Jr., C, Dye, and M. E. Halloran. 2009. Epidemiological benefits of more-effective tuberculosis vaccines, drugs, and diagnostics. *Proceedings of the National Academy of Sciences of the USA* 106:13980–85.

Adams, L. V., E. A. Talbot, K. Odato, H. Blunt, and K. R. Steingart. 2014. Interventions to improve delivery of isoniazid preventive therapy: An overview of systematic reviews. *BMC Infectious Diseases* 14:281.

Aeras. 2013. *Developing new tuberculosis vaccines for the world.* Aeras 2013 (cited January 29, 2013). Available from www.aeras.org.

Affusim, C., V. Abah, E. B. Kesieme, K. Anyanwu, T. A. Salami, and R. Eifediyi. 2013. The effect of low CD4+ lymphocyte count on the radiographic patterns of HIV patients with pulmonary tuberculosis among Nigerians. *Tuberculosis Research and Treatment* 2013:535769.

Agrawal, D., Z. F. Udwadia, C. Rodriguez, and A. Mehta. 2009. Increasing incidence of fluoroquinolone-resistant Mycobacterium tuberculosis in Mumbai, India. *International Journal of Tuberculosis and Lung Disease* 13:79–83.

Ahmad Khan, F., and M. Behr. 2014. Resistant plus susceptible tuberculosis: The undiscovered country. *Journal of Infectious Diseases* 209:1682–84.

Ahuja, S. D., D. Ashkin, M. Avendano, R. Banerjee, M. Bauer, J. N. Bayona, M. C. Becerra, et al. 2012. Multidrug resistant pulmonary tuberculosis treatment regimens and patient outcomes: an individual patient data meta-analysis of 9,153 patients. *PLoS Medicine* 9:e1001300.

Ait-Khlaed, N., and D. A. Enarson. 2003. *Tuberculosis: A Manual for Medical Students.* Geneva: World Health Organization, WHO/CDS/TB/99.272.

Akolo, C., I. Adetifa, S. Shepperd, and J. Volmink. 2010. Treatment of latent tuberculosis infection in HIV infected persons. *Cochrane Database of Systematic Reviews* 1:CD000171.

Alami, N. N., C. M. Yuen, R. Miramontes, R. Pratt, S. F. Price, and T. R. Navin. 2014. Trends in tuberculosis—United States, 2013. *Morbidity and Mortality Weekly Report* 63:229–33.

Alland, D., G. E. Kalkut, A. R. Moss, R. McAdam, J. A. Hahn, W. Bosworth, E. Drucker, and B. R. Bloom. 1994. Transmission of tuberculosis in New York City. An analysis by DNA fingerprinting and conventional epidemiologic methods. *New England Journal of Medicine* 330:1710–16.

Anderson, L. F. 2014. Genotyping and its implications for transmission dynamics and tuberculosis control. In *Clinical Tuberculosis*, ed. P.D.O. Davies, S. B. Gordon, and G. Davies, 55–77. Boca Raton: CRC Press.

Anderson, R. M., and R. M. May. 1991. *Infectious Diseases of Humans: Dynamics and Control*. Oxford: Oxford University Press.

Andersson, D. I., and D. Hughes. 2010. Antibiotic resistance and its cost: Is it possible to reverse resistance? *Nature Reviews Microbiology* 8:260–71.

Andrews, J. R., F. Noubary, R. P. Walensky, R. Cerda, E. Losina, and C. R. Horsburgh. 2012. Risk of progression to active tuberculosis following reinfection with Mycobacterium tuberculosis. *Clinical Infectious Diseases* 54:784–91.

Aparicio, J. P., and C. Castillo-Chavez. 2009. Mathematical modelling of tuberculosis epidemics. *Mathematical biosciences and engineering* 6:209–37.

April, M. D., R. Wood, B. K. Berkowitz, A. D. Paltiel, X. Anglaret, E. Losina, K. A. Freedberg, and R. P. Walensky. 2014. The survival benefits of antiretroviral therapy in South Africa. *Journal of Infectious Diseases* 209:491–99.

Arentz, M., B. Sorensen, D. J. Horne, and J. L. Walson. 2013. Systematic review of the performance of rapid rifampicin resistance testing for drug-resistant tuberculosis. *PLoS One* 8:e76533.

Arinaminpathy, N., and C. Dye. 2010. Health in financial crises: Economic recession and tuberculosis in Central and Eastern Europe. *Journal of the Royal Society Interface* 7:1559–69.

Arnadottir, T. 2009. The Styblo model 20 years later: What holds true? *International Journal of Tuberculosis and Lung Disease* 13:672–90.

Aronson, N. E., M. Santosham, G. W. Comstock, L. H. Moulton, E. R. Rhoades, and L. H. Harrison. 2004. Long-term efficacy of BCG vaccine in American Indians and Alaska Natives. A 60-year follow-up study. *JAMA* 291:2086–91.

Ayles, H., and M. Muyoyeta. 2006. Isoniazid to prevent first and recurrent episodes of TB. *Tropical Doctor* 36:83–86.

Bailey, N.T.J. 1957. *The Mathematical Theory of Epidemics*. London: Griffin.

———. 1975. *The Mathematical Theory of Infectious Diseases and its Applications*. London: Griffin.

Baker, M., D. Das, K Venugopal, and P. Howden-Chapman. 2008. Tuberculosis associated with household crowding in a developed country. *Journal of Epidemiology and Community Health* 62:715–21.

Baldeviano-Vidalon, G. C., N. Quispe-Torres, C. Bonilla-Asalde, D. Gastiaburu-Rodriguez, J. E. Pro-Cuba, and F. Llanos-Zavalaga. 2005. Multiple infection with resistant and sensitive M. tuberculosis strains during treatment of pulmonary tuberculosis patients. *International Journal of Tuberculosis and Lung Disease* 9:1155–60.

Barr, R. G., and R. Menzies. 1994. The effect of war on tuberculosis. Results of a tuberculin survey among displaced persons in El Salvador and a review of the literature. *Tubercle and Lung Disease* 75:251–59.

Barreto, M. L., S. S. Cunha, S. M. Pereira, B. Genser, M. A. Hijjar, M. Yury Ichihara, S. C. de Brito, et al. 2005. Neonatal BCG protection against tuberculosis lasts for 20 years in Brazil. *International Journal of Tuberculosis and Lung Disease* 9:1171–73.

Barreto, M. L., D. Pilger, S. M. Pereira, B. Genser, A. A. Cruz, S. S. Cunha, C. Sant'Anna, et al. 2014. Causes of variation in BCG vaccine efficacy: Examining evidence from the BCG REVAC cluster randomized trial to explore the masking and the blocking hypotheses. *Vaccine* 32:3759–64.

Barry, C. E. III, H. I. Boshoff, V. Dartois, T. Dick, S. Ehrt, J. Flynn, D. Schnappinger, R. J. Wilkinson, and D. Young. 2009. The spectrum of latent tuberculosis: Rethinking the biology and intervention strategies. *Nature Reviews Microbiology* 7:845–55.

Basu, S., D. Stuckler, A. Bitton, and S. A. Glantz. 2011. Projected effects of tobacco smoking on worldwide tuberculosis control: Mathematical modelling analysis. *BMJ* 343:d5506.

Baussano, I., P. Nunn, B. Williams, E. Pivetta, M. Bugiani, and F. Scano. 2011. Tuberculosis among health care workers. *Emerging Infectious Diseases* 17:488–94.

Baussano, I., B. G. Williams, P. Nunn, M. Beggiato, U. Fedeli, and F. Scano. 2010. Tuberculosis incidence in prisons: A systematic review. *PLoS Medicine* 7:e1000381.

Becq, J., M. C. Gutierrez, V. Rosas-Magallanes, J. Rauzier, B. Gicquel, O. Neyrolles, and P. Deschavanne. 2007. Contribution of horizontally acquired genomic islands to the evolution of the tubercle bacilli. *Molecular Biology and Evolution* 24:1861–71.

Begon, M., C. R. Townsend, and J. L. Harper. 2006. *Ecology: from Individuals to Ecosystems*. Oxford: Blackwell

Behr, M. A., S. A. Warren, H. Salamon, P. C. Hopewell, A. Ponce de Leon, C. L. Daley, and P. M. Small. 1999. Transmission of *Mycobacterium tuberculosis* from patients smear-negative for acid-fast bacilli. *Lancet* 353:444–49.

Ben Amor, Y., B. Nemser, A. Singh, A. Sankin, and N. Schluger. 2008. Underreported threat of multidrug-resistant tuberculosis in Africa. *Emerging Infectious Diseases* 14:1345–52.

Berg, G. 1939. *The Prognosis of Open Pulmonary Tuberculosis. A Clinical-statistical Analysis*, 1st ed. Lund, Sweden: Håkan Ohlson.

Berry, M.P.R., C. M. Graham, F. W. McNab, Z. Xu, S.A.A. Bloch, T. Oni, K. A. Wilkinson, et al. 2010. An interferon-inducible neutrophil-driven blood transcriptional signature in human tuberculosis. *Nature* 466:973–77.

Bhatter, P., A. Chatterjee, D. D'Souza, M. Tolani, and N. Mistry. 2012. Estimating fitness by competition assays between srug susceptible and resistant Mycobacterium tuberculosis of predominant lineages in Mumbai, India. *PLoS One* 7:e33507.

Bjartveit, K., and H. Waaler. 1965. Some evidence of the efficacy of mass BCG vaccination. *Bulletin of the World Health Organization* 33:289–319.

Blaser, M. J., and D. Kirschner. 2007. The equilibria that allow bacterial persistence in human hosts. *Nature* 449:843–49.

Blok, L., J. Creswell, R. Stevens, M. Brouwer, O. Ramis, O. Weil, P. Klatser, S. Sahu, and M. I. Bakker. 2014. A pragmatic approach to measuring, monitoring, and evaluating interventions for improved tuberculosis case detection. *International Health* 6:181–88.

Bloom, B. R., and C.J.L. Murray. 1992. Tuberculosis: commentary on a reemergent killer. *Science* 257:1055–64.

Blower, S. M., and T. Chou. 2004. Modeling the emergence of the 'hot zones': Tuberculosis and the amplification dynamics of drug resistance. *Nature Medicine* 10:1111–16.

Blower, S. M., A. R. McLean, T. C. Porco, P. M. Small, P. C. Hopewell, M. A. Sanchez, and A. R. Moss. 1995. The intrinsic transmission dynamics of tuberculosis epidemics. *Nature Medicine* 1:815–21.

Blower, S., and V. Supervie. 2007. Predicting the future of XDR tuberculosis. *Lancet Infectious Diseases* 7:443.

193

Blower, S. M., P. M. Small, and P. C. Hopewell. 1996. Control strategies for tuberculosis epidemics: new models for old problems. *Science* 273:497–500.

Bock, N. N., P. A. Jensen, B. Miller, and E. Nardell. 2007. Tuberculosis infection control in resource-limited settings in the era of expanding HIV care and treatment. *Journal of Infectious Diseases* 196 Suppl 1:S108–13.

Boehme, C. C., P. Nabeta, D. Hillemann, M. Nicol, S. Shenai, F. Krapp, J. Allen, et al. 2010. Rapid molecular detection of tuberculosis and rifampin resistance. *New England Journal of Medicine* 363:1005–15.

Boehme, C. C., M. P. Nicol, P. Nabeta, J. S. Michael, E. Gotuzzo, R. Tahirli, M. T. Gler, et al. 2011. Feasibility, diagnostic accuracy, and effectiveness of decentralised use of the Xpert MTB/RIF test for diagnosis of tuberculosis and multidrug resistance: A multicentre implementation study. *Lancet* 377:1495–1505.

Bonilla, C. A., A. Crossa, H. O. Jave, C. D. Mitnick, R. B. Jamanca, C. Herrera, L. Asencios, et al. 2008. Management of extensively drug-resistant tuberculosis in Peru: Cure is possible. *PLoS One* 3:e2957.

Bor, J., A. J. Herbst, M. L. Newell, and T. Barnighausen. 2013. Increases in adult life expectancy in rural South Africa: Valuing the scale-up of HIV treatment. *Science* 339:961–65.

Borgdorff, M. W., N. J. Nagelkerke, C. Dye, and P. Nunn. 2000. Gender and tuberculosis: A comparison of prevalence surveys with notification data to explore sex differences in case detection. *International Journal of Tuberculosis and Lung Disease* 4:123–32.

Borgdorff, M. W., N. J. Nagelkerke, D. van Soolingen, and J. F. Broekmans. 1999. Transmission of tuberculosis between people of different ages in The Netherlands: An analysis using DNA fingerprinting. *International Journal of Tuberculosis and Lung Disease* 3:202–6.

Borgdorff, M. W., M. Sebek, R. B. Geskus, K. Kremer, N. Kalisvaart, and D. van Soolingen. 2011. The incubation period distribution of tuberculosis estimated with a molecular epidemiological approach. *International Journal of Epidemiology* 40:964–70.

Borrell, S., and S. Gagneux. 2009. Infectiousness, reproductive fitness and evolution of drug-resistant Mycobacterium tuberculosis. *International Journal of Tuberculosis Lung Disease* 13:1456–66.

Borrell, S., and S. Gagneux. 2011. Strain diversity, epistasis and the evolution of drug resistance in Mycobacterium tuberculosis. *Clinical Microbiology and Infection* 17:815–20.

Bos, K. I., K. M. Harkins, A. Herbig, M. Coscolla, N. Weber, I. Comas, S. A. Forrest, et al. 2014. Pre-Columbian tuberculosis genomes reveal seals as a source of New World human tuberculosis. *Nature* 514:494–97.

Botha, E., S. Den Boon, K. A. Lawrence, H. Reuter, S. Verver, C. J. Lombard, C. Dye, D. A. Enarson, and N. Beyers. 2008. From suspect to patient: Tuberculosis diagnosis and treatment initiation in health facilities in South Africa. *International Journal of Tuberculosis and Lung Disease* 12:936–41.

Bourdin Trunz, B., P. Fine, and C. Dye. 2006. Effect of BCG vaccination on childhood tuberculous meningitis and miliary tuberculosis worldwide: A meta-analysis and assessment of cost-effectiveness. *Lancet* 367:1173–80.

Breathnach, C. S., and J. B. Moynihan. 2011. William Wilde and the early records of consumption in Ireland. *Ulster Medical Journal* 80:42–48.

Breban, R., and S. Blower. 2005. The reinfection threshold does not exist. *Journal of Theoretical Biology* 235:151–52.

Brennan, M. J., M. R. Stone, and T. Evans. 2012. A rational vaccine pipeline for tuberculosis. *International Journal of Tuberculosis and Lung Disease* 16:1566–73.

Brogger, S. 1967. Systems analysis in tuberculosis control: A model. *American Review of Respiratory Disease* 95:419–34.

Brooks-Pollock, E., M. C. Becerra, E. Goldstein, T. Cohen, and M. B. Murray. 2011. Epidemiologic inference from the distribution of tuberculosis cases in households in Lima, Peru. *Journal of Infectious Diseases* 203:1582–89.

Brosch, R., S. V. Gordon, M. Marmiesse, P. Brodin, C. Buchrieser, K. Eiglmeier, T. Garnier, et al. 2002. A new evolutionary scenario for the Mycobacterium tuberculosis complex. *Proceedings of the National Academy of Sciences of the United States of America* 99:3684–89.

Bryant, J. M., S. R. Harris, J. Parkhill, R. Dawson, A. H. Diacon, P. van Helden, A. Pym, et al. 2013. Whole-genome sequencing to establish relapse or re-infection with *Mycobacterium tuberculosis*: A retrospective observational study. *Lancet Respiratory Medicine* 1:786–92.

Bucher, H. C., L. E. Griffith, G. H. Guyatt, P. Sudre, M. Naef, P. Sendi, and M. Battegay. 1999. Isoniazid prophylaxis for tuberculosis in HIV infection: A meta-analysis of randomized controlled trials. *AIDS* 13:501–7.

Buhl, K., and J. Nyboe. 1967. Epidemiological basis of tuberculosis eradication. 9. Changes in mortality of Danish tuberculosis patients since 1925. *Bulletin of the World Health Organization* 37:907–25.

Buikstra, J. E. 1999. Paleoepidemiology of tuberculosis in the Americas. In *Tuberculosis Past and Present*, ed. G. Palfi, O. Sutour, J. Deak and I. Hutas. Golden Book Publishers/Budapest Tuberculosis Foundation.

Burgos, M., K. DeRiemer, P. M. Small, P. C. Hopewell, and C. L. Daley. 2003. Effect of drug resistance on the generation of secondary cases of tuberculosis. *Journal of Infectious Diseases* 188:1878–84.

Buu, T. N., D. van Soolingen, M. N. Huyen, N. T. Lan, H. T. Quy, E. W. Tiemersma, K. Kremer, M. W. Borgdorff, and F. G. Cobelens. 2012. Increased transmission of Mycobacterium tuberculosis Beijing genotype strains associated with resistance to streptomycin: A population-based study. *PLoS One* 7:e42323.

Bynam, W. 2008. The art of medicine—the McKeown thesis. *Lancet*, 371:644–45.

Canetti, G. 1939. *Les reinfections tuberculeuses latentes du poumon. Etude anatomopathologique, bact,riologique et pathog,nique des l,sions tuberculeuses abortives autres que de primo-infection.* Paris: Vigot Frères.

———. 1962. The eradication of tuberculosis: theoretical problems and practical solutions. *Tubercle* 43:301–21.

Cardona, P. J. 2009. A dynamic reinfection hypothesis of latent tuberculosis infection. *Infection* 37:80–86.

Carvalho, A. C., K. DeRiemer, Z. B. Nunes, M. Martins, M. Comelli, A. Marinoni, and A. L. Kritski. 2001. Transmission of Mycobacterium tuberculosis to contacts of HIV-infected tuberculosis patients. *American Journal of Respiratory and Critical Care Medicine* 164:2166–71.

Carvalho, R. V., J. Kleijn, A. H. Meijer, and F. J. Verbeek. 2012. Modeling innate immune response to early Mycobacterium infection. *Computational and Mathematical Methods in Medicine* 2012:790482.

Casali, N., V. Nikolayevskyy, Y. Balabanova, S. R. Harris, O. Ignatyeva, I. Kontsevaya, J. Corander, et al. 2014. Evolution and transmission of drug-resistant tuberculosis in a Russian population. *Nature Genetics* 46:279–86.

Castillo-Chavez, C., and B. Song. 2004. Dynamical models of tuberculosis and their applications. *Mathematical Biosciences and Engineering* 1:361–404.

Cauthen, G. M., A. Pio, and H. G. ten Dam. 2002. Annual risk of tuberculous infection (reprinted). *Bulletin of the World Health Organization* 80:503–11.

Caws, M., G. Thwaites, S. Dunstan, T. R. Hawn, N. T. Lan, N. T. Thuong, K. Stepniewska, et al. 2008. The influence of host and bacterial genotype on the development of disseminated disease with Mycobacterium tuberculosis. *PLoS Pathogens* 4:e1000034.

Cegielski, J. P., T. Dalton, M. Yagui, W. Wattanaamornkiet, G. V. Volchenkov, L. E. Via, M. Van Der Walt, et al. 2014. Extensive drug resistance acquired during treatment of multidrug-resistant tuberculosis. *Clinical Infectious Diseases* pii: ciu572.

Centers for Disease Control and Prevention. 1989. A strategic plan for the elimination of tuberculosis in the United States. *Morbidity and Mortality Weekly Report* 38(suppl S-3):1–23.

———. 2001. Update: Fatal and severe liver injuries associated with rifampin and pyrazinamide for latent tuberculosis infection, and revision in American Thoracic Society/CDC recommendations—United States, 2001. *Morb.Mortal.Wkly.Rep.* 50:733–35.

———. 2002. Update: Fatal and severe liver injuries associated with rifampin and pyrazinamide treatment for latent tuberculosis infection. Public Health Dispatch. *Morbidity and Mortality Weekly Report* 51:998–99.

———. 2012. *Tuberculosis (TB).* Centers for Disease Control and Prevention 2012 [cited April 25, 2012]. Available from www.cdc.gov.

———. 2014. *Trends in Current Cigarette Smoking Among High School Students and Adults, United States, 1965–2011.* Centers for Disease Control and Prevention 2014 [cited May 5, 2014]. Available from http://www.cdc.gov/tobacco/data_statistics/tables/trends/cig_smoking/.

Chadha, V. K., S. P. Agarwal, P. Kumar, L. S. Chauhan, C. Kollapan, P. S. Jaganath, P. S. Vaidyanathan, et al. 2005. Annual risk of tuberculous infection in four defined zones of India: A comparative picture. *International Journal of Tuberculosis and Lung Disease* 9:569–75.

Chaisson, R. E., G. L. Barnes, J. Hackman, L. Watkinson, L. Kimbrough, S. Metha, S. Cavalcante, and R. D. Moore. 2001. A randomized, controlled trial of interventions to improve adherence to isoniazid therapy to prevent tuberculosis in injection drug users. *American Journal of Medicine* 110:610–15.

Chakraborty, A. K. 1996. *Prevalence and incidence of tuberculous infection and disease in India: A comprehensive review.* Geneva: World Health Organization.

Chan, P. C., C. H. Yang, L. Y. Chang, K. F. Wang, Y. C. Kuo, C. J. Lin, S. W. Lee, et al. 2013. Lower prevalence of tuberculosis infection in BCG vaccinees: A cross-sectional study in adult prison inmates. *Thorax* 68:263–68.

Chang, K. C., C. C. Leung, and C. M. Tam. 2009. Household contact investigation of tuberculosis in low-income and middle-income countries: Public-health impact. *Lancet Infectious Diseases* 9:3–4.

Charalambous, S., A. D. Grant, C. Innes, C. J. Hoffmann, R. Dowdeswell, J. Pienaar, K. L. Fielding, and G. J. Churchyard. 2010. Association of isoniazid preventive therapy with lower early mortality in individuals on antiretroviral therapy in a workplace programme. *AIDS* 24 Suppl 5:S5–13.

Chiang, C. Y., and L. W. Riley. 2005. Exogenous reinfection in tuberculosis. *Lancet Infecious Diseases* 5:629–36.

China Tuberculosis Control Collaboration. 2004. The effect of tuberculosis control in China. *Lancet* 364:417–22.

Churchyard, G. J., K. L. Fielding, J. J. Lewis, L. Coetzee, E. L. Corbett, P. Godfrey-Faussett, R. J. Hayes, R. E. Chaisson, and A. D. Grant. 2014. A trial of mass isoniazid preventive therapy for tuberculosis control. *New England Journal of Medicine* 370:301–10.

Churchyard, G. J., W. Stevens, L. D. Mametja, K. McCarthy, V. Chihota, M. Nicol, L. Erasmus, et al. 2014. Xpert MTB/RIF to replace tuberculosis smear micros-copy: A trial embedded within national implementation in South Africa. *Submitted.*

Claassens, M. M., E. du Toit, R. Dunbar, C. Lombard, D. A. Enarson, N. Beyers, and M. W. Borgdorff. 2013. Tuberculosis patients in primary care do not start treat-ment. What role do health system delays play? *The International Journal of Tu-berculosis and Lung Disease* 17:603–7.

Claassens, M. M., C. van Schalkwyk, E. du Toit, E. Roest, C. J. Lombard, D. A. Enar-son, N. Beyers, and M. W. Borgdorff. 2013. Tuberculosis in healthcare workers and infection control measures at primary healthcare facilities in South Africa. *PLoS One* 8:e76272.

Clark, M., P. Riben, and E. Nowgesic. 2002. The association of housing density, isola-tion and tuberculosis in Canadian First Nations communities. *International Jour-nal of Epidemiology* 31:940–45.

Clark, M., and E. Vynnycky. 2004. The use of maximum likelihood methods to estimate the risk of tuberculous infection and disease in a Canadian First Nations popula-tion. *International Journal of Epidemiology* 33:477–84.

Cliff, A. D., P. Haggett, and M. Smallman-Raynor. 1998. *Deciphering Global Epidem-ics: Analytical Approaches to the Disease Records of World Cities, 1888–1912.* Cambridge: Cambridge University Press.

Cobelens, F., S. van den Hof, M. Pai, S. B. Squire, A. Ramsay, and M. E. Kimerling. 2012. Which new diagnostics for tuberculosis, and when? *Journal of Infectious Diseases* 205 Suppl 2:S191–8.

Cohen, M., C. Dye, C. Fraser, W. C. Miller, K. A. Powers, and B. G. Williams. 2012. HIV treatment as prevention: Will early infection compromise treatment-as-prevention strategies? *PloS Medicine* 9:e1001232.

Cohen, M. S., Y. Q. Chen, M. McCauley, T. Gamble, M. C. Hosseinipour, N. Kuma-rasamy, J. G. Hakim, et al. 2011. Prevention of HIV-1 infection with early anti-retroviral therapy. *New England Journal of Medicine* 365:493–505.

Cohen, T., C. Colijn, A. Wright, M. Zignol, A. Pym, and M. Murray. 2008. Challenges in estimating the total burden of drug-resistant tuberculosis. *American Journal of Respiratory and Critical Care Medicine* 177:1302–6.

Cohen, T., B. L. Hedt, and M. Pagano. 2010. Estimating the magnitude and direction of bias in tuberculosis drug resistance surveys conducted only in the public sector: A simulation study. *BMC Public Health* 10:355.

Cohen, T., and M. Murray. 2004. Modeling epidemics of multidrug-resistant M. tuberculosis of heterogeneous fitness. *Nature Medicine* 10:1117–21.

Cohen, T., B. Sommers, and M. Murray. 2003. The effect of drug resistance on the fitness of Mycobacterium tuberculosis. *Lancet Infectious Diseases* 3:13–21.

Cohn D. L., and W. M. El-Sadr. 2000. Treatment of latent tuberculosis infection. In *Tuberculosis: A Comprehensive International Approach*, ed. E. S Hershfield and L. B. Reichman. New York: Marcel Dekker.

———. 2006. Treatment of latent tuberculosis infection. In *Reichman and Hershfield's Tuberculosis*, ed. M. C. Raviglione, 265–305. New York: Informa Health Care.

Coker, R. J., B. Dimitrova, F. Drobniewski, Y. Samyshkin, J. Pomerleau, G. Y. Hohlova, N. Skuratova, et al. 2005. Health system frailties in tuberculosis service provision in Russia: an analysis through the lens of formal nutritional support. *Public Health* 119:837–43.

Colangeli, R., V. L. Arcus, R. T. Cursons, A. Ruthe, N. Karalus, K. Coley, S. D. Manning, et al. 2014. Whole genome sequencing of Mycobacterium tuberculosis reveals slow growth and low mutation rates during latent infections in humans. *PLoS One* 9:e91024.

Colgrove, J. 2002. The McKeown thesis: A historical controversy and its enduring influence. *American Journal of Public Health* 92:725–29.

Colijn, C, T. Cohen, and M. Murray. 2007. Mathematical models of tuberculosis: accomplishments and future challenges. Paper read at BIOMAT 2006—International Symposium on Mathematical and Computational Biology.

Colijn, C., T. Cohen, A. Ganesh, and M. Murray. 2011. Spontaneous emergence of multiple drug resistance in tuberculosis before and during therapy. *PLoS One* 6:e18327.

Coll, F., M. Preston, J. A. Guerra-Assuncao, G. Hill-Cawthorn, D. Harris, J. Perdigao, M. Viveiros, et al. 2014. PolyTB: A genomic variation map for *Mycobacterium tuberculosis. Tuberculosis (Edinb)* 94:346–54.

Comas, I., S. Borrell, A. Roetzer, G. Rose, B. Malla, M. Kato-Maeda, J. Galagan, S. Niemann, and S. Gagneux. 2012. Whole-genome sequencing of rifampicin-resistant Mycobacterium tuberculosis strains identifies compensatory mutations in RNA polymerase genes. *Nature Genetics* 44:106–10.

Comas, I., J. Chakravartti, P. M. Small, J. Galagan, S. Niemann, K. Kremer, J. D. Ernst, and S. Gagneux. 2010. Human T cell epitopes of Mycobacterium tuberculosis are evolutionarily hyperconserved. *Nature Genetics* 42:498–503.

Comas, I., M. Coscolla, T. Luo, S. Borrell, K. E. Holt, M. Kato-Maeda, J. Parkhill, et al. 2013. Out-of-Africa migration and Neolithic coexpansion of Mycobacterium tuberculosis with modern humans. *Nature Genetics* 45:1176–82.

Comas, I., and S. Gagneux. 2011. A role for systems epidemiology in tuberculosis research. *Trends in Microbiology* 19:492–500.

Comstock, G. W. 1975. Frost revisited: The modern epidemiology of tuberculosis. *American Journal of Epidemiology* 101:363–82.

———. 1980. Advances toward the conquest of tuberculosis. *Public Health Reports* 95:444–50.

———. 1999. How much isoniazid is needed for prevention of tuberculosis among immunocompetent adults? (Counterpoint). *International Journal of Tuberculosis and Lung Disease* 3:847–50.

———. 2005. Commentary: The first Framingham study—a pioneer in community-based participatory research. *International Journal of Epidemiology* 34:1188–90.

Comstock, G. W., C. Baum, and D. E. Snider Jr. 1979. Isoniazid prophylaxis among Alaskan Eskimos: A final report of the Bethel isoniazid studies. *Am Rev Respir Dis* 119:827–30.

Comstock, G. W., S. H. Ferebee, and L. M. Hammes. 1967. A controlled trial of community-wide isoniazid prophylaxis in Alaska. *American Review of Respiratory Disease* 95:935–43.

Comstock, G. W., V. T. Livesay, and S. F. Woolpert. 1974a. The prognosis of a positive tuberculin reaction in childhood and adolescence. *American Journal of Epidemiology* 99:131–38.

———. 1974b. Evaluation of BCG vaccination among Puerto Rican children. *American Journal of Public Health* 64:283–91.

Comstock, G. W., and S. F. Woolpert. 1972. Preventive treatment of untreated, nonactive tuberculosis in an Eskimo population. *Archives of Environmental Health* 25:333–37.

Cooper, A. M., and E. Torrado. 2012. Protection versus pathology in tuberculosis: recent insights. *Current Opinion in Immunology* 24:431–37.

Corbett, E. L., T. Bandason, Y. B. Cheung, S. Munyati, P. Godfrey-Faussett, R. Hayes, G. Churchyard, A. Butterworth, and P. Mason. 2007. Epidemiology of tuberculosis in a high HIV prevalence population provided with enhanced diagnosis of symptomatic disease. *PloS Medicine* 4:e22.

Corbett, E. L., T. Bandason, T. Duong, E. Dauya, B. Makamure, G. Churchyard, B. G. Williams, et al. 2010. Comparison of two active case-finding strategies for community-based diagnosis of symptomatic smear-positive TB and control of infectious TB in Harare, Zimbabwe (DETECTB): A cluster-randomised trial. *Lancet* 376:1244–1253.

Corbett, E. L., G. J. Churchyard, S. Charalambos, B. Samb, V. Moloi, T. C. Clayton, A. D. Grant, et al. 2002. Morbidity and mortality in South African gold miners: impact of untreated disease due to human immunodeficiency virus. *Clinical Infectious Diseases* 34:1251–1258.

Corbett, E. L., G. J. Churchyard, T. C. Clayton, B. G. Williams, D. Mulder, R. J. Hayes, and K. M. De Cock. 2000. HIV infection and silicosis: The impact of two potent risk factors on the incidence of mycobacterial disease in South African miners. *AIDS* 14:2759–68.

Corbett, E. L., and P. Macpherson. 2013. Tuberculosis screening in high human immunodeficiency virus prevalence settings: Turning promise into reality [State of the art series. Active case finding/screening. Number 5 in the series]. *The International Journal of Tuberculosis and Lung Disease* 17:1125–38.

Corbett, E. L., B. Marston, G. J. Churchyard, and K. M. De Cock. 2006. Tuberculosis in sub-Saharan Africa: opportunities, challenges, and change in the era of antiretroviral treatment. *Lancet* 367:926–37.

Corbett, E. L., C. J. Watt, N. Walker, D. Maher, B. G. Williams, M. C. Raviglione, and C. Dye. 2003. The growing burden of tuberculosis: Global trends and interactions with the HIV epidemic. *Archives of Internal Medicine* 163:1009–21.

Coros, A., E. DeConno, and K. M. Derbyshire. 2008. IS6110, a Mycobacterium tuberculosis complex-specific insertion sequence, is also present in the genome of

Mycobacterium smegmatis, suggestive of lateral gene transfer among mycobacterial species. *Journal of Bacteriology* 190:3408–10.

Coscolla, M., and S. Gagneux. 2010. Does M. tuberculosis genomic diversity explain disease diversity? *Drug Discovery Today Disease Mechanisms* 7:e43-e59.

Cox, H., Y. Kebede, S. Allamuratova, G. Ismailov, Z. Davletmuratova, G. Byrnes, C. Stone, et al. 2006. Tuberculosis recurrence and mortality after successful treatment: Impact of drug resistance. *PLoS Medicine* 3:e384.

Cox, H. S., T. Kubica, D. Doshetov, Y. Kebede, S. Rusch-Gerdess, and S. Niemann. 2005. The Beijing genotype and drug resistant tuberculosis in the Aral Sea region of Central Asia. *Respiratory Research* 6:134.

Cox, H. S., M. Morrow, and P. W. Deutschmann. 2008. Long term efficacy of DOTS regimens for tuberculosis: Systematic review. *British Medical Journal* 336:484–87.

Crampin, A. C., S. Floyd, B. M. Ngwira, V. Mwinuka, J. N. Mwaungulu, K. Branson, P. E. Fine, and J. R. Glynn. 2008. Assessment and evaluation of contact as a risk factor for tuberculosis in rural Africa. *Int J Tuberc Lung Dis* 12:612–18.

Crampin, A. C., J. N. Mwaungulu, F. D. Mwaungulu, D. T. Mwafulirwa, K. Munthali, S. Floyd, P. E. Fine, and J. R. Glynn. 2010. Recurrent TB: Relapse or reinfection? The effect of HIV in a general population cohort in Malawi. *Aids* 24:417–26.

Crofton, J. 1960. Tuberculosis undefeated. *British Medical Journal* 679–87.

Crow, J. F. 2001. The beanbag lives on. *Nature* 409:771.

Cruciani, M., M. Malena, O. Bosco, G. Gatti, and G. Serpelloni. 2001. The impact of human immunodeficiency virus type 1 on infectiousness of tuberculosis: A meta-analysis. *Clinical Infectious Diseases* 33:1922–30.

Currie, C. S., B. G. Williams, R. C. Cheng, and C. Dye. 2003. Tuberculosis epidemics driven by HIV: Is prevention better than cure? *AIDS* 17:2501–8.

Currie, C.S.M., K. Floyd, B. G. Williams, and C. Dye. 2005. Cost, affordability and cost-effectiveness of strategies to control tuberculosis in countries with high HIV prevalence *BMC Public Health* 5:130.

D'Arcy Hart, P., and I. Sutherland. 1977. BCG and vole bacillus vaccines in the prevention of tuberculosis in adolescence and early adult life. Final report to the Medical Research Council. *BMJ* 2:293–95.

Daulako, E. C. 1999. Population screening and mass chemoprophylaxis in Kiribati. *Interantional Journal of Leprosy and Other Mycobacterial Diseases* 67:S23–5.

Davidow, A. L., P. Alcabes, and M. Marmor. 2000. The contribution of recently acquired Mycobacterium tuberculosis infection to the New York City tuberculosis epidemic, 1989–1993. *Epidemiology* 11:394–401.

Davidow, A. L., M. Marmor, and P. Alcabes. 1997. Geographic diversity in tuberculosis trends and directly observed therapy, New York City, 1991 to 1994. *American Journal of Respiratory and Critical Care Medicine* 156:1495–1500.

Davies, J. 2011. Unbalanced strategies do not work. *The Quarterly Update on Epidemiology from the South African Centre for Epidemiological Modelling and Analysis (SACEMA, www.sacema.org).*

Davies, J. C. A. 1966. The eradication of tuberculosis in Rhodesia. In *DPH Dissertation.* London: London School of Hygiene and Tropical Medicine

Davies, R.P.O., K. Tocque, M. A. Bellis, T. Rimmington, and P.D.O. Davies. 1999. Historical declines in tuberculosis in England and Wales: Improving social conditions or natural selection? *International Journal of Tuberculosis and Lung Disease* 3:1051–54.

Dean, A. S., M. Zignol, D. Falzon, H. Getahun, and K. Floyd. 2014. HIV and multidrug-resistant tuberculosis: Overlapping epidemics. *European Respiratory Journal* 44:251–54.

de Boer, A. S., M. W. Borgdorff, E. Vynnycky, M. M. Sebek, and D. van Soolingen. 2003. Exogenous re-infection as a cause of recurrent tuberculosis in a low-incidence area. *International Journal of Tuberculosis and Lung Disease* 7:145–52.

De Cock, K. M., and R. E. Chaisson. 1999. Will DOTS do it? A reappraisal of tuberculosis control in countries with high rates of HIV infection. *International Journal of Tuberculosis and Lung Disease* 3:457–65.

De Cock, K. M., H. W. Jaffe, and J. W. Curran. 2011. Reflections on 30 years of AIDS. *Emerging Infectious Diseases* 17:1044–48.

de Jong, B. C., M. Antonio, and S. Gagneux. 2010. Mycobacterium africanum: Review of an important cause of human tuberculosis in West Africa. *PLoS Neglected Tropical Diseases* 4:e744.

de Jong, B. C., P. C. Hill, A. Aiken, T. Awine, M. Antonio, I. M. Adetifa, D. J. Jackson-Sillah, et al. 2008. Progression to active tuberculosis, but not transmission, varies by Mycobacterium tuberculosis lineage in The Gambia. *Journal of Infectious Diseases* 198:1037–43.

DeRiemer, K., L. Garcia-Garcia, M. Bobadilla-del-Valle, M. Palacios-Martinez, A. Martinez-Gamboa, P. M. Small, J. Sifuentes-Osornio, and A. Ponce-de-Leon. 2005. Does DOTS work in populations with drug-resistant tuberculosis? *Lancet* 365:1239–45.

de Viedma, D. G., M. Marin, S. Hernangomez, M. Diaz, M. J. Serrano, L. Alcala, and E. Bouza. 2002. Tuberculosis recurrences: Reinfection plays a role in a population whose clinical/epidemiological characteristics do not favor reinfection. *Archives of Internal Medicine* 162:1873–79.

de Vos, M., B. Muller, S. Borrell, P. A. Black, P. D. van Helden, R. M. Warren, S. Gagneux, and T. C. Victor. 2013. Putative compensatory mutations in the rpoC gene of rifampin-resistant Mycobacterium tuberculosis are associated with ongoing transmission. *Antimicrobial Agents and Chemotherapy* 57:827–32.

Dharmadhikari, A. S., M. Mphahlele, A. Stoltz, K. Venter, R. Mathebula, T. Masotla, W. Lubbe, et al. 2012. Surgical face masks worn by multidrug-resistant tuberculosis patients: impact on infectivity of air on a hospital ward. *American Journal of Respiratory and Critical Care Medicine* 185:1104–9.

Dharmadhikari, A., J. Smith, E. Nardell, G. Churchyard, and S. Keshavjee. 2013. Aspiring to zero tuberculosis deaths among southern Africa's miners: Is there a way forward? *International Journal of Health Services* 43:651–64.

Dheda, K., T. Gumbo, N. R. Gandhi, M. Murray, G. Theron, Z. Uwadia, G. B. Migliori, and R. Warren 2014. Global control of tuberculosis: from extensively durg-resistant to untreatable tuberculosis. *Lancet Respiratory Medicine* 2:321–38.

Diekmann, O., J. A. Heesterbeek, and T. Britton. 2013. *Mathematical Tools for Understanding Infectious Disease Dynamics*. Princeton: Princeton University Press.

Diekmann, O., J. A. Heesterbeek, and J. A. Metz. 1990. On the definition and the computation of the basic reproduction ratio R0 in models for infectious diseases in heterogeneous populations. *Journal of Mathematical Biology* 28:365–82.

Diekmann, O., J. A. Heesterbeek, and M. G. Roberts. 2010. The construction of next-generation matrices for compartmental epidemic models. *Journal of the Royal Society Interface* 7:873–85.

Diel, R., R. Loddenkemper, S. Niemann, K. Meywald-Walter, and A. Nienhaus. 2011. Negative and positive predictive value of a whole-blood interferon-gamma release assay for developing active tuberculosis: an update. *American Journal of Respiratory and Critical Care Medicine* 183:88–95.

Dietz, K. 1975. Transmission and control of arbovirus diseases. In *Epidemiology*, ed. D. Ludwig and K.L. Cooke, 104–21. Philadelphia: Society for Industrial and Applied Mathematics.

Dietz, K. 1980. Models for vector-borne parasitic diseases. *Lecture Notes in Biomathematics* 39:264–77.

Domenech, P., G. S. Kolly, L. Leon-Solis, A. Fallow, and M. B. Reed. 2010. Massive gene duplication event among clinical isolates of the Mycobacterium tuberculosis W/Beijing family. *Journal of Bacteriology* 192:4562–70.

Donald, P. R., B. J. Marais, and C. E. Barry 3rd. 2010. Age and the epidemiology and pathogenesis of tuberculosis. *Lancet* 375:1852–54.

Dossing, M., J.T.R. Wilcke, D. S. Askgaard, and B. Nybo. 1996. Liver injury during antituberculosis treatment: an 11-year study. *Tubercle and Lung Disease* 76:335–40.

Dowdy, D. W., and R. E. Chaisson. 2009. The persistence of tuberculosis in the age of DOTS: Reassessing the effect of case detection. *Bulletin of the World Health Organization* 87:296–304.

Dowdy, D. W., C. Dye, and T. Cohen. 2013. Data needs for evidence-based decisions: A TB modeler's "wish-list" *International Journal of Tuberculosis and Lung Disease* 17:866–77.

Dowdy, D. W., J. E. Golub, R. E. Chaisson, and V. Saraceni. 2012. Heterogeneity in tuberculosis transmission and the role of geographic hotspots in propagating epidemics. *Proceedings of the National Academy of Science USA* 109:9557–62.

Dublin, L. I., and A. J. Lotka. 1925. On the true rate of natural increase. *Journal of the American Statistical Association* 150:305–39.

Dubos, R. J., and J. Dubos. 1952. *The White Plague: Tuberculosis, Man and Society.* Camden, NJ: Rutgers University Press.

Dubos, R. J., and J. Dubos. 1987. *The White Plague* 2nd ed. New Brunswick: Rutgers University Press.

Durr, S., B. Muller, S. Alonso, J. Hattendorf, C. J. Laisse, P. D. van Helden, and J. Zinsstag. 2013. Differences in primary sites of infection between zoonotic and human tuberculosis: Results from a worldwide systematic review. *PLoS Negl Trop Dis* 7:e2399.

Dye, C. 2004. A booster for tuberculosis vaccines. *Journal of the American Medical Association* 291:2127–28.

———. 2008. Breaking a law: Tuberculosis disobeys Styblo's rule. *Bulletin of the World Health Organization* 86:4.

———. 2009. Doomsday postponed? Preventing and reversing epidemics of drug-resistant tuberculosis *Nature Reviews Microbiology* 10:81–87.

———. 2011. Practical preventive therapy for tuberculosis? *New England Journal of Medicine* 365:2230–31.

————. 2012. The potential impact of new diagnostic tests on tuberculosis epidemics. *Indian Journal of Medical Research* 135:737–44.

————. 2013. Making wider use of the world's most widely-used vaccine: BCG revaccination reconsidered. *Journal of the Royal Society Interface* 10:20130365.

————. 2014a. After 2015: Infectious diseases in a new era of health and development. *Philosophical Transactions of the Royal Society B: Biological Sciences* 369:20130426.

————. 2014b. Reproduction and survival of *Mycobacterium tuberculosis* in human populations. Unpublished.

Dye, C., A. Bassili, A. L. Bierrenbach, J. F. Broekmans, V. K. Chadha, P. Glaziou, P. G. Gopi, et al. 2008. Measuring tuberculosis burden, trends, and the impact of control programmes. *Lancet Infectious Diseases* 8:233–243.

Dye, C., B. Bourdin Trunz, K. Lonnroth, G. Roglic, and B. G. Williams. 2011. Nutrition, diabetes and tuberculosis in the epidemiological transition. *PLoS One* 6:e21161.

Dye, C., and M. A. Espinal. 2001. Will tuberculosis become resistant to all antibiotics? *Proceedings of the Royal Society B* 268:45–52.

Dye, C., M. A. Espinal, C. J. Watt, C. Mbiaga, and B. G. Williams. 2002. Worldwide incidence of multidrug-resistant tuberculosis. *Journal of Infectious Diseases* 185:1197–1202.

Dye, C., and K. Floyd. 2006. Tuberculosis. In *Disease Control Priorities in Developing Countries*, ed. D. T. Jamison, G.A.O. Alleyne, J. G. Breman, M. Claeson, D. B. Evans, P. Jha, A. R. Measham, and A. Mills, 289–309. Washington DC: Oxford University Press.

Dye, C., G. P. Garnett, K. Sleeman, and B. G. Williams. 1998. Prospects for worldwide tuberculosis control under the WHO DOTS strategy. Directly observed short-course therapy. *Lancet* 352:1886–91.

Dye, C., P. Glaziou, K. Floyd, and M. Raviglione. 2013. Prospects for tuberculosis elimination. *Annual Review of Public Health* 34:271–86.

Dye, C., and G. Hasibeder. 1986. Population dynamics of mosquito-borne disease: effects of flies which bite some people more frequently than others. *Transactions of the Royal Society of Tropical Medicine and Hygiene* 80:69–77.

Dye, C., K. Lönnroth, E. Jaramillo, B. G. Williams, and M. Raviglione. 2009. Trends in tuberculosis and their determinants in 134 countries. *Bulletin of the World Health Organization* 87:683–91.

Dye, C., D. Maher, D. Weil, M. Espinal, and M. Raviglione. 2006. Targets for global tuberculosis control. *International Journal of Tuberculosis and Lung Disease* 10:460–62.

Dye, C., and M. McNutt. 2013. The science of sustainability. *Science* 340:1499.

Dye, C., and M. Raviglione. 2013. Weigh all TB risks. *Nature* 502:S13.

Dye, C., S. Scheele, P. Dolin, V. Pathania, and M. C. Raviglione. 1999. Global burden of tuberculosis: estimated incidence, prevalence, and mortality by country. *Journal of the American Medical Association* 282:677–86.

Dye, C., and B. G. Williams. 2000. Criteria for the control of drug-resistant tuberculosis. *Proceedings of the National Academy of Sciences USA* 97:8180–8185.

————. 2008. Eliminating human tuberculosis in the 21st century. *Journal of the Royal Society Interface* 5:653–62.

———. 2009. Slow elimination of multidrug-resistant tuberculosis. *Science Transla-tional Medicine* 1:3ra8.

———. 2010. The population dynamics and control of tuberculosis. *Science* 328:856–61.

Dye, C., B. G. Williams, M. A. Espinal, and M. C. Raviglione. 2002. Erasing the world's slow stain: Strategies to beat multidrug-resistant tuberculosis. *Science* 295:2042–46.

Dye, C., Fengzeng Zhao, S. Scheele, and B. G. Williams. 2000. Evaluating the impact of tuberculosis control: Number of deaths prevented by short-course chemo-therapy in China. *International Journal of Epidemiology* 29:558–64.

Edwards, L. B., V. T. Livesay, F. A. Acquaviva, and C. E. Palmer. 1971. Height, weight, tuberculous infection, and tuberculous disease. *Archives of Environmental Health* 22:106–12.

Ehlers, S., and U. E. Schaible. 2012. The granuloma in tuberculosis: Dynamics of a host-pathogen collusion. *Frontiers in Immunology* 3:411.

Elwood, R. K., V. J. Cook, and E. Hernandez-Garduno. 2005. Risk of tuberculosis in children from smear-negative source cases. *International Journal of Tuberculo-sis and Lung Disease* 9:49–55.

Enarson, D. A. 1991. Principles of IUATLD collaborative tuberculosis progammes. *Bulletin of the International Union Against Tuberculosis and Lung Disease* 66:195–200.

Eriksen, J., J. Y. Chow, V. Mellis, B. Whipp, S. Walters, E. Abrahamson, and I. Abuba-kar. 2010. Protective effect of BCG vaccination in a nursery outbreak in 2009: Time to reconsider the vaccination threshold? *Thorax* 65:1067–71.

Ernst, J. D. 2012. The immunological life cycle of tuberculosis. *Nature Reviews Im-munology* 12:581–91.

Ernst, J. D., G. Trevejo-Nuñez, and N. Benaiee. 2007. Genomics and the evolution, pathogenesis, and diagnosis of tuberculosis. *Journal of Clinical Investigation* 117:1738–45.

Escombe, A. R., D. A. Moore, R. H. Gilman, W. Pan, M. Navincopa, E. Ticona, C. Mar-tinez, et al. 2008. The infectiousness of tuberculosis patients coinfected with HIV. *PLoS Medicine* 5:e188.

Escombe, A. R., C. C. Oeser, R. H. Gilman, M. Navincopa, E. Ticona, W. Pan, C. Martịnez, et al. 2007. Natural ventilation for the prevention of airborne con-tagion. *PLoS Medicine* 4:e68.

Espinal, M. A., and C. Dye. 2005. Can DOTS control multidrug-resistant tuberculosis? *Lancet* 365:1206–9.

Espinal, M. A., S. J. Kim, P. G. Suarez, K. M. Kam, A. G. Khomenko, G. B. Migliori, J. Baez, et al. 2000. Standard short-course chemotherapy for drug-resistant tu-berculosis: treatment outcomes in 6 countries. *Journal of the American Medical Association* 283:2537–45.

Espinal, M. A., E. N. Peréz, J. Baéz, L. Henriquez, K. Fernandez, M. Lopez, P. Olivo, and A. L. Reingold. 2000. Infectiousness of *Mycobacterium tuberculosis* in HIV-1-infected patients with tuberculosis: a prospective study. *Lancet* 355:275–80.

European Centre for Disease Control and Prevention/World Health Organization Re-gional Office for Europe. 2011. *Tuberculosis Surveillance in Europe 2009*. Stockholm: European Centre for Disease Prevention and Control.

European Centre for Disease Prevention and Control/WHO Regional Office for Europe. 2013. *Tuberculosis Ssurveillance and Monitoring in Europe*. Stockholm: European Centre for Disease Prevention and Control.

European Concerted Action on New Generation Genetic Markers and Techniques for the Epidemiology and Control of Tuberculosis. 2006. Beijing/W genotype Mycobacterium tuberculosis and drug resistance. *Emerging Infectious Diseases* 12:736–43.

Evans, C. A. 2011. GeneXpert—a game-changer for tuberculosis control? *PLoS Medicine* 8:e1001064.

Falzon, D., E. Jaramillo, F. Wares, M. Zignol, K. Floyd, and M. C. Raviglione. 2013. Universal access to care for multidrug-resistant tuberculosis: an analysis of surveillance data. *Lancet Infectious Diseases* 13:690–97.

Fandinho, F.C.O., A. L. Kritski, C. Hofer, C. Conde Jr., R.M.C. Ferreira, M.H.F. Ferreira, M.H.F. Saad, et al. 2000. RFLP patterns and risk factors for recent tuberculosis transmission among hospitalized tuberculosis patients in Rio de Janeiro, Brazil. *Transactions of the Royal Society of Tropical Medicine and Hygiene* 94:271–275.

Farmer, P. E. 2013. Shattuck Lecture. Chronic infectious disease and the future of health care delivery. *New England Journal of Medicine* 369:2424–36.

Feldmann, F. M. 1957. How much control of tuberculosis: 1937–1957–1977? *American Journal of Public Health* 47:1235–41.

Feng, Z., C. Castillo-Chavez, and A. F. Capurro. 2000. A model for tuberculosis with exogenous reinfection. *Theoretical Population Biology* 57:235–47.

Feng, Z., W. Huang, and C. Castillo-Chavez. 2001. On the role of variable latent periods in mathematical models for tuberculosis. *Journal of Dynamics and Differential Equations* 13:425–52.

Fennelly, K. P., and E. A. Nardell. 1998. The relative efficacy of respirators and room ventilation in preventing occupational tuberculosis. *Infection Control and Hospital Epidemiology* 19:754–59.

Fenner, L., M. Egger, T. Bodmer, E. Altpeter, M. Zwahlen, K. Jaton, G. E. Pfyffer, et al. 2012. Effect of mutation and genetic background on drug resistance in Mycobacterium tuberculosis. *Antimicrobial Agents and Chemotherapy* 56:3047–53.

Fenner, L., and H. L. Rieder. 2011. Isoniazid preventive therapy for all: are we ready? *International Journal of Tuberculosis and Lung Disease* 15:1281–82.

Ferebee, S. H. 1967. An epidemiological model of tuberculosis in the United States. *National Tuberculosis Association Bulletin* 53:4–7.

———. 1969. Controlled chemoprophylaxis trials in tuberculosis. A general review. *Advances in Tuberculosis Research* 17:28–106.

Ferreira, A. P., A. S. Aguiar, M. W. Fava, J. O. Correa, F. M. Teixeira, and H. C. Teixeira. 2002. Can the efficacy of bacille calmette-guerin tuberculosis vaccine be affected by intestinal parasitic infections? *Journal of Infectious Diseases* 186:441–42.

Filliol, I., A. S. Motiwala, M. Cavatore, W. Qi, M. H. Hazbon, M. Bobadilla del Valle, J. Fyfe, et al. 2006. Global phylogeny of Mycobacterium tuberculosis based on single nucleotide polymorphism (SNP) analysis: Insights into tuberculosis evolution, phylogenetic accuracy of other DNA fingerprinting systems, and recommendations for a minimal standard SNP set. *Journal of Bacteriology* 188:759–72.

Finucane, M. M. 2011. National, regional, and global trends in body-mass index since 1980: Systematic analysis of health examination surveys and epidemiological studies with 960 country-years and 9.1 million participants. *Lancet* 377:557–67.

Floud, R. 1998. *Height, Weight, and Body Mass of the British Population Since 1820.* Vol. 0108, *NBER Historical Working Papers.* Cambridge, MA: National Bureau of Economic Research.

Ford, C. B., P. L. Lin, M. R. Chase, R. R. Shah, O. Iartchouk, J. Galagan, N. Mohaideen, et al. 2011. Use of whole genome sequencing to estimate the mutation rate of Mycobacterium tuberculosis during latent infection. *Nature Genetics* 43:482–86.

Ford, C., K. Yusim, T. Ioerger, S. Feng, M. Chase, M. Greene, B. Korber, and S. Fortune. 2012. Mycobacterium tuberculosis—Heterogeneity revealed through whole genome sequencing. *Tuberculosis (Edinb)* 92:194–201.

Fox, W. 1990. Tuberculosis in India, past, present and future. *Indian Journal of Tuberculosis* 37:175–212.

Franke, M. F., S. C. Appleton, J. Bayona, F. Arteaga, E. Palacios, K. Llaro, S. S. Shin, et al. 2008. Risk factors and mortality associated with default from multidrug-resistant tuberculosis treatment. *Clinical Infectious Diseases* 46:1844–51.

Franke, M. F., H. Del Castillo, Y. Pereda, L. Lecca, J. Fuertes, L. Cardenas, M. C. Becerra, J. Bayona, and M. Murray. 2013. Parasite infection and tuberculosis disease among children: A case-control study. *American Journal of Tropcial Medicine and Hygiene* 90:279–82.

Frieden, T. R., ed. 2004. *Toman's Tuberculosis. Case Fetection, Treatment, and Monitoring. Questions and Answers.* Geneva: World Health Organization.

Frieden, T. R., P. I. Fujiwara, R. M. Washko, and M. A. Hamburg. 1995. Tuberculosis in New York City—turning the tide. *New England Journal of Medicine* 333:229–33.

Friedrich, S. O., A. Rachow, E. Saathoff, K. Singh, C. D. Mangu, R. Dawson, P. P. Phillips, et al. 2013. Assessment of the sensitivity and specificity of Xpert MTB/RIF assay as an early sputum biomarker of response to tuberculosis treatment. *The Lancet Respiratory Medicine* 1:462–70.

Frost, W. H. 1937. How much control of tuberculosis? *American Journal of Public Health* 27:759–66.

Gagneux, S. 2009. Fitness cost of drug resistance in *Mycobacterium tuberculosis*. *Clinical Microbiology and Infection* 15 Suppl 1:66–68.

Gagneux, S. 2012. Host-pathogen coevolution in human tuberculosis. *Philosophical Transactions of the Royal Society B* 367:850–59.

Gagneux, S. 2013. Genetic diversity in Mycobacterium tuberculosis. *Current Topics in Microbiology and Immunology* 374:2–15.

Gagneux, S., C. D. Long, P. M. Small, T. Van, G. K. Schoolnik, and B. J. Bohannan. 2006. The competitive cost of antibiotic resistance in *Mycobacterium tuberculosis*. *Science* 312:1944–46.

Gandhi, N. R., D. Weissman, P. Moodley, M. Ramathal, I. Elson, B. N. Kreiswirth, B. Mathema, et al. 2013. Nosocomial transmission of extensively drug-resistant tuberculosis in a rural hospital in South Africa. *Journal of Infectious Diseases* 207:9–17.

Garcia-Garcia, M. L., A. Ponce de Leon, M. E. Jimenez-Corona, A. Jimenez-Corona, M. Palacios-Martinez, S. Balandrano-Campos, L. Ferreyra-Reyes, et al. 2000. Clinical consequences and transmissibility of drug-resistant tuberculosis in southern Mexico. *Archives of Internal Medicine* 160:630–66.

Gardy, J. L., J. C. Johnston, S. J. Ho Sui, V. J. Cook, L. Shah, E. Brodkin, S. Rempel, et al. 2011. Whole-genome sequencing and social-network analysis of a tuberculosis outbreak. *New England Journal of Medicine* 364:730–39.

Gelband, H. 2000. Regimens of less than six months for treating tuberculosis. *Cochrane Database of Systematic Reviews* 2:CD001362.

Gengenbacher, M., and S. H. Kaufmann. 2012. *Mycobacterium tuberculosis*: Success through dormancy. *FEMS Microbiology Reviews*.

Getahun, H., R. Granich, D. Sculier, C. Gunneberg, L. Blanc, P. Nunn, and M Raviglione. 2010. Implementation of isoniazid preventive therapy for people living with HIV workdwide: barriers and solutions. *AIDS* 24 Suppl 5:S57–65.

Getahun, H., M. Harrington, R. O'Brien, and P. Nunn. 2007. Diagnosis of smear-negative pulmonary tuberculosis in people with HIV infection or AIDS in resource-constrained settings: informing urgent policy changes. *Lancet* 369:2042–49.

Ghodbane, R., D. Raoult, and M. Drancourt. 2014. Dramatic reduction of culture time of *Mycobacterium tuberculosis*. *Scientific Reports* 4:4236.

Godfrey-Faussett, P., P. Sonnenberg, S. C. Shearer, M. C. Bruce, C. Mee, L. Morris, and J. Murray. 2000. Tuberculosis Control and Molecular Epidemiology in a South-African gold-mining community. *Lancet* 356:1066–71.

Golub, J. E., V. Saraceni, S. C. Cavalcante, A. G. Pacheco, L. H. Moulton, B. S. King, A. Efron, et al. 2007. The impact of antiretroviral therapy and isoniazid preventive therapy on tuberculosis incidence in HIV-infected patients in Rio de Janeiro, Brazil. *AIDS* 21:1441–48.

Gomes, M. G., A. O. Franco, M. C. Gomes, and G. F. Medley. 2004. The reinfection threshold promotes variability in tuberculosis epidemiology and vaccine efficacy. *Proceedings of the Royal Society of London* 271:617–23.

Gomes, M.G.M., L. J. White, and G. F. Medley. 2004. Infection, reinfection, and vaccination under suboptimal immune protection: epidemiological perspectives. *Journal of Theoretical Biology* 228:539–49.

Gonzalez, E., L. Armas, and M. J. Llanes. 2007. Progress towards tuberculosis elimination in Cuba. *International Journal of Tuberculosis and Lung Disease* 11:405–11.

Gopi, P. G., R. Subramani, V. Chandrasekaran, T. Santha, and P. R. Narayanan. 2008. Impact of improved treatment success on the prevalence of TB in a rural community based on active surveillance. *Indian Journal of Tuberculosis* 55:22–27.

Gopi, P. G., R. Subramani, and P. R. Narayanan. 2006. Trend in the prevalence of TB infection and ARTI after implementation of a DOTS programme in south India. *International Journal of Tuberculosis and Lung Disease* 10:346–48.

Gopi, P. G., R. Subramani, T. Santha, P. P. Kumaran, V. Kumaraswami, and P. R. Narayanan. 2006. Relationship of ARTI to incidence and prevalence of tuberculosis in a district of south India. *International Journal of Tuberculosis and Lung Disease* 10:115–17.

Gourevitch, M. N., P. Alcabes, W. C. Wasserman, and P. S. Arno. 1998. Cost-effectiveness of directly observed chemoprophylaxis of tuberculosis among drug users at high risk for tuberculosis. *International Journal of Tuberculosis and Lung Disease* 2:531–40.

Grandjean, L., R. Gilman, I. Martin, E. Soto, B. Castro, S. Lopez, J. Coronel, et al. 2014. Transmission of multidrug-resistant and drug susceptible tuberculosis in households: A prospective cohort study. *Lancet Infectious Diseases*. Submitted.

Granich, R. M., C. F. Gilks, C. Dye, K. M. De Cock, and B. G. Williams. 2009. Universal voluntary HIV testing with immediate antiretroviral therapy as a strategy for elimination of HIV transmission: a mathematical model. *Lancet* 373:48–57.

Grant, A. D., K. L. Fielding, S. Charalambous, R. E. Chaisson, and G. J. Churchyard. 2010. Why have trials of isoniazid preventive therapy among people with HIV infection not demonstrated an effect on mortality? Did close examination of the trees obscure our view of the wood? *AIDS* 24 Suppl 5:S15–18.

Graunt, J. 1937. *Natural and Political Observations Made upon the Bills of Mortality, 1662.* Baltimore: John Hopkins Press.

Green Light Committee Initiative. 2007. *Annual Report. Geneva: Green Light Committee Initiative of the Working Group on MDR-TB of the Stop TB Partnership.* Geneva: World Health Organization.

Greenwood, M. 1931. On the statistical measure of infectiousness. *Journal of Hygiene* 31:336–51.

Grigg, E.R.N. 1958. The arcana of tuberculosis. With a brief epidemiologic history of the disease in the U.S.A. *American Review of Tuberculosis* 78:151–72.

Groschel, M.I.,S. A. Prabowo, P. J. Cardona, J. L. Stanford, and T. S. Werf. 2014. Therapeutic vaccines for tuberculosis—a systematic review. *Vaccine* 32:3162–68.

Grosset, J. 2003. Mycobacterium tuberculosis in the extracellular compartment: An underestimated adversary. *Antimicrobial Agents and Chemotherapy* 47:833–36.

Groth-Petersen, E., J. Knudsen, and E. Wilbek. 1959. Epidemiological basis of tuberculosis eradication in an advanced country. 21:5–49.

Grzybowski, S., K. Styblo, and E. Dorken. 1976. Tuberculosis in Eskimos. *Tubercle* 57(supplement):S1-S58.

Gupta, R. K., S. D. Lawn, L. G. Bekker, J. Caldwell, R. Kaplan, and R. Wood. 2013. Impact of human immunodeficiency virus and CD4 count on tuberculosis diagnosis: Analysis of city-wide data from Cape Town, South Africa. *International Journal of Tuberculosis and Lung Disease* 17:1014–22.

Gupta, S., R. Granich, A. Date, P. Lepere, B. Hersh, E. Gouws, and B. Samb. 2014. Review of policy and status of implementation of collaborative HIV-TB activities in 23 high-burden countries. *International Journal of Tuberculosis and Lung Disease* 18:1149–58.

Gurjav, U., P. Jelfs, N. McCallum, B. J. Marais, and V. Sintchenko. 2014. *BMC Infectious Diseases* 14:455.

Gutierrez, M. C., S. Brisse, R. Brosch, M. Fabre, B. Omaïs, M. Marmiesse, P. Supply, and V. Vincent. 2005. Ancient origin and gene mosaicism of the progenitor of Mycobacterium tuberculosis. *PLoS Pathogens* 1:e5.

Hagen, J. B. 1992. *An Entangled Bank: The Origins of Ecosystem Ecology.* New Brunswick: Rutgers University Press.

Haldane, J. B. 1964. A defense of beanbag genetics. *Perspectives in Biology and Medicine* 7:343–59.

Haldane, J. B.S. 1924. A mathematical theory of natural and artificial selection Part 1 *Transactions of the Camrbidge Philosophical Society* 23:19–41.

Hamer, W. H. 1906. Epidemic disease in England. *Lancet* 1:733–79.

Hancock, R.E.W. 2007. The end of an era? *Nature Reviews Drug Discovery* 6:28.

Hanekom, M., G. D. van der Spuy, E. Streicher, S. L. Ndabambi, C. R. McEvoy, M. Kidd, N. Beyers, et al. 2007. A recently evolved sublineage of the Mycobacterium tuberculosis Beijing strain family is associated with an increased ability to spread and cause disease. *Journal of Clinical Microbiology* 45:1483–90.

Hasibeder, G., and C. Dye. 1988. Population dynamics of mosquito-borne disease: Persistence in a completely heterogeneous environment. *Theoretical Population Biology* 33:31–53.

Hazbon, M. H., M. Brimacombe, M. Bobadilla del Valle, M. Cavatore, M. I. Guerrero, M. Varma-Basil, H. Billman-Jacobe, et al. 2006. Population genetics study of isoniazid resistance mutations and evolution of multidrug-resistant *Mycobacterium tuberculosis*. *Antimicrobial Agents and Chemotherapy* 50:2640–49.

Health Protection Agency. 2012. *Tuberculosis (TB)*. Health Protection Agency 2012 [cited April 25, 2012]. Available from www.hpa.org.uk.

Heesterbeek, J. A. 2002. A brief history of R_0 and a recipe for its calculation. *Acta Biotheoretica* 50:189–204.

Heldal, E., D. A. Caugant, and A. Tverdal. 2000. Pulmonary tuberculosis in Norwegian patients. The role of reactivation, re-infection and primary infection assessed by previous mass screening data and restriction fragment length polymorphism analysis. *International Journal of Tuberculosis and Lung Disease* 4:300–7.

Hernandez-Garduno, E., V. Cook, D. Kunimoto, R. K. Elwood, W. A. Black, and J. M. FitzGerald. 2004. Transmission of tuberculosis from smear negative patients: A molecular epidemiology study. *Thorax* 59:286–90.

Hershberg, R., M. Lipatov, P. M. Small, H. Sheffer, S. Niemann, S. Homolka, J. C. Roach, et al. 2008. High functional diversity in Mycobacterium tuberculosis driven by genetic drift and human demography. *PLoS Biology* 6:e311.

Hill, A. N., J. E. Becerra, and K. G. Castro. 2012. Modelling tuberculosis trends in the USA. *Epidemiology and Infection* 140:1862–72.

Hill, P. C., C. Dye, K. Viney, K. Tabutoa, K. Bissell, B. G. Williams, R. Zachariah, et al. 2014. Mass treatment to eliminate tuberculosis from an island population. *International Journal of Tuberculosis and Lung Disease* 18:899–904.

Hinson, J. M., Jr., R. W. Bradsher, and S. J. Bodner. 1981. Gram-stain neutrality of Mycobacterium tuberculosis. *American Review of Respiratory Disease* 123:365–66.

Hoefsloot, W., J. van Ingen, C. Andrejak, K. Angeby, R. Bauriaud, P. Bemer, N. Beylis, et al. 2013. The geographic diversity of nontuberculous mycobacteria isolated from pulmonary samples: An NTM-NET collaborative study. *European Respiratory Journal* 42:1604–13.

Holm, J. 1969. Development from tuberculosis infection to tuberculosis disease. Part I. Proposed study for TSRU, using in the first place the Dutch material. *Tuberculosis Surveillance Research Unit Progress Report* 1:1–10.

Hong, Y. P., S. J. Kim, W. J. Lew, E. K. Lee, and Y. C. Han. 1998. The seventh nationwide tuberculosis prevalence survey in Korea, 1995. *International Journal of Tuberculosis and Lung Disease* 2:27–36.

Hopewell, P. C., M. Pai, D. Maher, M. Uplekar, and M. C. Raviglione. 2006. International standards for tuberculosis care. *Lancet Infectious Diseases* 6:710–25.

Hopkin, J. M. 2000. Atopy, asthma, and the mycobacteria. *Thorax* 55:443–45.

Horsburgh, C. R., Jr., M. O'Donnell, S. Chamblee, J. L. Moreland, J. Johnson, B. J. Marsh, M. Narita, L. S. Johnson, and C. F. von Reyn. 2010. Revisiting rates of reactivation tuberculosis: a population-based approach. *American Journal of Respiratory and Critical Care Medicine* 182:420–25.

Horwitz, O., E. Wilbek, and P. A. Erickson. 1969. Epidemiologcial basis of tuberculosis eradication. 10. Longitudinal study on the risk of tuberculosis in the general population of a low-prevalence area. *Bulletin of the World Health Organization* 41:95–113.

Houben, R. M., A. C. Crampin, K. Mallard, J. N. Mwaungulu, M. D. Yates, F. D. Mwaungulu, B. M. Ngwira, et al. 2009. HIV and the risk of tuberculosis due to recent transmission over 12 years in Karonga District, Malawi. *Transactions of the Royal Society of Tropical Medicine and Hygiene* 103:1187–89.

Houben, R. M., A. C. Crampin, R. Ndhlovu, P. Sonnenberg, P. Godfrey-Faussett, W. H. Hass, G. Engelmann, et al. 2011. Human immunodeficiency virus associated tuberculosis more often due to recent infection than reactivation of latent infection. *International Journal of Tuberculosis and Lung Disease* 15:24–31.

Houben, R. M., D. Dowdy, A. Vassall, T. Cohen, A. Nicol, R. Granich, J. Shea, et al. 2014. How can mathematical models advance tuberculosis control in high HIV prevalence settings? *International Journal of Tuberculosis and Lung Disease* 18:509–14.

Houben, R. M., T. Sumner, A. D. Grant, and R. G. White. 2014. Ability of preventive therapy to cure latent *Mycobacterium tuberculosis* infection in HIV-infected individuals in high-burden settings. *Proceedings of the National Academy of Sciences USA* 111:5325–30.

Huang, C. C., E. T. Tchetgen, M. Becerra, T. Cohen, K. C. Hughes, Z. Zhang, R. Calderon, et al. 2013. The effect of HIV-related immunosuppression on the risk of tuberculosis transmission to household contacts. *Clinical Infectious Diseases* 58:765–74.

Huijben, S., A. S. Bell, D. G. Sim, D. Tomasello, N. Mideo, T. Day, and A. F. Read. 2013. Aggressive chemotherapy and the selection of drug resistant pathogens. *PLoS Pathogens* 9:e1003578.

Huyen, M. N., T. N. Buu, E. Tiemersma, N. T. Lan, N. H. Dung, K. Kremer, D. V. Soolingen, and F. G. Cobelens. 2013. Tuberculosis relapse in Vietnam is significantly associated with Mycobacterium tuberculosis Beijing genotype infections. *Journal of Infectious Diseases* 207:1516–24.

Institute for Health Metrics and Evaluation. 2012. *Financing Global Health 2012: The End of the Golden Age?* Seattle: Institute for Health Metrics and Evaluation.

Institute of Medicine. 2000. *Ending Neglect: The Elimination of Tuberculosis in the United States.* Washington DC: Institute of Medicine.

International Diabetes Federation. 2011. *IDF Diabetes Atlas, 5th Edition.* Brussels: International Diabetes Federation.

International Institute for Population Sciences (IIPS) and Macro International (2007) National Family Health Survey (NFHS-3), 2005–06, India: Key Findings. Mumbai: IIPS.

Jamison, D. T., J. G. Breman, A. R. Measham, G. Alleyne, D. Evans, M. Claeson, P. Jha, A. Mills, and P. Musgrove. 2006. *Disease Control Priorities in Developing Countries.* 2nd ed. New York: Oxford University Press.

Jamison, D. T., L. H. Summers, G. Alleyne, K. J. Arrow, S. Berkley, A. Binagwaho, F. Bustreo, et al. 2013. Global health 2035: A world converging within a generation. *Lancet* 382:1898–955.

Jasmer, R. M., J. J. Saukkonen, H. M. Blumberg, C. L. Daley, J. Bernardo, E. Vittinghoff, M. D. King, L. M. Kawamura, and P. C. Hopewell. 2002. Short-course rifampin and pyrazinamide compared with isoniazid for latent tuberculosis infection: A multicenter clinical trial. *Annals of Internal Medicine* 137:640–47.

Jenkins, H. E., A. W. Tolman, C. M. Yuen, J. B. Parr, S. Keshavjee, C. M. Perez-Velez, M. Pagano, M. C. Becerra, and T. Cohen. 2014. Incidence of multidrug-resistant tuberculosis disease in children: Systematic review and global estimates. *Lancet* 383:1572–79.

Jia, Z. W., S. M. Cheng, Z. J. Li, X. Du, F. Huang, X. W. Jia, P. Kong, et al. 2010. Combining domestic and foreign investment to expand tuberculosis control in China. *PLoS Medicine* 7:e1000371.

Johnson, R., R. M. Warren, G. D. van der Spuy, N. C. Gey van Pittius, D. Theron, E. M. Streicher, M. Bosman, et al. 2010. Drug-resistant tuberculosis epidemic in the Western Cape driven by a virulent Beijing genotype strain. *International Journal of Tuberculosis and Lung Disease* 14:119–21.

Jones, K. D., T. Hesketh, and J. Yudkin. 2008. Extensively drug-resistant tuberculosis in sub-Saharan Africa: an emerging public-health concern. *Transactions of the Royal Society of Tropical Medicine and Hygiene* 102:219–24.

Jones-Lopez, E. C., O. Namugga, F. Mumbowa, M. Ssebidandi, O. Mbabazi, S. Moine, G. Mboowa, et al. 2013. Cough aerosols of *Mycobacterium tuberculosis* predict new infection. *American Journal of Respiratory and Critical Care Medicine* 187:1007–15.

Karakousis, P. C., T. Yoshimatsu, G. Lamichhane, S. C. Woolwine, E. L. Nuermberger, J. Grosset, and W. R. Bishai. 2004. Dormancy phenotype displayed by extracellular Mycobacterium tuberculosis within artificial granulomas in mice. *Journal of Experimental Medicine* 200:647–57.

Karonga Prevention Trial Group. 1996. Randomised controlled trial of single BCG, repeated BCG, or combined BCG and killed Mycobacterium leprae vaccine for prevention of leprosy and tuberculosis in Malawi. *Lancet* 348:17–24.

Kasprowicz, V. O., G. Churchyard, S. D. Lawn, S. B. Squire, and A. Lalvani. 2011. Diagnosing latent tuberculosis in high-risk individuals: rising to the challenge in high-burden areas. *Journal of Infectious Diseases* 204 Suppl 4:S1168–78.

Kato, M., R. Granich, D. D. Bui, H. V. Tran, P. Nadol, D. Jacka, K. Sabin, et al. 2013. The potential impact of expanding antiretroviral therapy and combination prevention in Vietnam: towards elimination of HIV transmission. *Journal of Acquired Immune Deficiency Syndromes* 63:e142–49.

Kato-Maeda, M., J. T. Rhee, T. R. Gingeras, H. Salamon, J. Drenkow, N. Smittipat, and P. M. Small. 2001. Comparing genomes within the species *Mycobacterium tuberculosis*. *Genome Research* 11:547–54.

Kaufmann, S.H.E., C. Lange, M. Rao, K. N. Balaji, M. Lotze, M. Schito, A. I. Zumla, and M. Maeurer. 2014. Progress in tuberculosis vaccine development and host-directed therapies—a state of the art review. *Lancet Respiratory Medicine* 2:301–20.

Keeling, M. J., and P. Rohani. 2008. *Modeling Infectious Diseases in Humans and Animals*. Princeton: Princeton University Press.

Kenyon, T. A., T. Creek, K. Laserson, M. Makhoa, N. Chimidza, M. Mwasekaga, J. Tappero, et al. 2002. Risk factors for transmission of Mycobacterium tuberculosis from HIV-infected tuberculosis patients, Botswana. *International Journal of Tuberculosis and Lung Disease* 6:843–50.

Kermack, W. O., and A. G. McKendrick. 1927. Contributions to the mathematical theory of epidemics. I. *Proceedings of the Royal Society of Medicine* 115A:700–21.

Keshavjee, S., I. Y. Gelmanova, P. E. Farmer, S. P. Mishustin, A. K. Strelis, Y. G. Andreev, A. D. Pasechnikov, et al. 2008. Treatment of extensively drug-resistant tuberculosis in Tomsk, Russia: a retrospective cohort study. *Lancet* 372:1403–9.

Khan, M. S., S. Khan, and P. Godfrey-Faussett. 2009. Default during TB diagnosis: quantifying the problem. *Tropical Medicine and International Health* 14:1437–41.

Khawcharoenporn, T., A. Apisarnthanarak, W. Manosuthi, S. Sungkanuparph, and L. M. Mundy. 2012. Isoniazid preventive therapy and 4-year incidence of pulmonary tuberculosis among HIV-infected Thai patients. *International Journal of Tuberculosis and Lung Disease* 16:336–41.

Kidenya, B. R., L. E. Webster, S. Behan, R. Kabangila, R. N. Peck, S. E. Mshana, O. Ocheretina, and D. W. Fitzgerald. 2013. Epidemiology and genetic diversity of multidrug-resistant tuberculosis in East Africa. *Tuberculosis (Edinb)* 94:1–7.

Kifai, E. J., and M. Bakari. 2009. Mantoux skin test reactivity among household contacts of HIV-infected and HIV un-infected patients with sputum smear positive TB in Dar es Salaam, Tanzania. *East African Journal of Public Health* 6:211–18.

Kim, J. Y., P. Farmer, and M. E. Porter. 2013. Redefining global health-care delivery. *Lancet* 382:1060–69.

Kim, S. J., Y. P. Hong, W. J. Lew, S. C. Yang, and E. G. Lee. 1995. Incidence of pulmonary tuberculosis in Korean civil servants. *Tubercle and Lung Disease* 76:534–39.

Klopper, M., R. M. Warren, C. Hayes, N. C. Gey van Pittius, E. M. Streicher, B. Muller, F. A. Sirgel, et al. 2013. Emergence and spread of extensively and totally drug-resistant tuberculosis, South Africa. *Emerging Infectious Diseases* 19:449–55.

Knight, G. M., U. K. Griffiths, T. Sumner, Y. V. Laurence, A. Gheorghe, A. Vassali, P. Glaziou, and R. G. White. 2014. Impact and cost-effectiveness of new tuberculosis vaccines in low- and middle-income countries. *Proc Natl Acad Sci USA* pii:201404386.

Knudsen, N. P., S. Norskov-Lauritsen, G. M. Dolganov, G. K. Schoolnik, T. Lindenstrom, P. Andersen, E. M. Agger, and C. Aagaard. 2014. Tuberculosis vaccine with high predicted population coverage and compatibility with modern diagnostics. *Proceedings of the National Academy of Sciences of the United States of America* 111:1096–1101.

Koch, R. 1882. Die Ätiologie der Tuberkulose. *Berliner Klinischen Wochenschrift* 15:221–30.

Kochi, A. 1991. The global tuberculosis situation and the new control strategy of the World Health Organization. *Tubercle* 72:1–6.

Koenig, R. 2008. Drug-resistant tuberculosis. In South Africa, XDR TB and HIV prove a deadly combination. *Science* 319:894–97.

Kohl, T. A., R. Diel, D. Harmsen, J. Rothganger, K. Meywald Walter, M. Merker, T. Weniger, and S. Niemann. 2014. Whole genome based Mycobacterium tuberculosis surveillance: A standardized, portable and expandable approach. *Journal of Clinical Microbiology* 52:2479–86.

Kolappan, C., R. Subramani, S. Radhakrishna, T. Santha, F. Wares, D. Baskaran, N. Selvakumar, and P. R. Narayanan. 2013. Trends in the prevalence of pulmonary tuberculosis over a period of seven and half years in a rural community in south India with DOTS. *The Indian Journal of Tuberculosis* 60:168–76.

Kontis, V., C. D. Mathers, J. Rehm, G. A. Stevens, K. D. Shield, R. Bominta, L. M. Riley, et al. 2014. Contribution of six risk factors to achieving the 25×25 non-communicable disease mortality reduction target: A modelling study. *Lancet* 384:427–37.

Korenromp, E. L., A. L. Bierrenbach, B. G. Williams, and C. Dye. 2009. The measurement and estimation of tuberculosis mortality. *International Journal of Tuberculosis and Lung Disease* 13:283–303.

Kranzer, K., H. Afnan-Holmes, K. Tomlin, J. E. Golub, A. E. Shapiro, A. Schaap, E. L. Corbett, K. Lonnroth, and J. R. Glynn. 2013. The benefits to communities and individuals of screening for active tuberculosis disease: a systematic review [State of the art series. Case finding/screening. Number 2 in the series]. *International Journal of Tuberculosis and Lung Disease* 17:432–46.

Krebs, W. 1930. Die Fälle von Lungentuberkulose in der aargauischen Heilstätte Barmelweid aus den Jahren 1912–1927. *Beiträge zur Klinik der Tuberkulose* 74:345–79.

Kristensen, I., P. Aaby, and H. Jensen. 2000. Routine vaccinations and child survival: Follow-up study in Guinea-Bissau, West Africa. *British Medical Journal* 321:1435–38.

Krivinka, R., J. Drápela, A. Kubík, D. Danková, J. Krivánek, J. Ruzha, Z. Miková, and E. Hejdová. 1974. Epidemiological and clinical study of tuberculosis in the district of Kolín, Czechoslovakia. Second report (1965–1972). *Bulletin of the World Health Organization* 51:59–69.

Kruuner, A., S. E. Hoffner, H. Sillastu, M. Danilovits, K. Levina, S. B. Svenson, S. Ghebremichael, T. Koivula, and G. Kallenius. 2001. Spread of drug-resistant pulmonary tuberculosis in Estonia. *Journal of Clinical Microbiology* 39:3339–45.

Kunnath-Velayudhan, S., and M. L. Gennaro. 2011. Immunodiagnosis of tuberculosis: A dynamic view of biomarker discovery. *Clinical Microbiology Reviews* 24:792–805.

Kurbatova, E. V., A. Taylor, V. M. Gammino, J. Bayona, M. Becerra, M. Danilovitz, D. Falzon, et al. 2012. Predictors of poor outcomes among patients treated for multidrug-resistant tuberculosis at DOTS-plus projects. *Tuberculosis (Edinb)* 92:397–403.

Kwan, C. K., and J. D. Ernst. 2011. HIV and tuberculosis: a deadly human syndemic. *Clinical Microbiology Reviews* 24:351–76.

Kwon, Y. S., Y. H. Kim, G. Y. Suh, M. P. Chung, H. Kim, O. J. Kwon, Y. S. Choi, et al. 2008. Treatment outcomes for HIV-uninfected patients with multidrug-resistant and extensively drug-resistant tuberculosis. *Clinical Infectious Diseases* 47:496–502.

Lalvani, A., S. Sridhar, and C. Fordham von Reyn. 2013. Tuberculosis vaccines: time to reset the paradigm? *Thorax* 68:1092–94.

Landers, J. 1993. *Death and the Metropolis: Studies in the Demographic History of London 1670–1830*. Cambridge: Cambridge University Press.

Lawn, S. D., H. Ayles, S. Egwaga, B. Williams, Y. D. Mukadi, E. D. Santos Filho, P. Godfrey-Faussett, R. M. Granich, and A. D. Harries. 2011. Potential utility of empirical tuberculosis treatment for HIV-infected patients with advanced immunodeficiency in high TB-HIV burden settings. *The International Journal of Tuberculosis and Lung Disease* 15:287–95.

Lawn, S. D., A. D. Harries, G. Meintjes, H. Getahun, D. V. Havlir, and R. Wood. 2012. Reducing deaths from tuberculosis in antiretroviral treatment programmes in sub-Saharan Africa. *Aids* 26:2121–33.

Lawn, S. D., A. D. Harries, B. G. Williams, R. E. Chaisson, E. Losina, K. M. De Cock, and R. Wood. 2011. Antiretroviral therapy and the control of HIV-associated tuberculosis. Will ART do it? *The International Journal of Tuberculosis and Lung Disease* 15:571–81.

Lawn, S. D., P. Mwaba, M. Bates, A. Piatek, H. Alexander, B. J. Marais, L. E. Cuevas, et al. 2013. Advances in tuberculosis diagnostics: the Xpert MTB/RIF assay and future prospects for a point-of-care test. *Lancet Infectious Diseases* 13:349–61.

Lawn, S. D., and R. Wood. 2011. Tuberculosis in antiretroviral treatment services in resource-limited settings: addressing the challenges of screening and diagnosis. *Journal of Infectious Diseases* 204 Suppl 4:S1159–67.

Laxminarayan, R., J. Chow, and S. Shahid-Salles. 2006. Intervention cost-effectiveness: overview of main messages In *Disease Control Priorities Project*, ed. D. T. Jamison, J. G. Breman, A. R. Measham, G. Alleyne, D. Evans, M. Claeson, P. Jha, A. Mills and P. Musgrove, 35–86. New York: Oxford University Press.

Laxminarayan, R., A. Duse, C. Wattal, A. K. Zaidi, H. F. Wertheim, N. Sumpradit, E. Vlieghe, et al. 2013. Antibiotic resistance-the need for global solutions. *Lancet Infectious Diseases* 13:1057–98.

Lechartier, B., J. Rybniker, A. Zumla, and S. T. Cole. 2014. Tuberculosis drug discovery in the post-post-genomic era. *EMBO Molecular Medicine*.

Leon, D. A., L. Chenet, V. M. Shkolnikov, S. Zakharov, J. Shapiro, G. Rakhmanova, S. Vassin, and M. McKee. 1997. Huge variation in Russian mortality rates 1984–94: Artefact, alcohol, or what? *Lancet* 350:383–88.

Leon, D. A., L. Saburova, S. Tomkins, E. Andreev, N. Kiryanov, M. McKee, and V. M. Shkolnikov. 2007. Hazardous alcohol drinking and premature mortality in Russia: A population-based case-control study. *Lancet* 369:2001–9.

Leung, C. C., H. L. Rieder, C. Lange, and W. W. Yew. 2011. Treatment of latent infection with Mycobacterium tuberculosis: Update 2010. *European Respiratory Journal* 37:690–711.

Li, X., Y. Yang, F. Zhou, Y. Zhang, H. Lu, Q. Jin, and L. Gao. 2011. SLC11A1 (NRAMP1) polymorphisms and tuberculosis susceptibility: Updated systematic review and meta-analysis. *PLoS One* 6:e15831.

Liao, C. M., and Y. J. Lin. 2012. Assessing the transmission risk of multidrug-resistant Mycobacterium tuberculosis epidemics in regions of Taiwan. *International Journal of Infectious Diseases* 16:e739–47.

Lienhardt, C., M. Raviglione, M. Spigelman, R. Hafner, E. Jaramillo, M. Hoelscher, A. Zumla, and J. Gheuens. 2012. New drugs for the treatment of tuberculosis: Needs, challenges, promise, and prospects for the future. *Journal of Infectious Diseases* 205 Suppl 2:S241–49.

Lietman, T., T. Porco, and S. Blower. 1997. Leprosy and tuberculosis: The epidemiological consequences of cross-immunity. *American Journal of Public Health* 87:1923–27.

Lim, S. S., T. Vos, A. D. Flaxman, G. Danaei, K. Shibuya, H. Adair-Rohani, M. Amann, et al. 2012. A comparative risk assessment of burden of disease and injury attributable to 67 risk factors and risk factor clusters in 21 regions, 1990–2010: a systematic analysis for the Global Burden of Disease Study 2010. *Lancet* 380:2224–60.

Lin, H. H., D. Dowdy, C. Dye, M. Murray, and T. Cohen. 2012. Estimating the impact of new tuberculosis diagnostics on transmission: why context matters. *Bulletin of the World Health Organization* 90:739–47.

Lin, H. H., M. Murray, T. Cohen, C. Colijn, and M. Ezzati. 2008. Effects of smoking and solid-fuel use on COPD, lung cancer, and tuberculosis in China: a time-based, multiple risk factor, modelling study. *Lancet* 372:1473–83.

Lin, P. L., C. B. Ford, M. T. Coleman, A. J. Myers, R. Gawande, T. Ioerger, J. Sacchet-tini, S. M. Fortune, and J. L. Flynn. 2013. Sterilization of granulomas is common in active and latent tuberculosis despite within-host variability in bacterial kill-ing. *Nature Medicine* 20:75–79.

Lipsitch, M., and M. B. Murray. 2003. Multiple equilibria: tuberculosis transmission require unrealistic assumptions. *Theoretical Population Biology* 63:169–70.

Lipsitch, M., and A. O. Sousa. 2002. Historical intensity of natural selection for resis-tance to tuberculosis. *Genetics* 161:1599–1607.

Lodi, S., J. Del Amo, A. d'Arminio Monforte, S. Abgrall, C. Sabin, C. Morrison, H. Furrer, et al. 2012. Risk of tuberculosis following HIV seroconversion in high-income countries. *Thorax* 68:207–13.

Lönnroth, K., K. G. Castro, J. M. Chakaya, L. S. Chauhan, K. Floyd, P. Glaziou, and M. C. Raviglione. 2010. Tuberculosis control and elimination 2010–50: Cure, care, and social development. *Lancet* 375:1814–29.

Lönnroth, K., E. Corbett, J. Golub, P. Godfrey-Faussett, M. Uplekar, D. Weil, and M. Raviglione. 2013. Systematic screening for active tuberculosis: rationale, definitions and key considerations [State of the art series. Active case finding/ screening. Number 1 in the series]. *International Journal of Tuberculosis and Lung Disease* 17:289–98.

Lönnroth, K., B. G. Williams, and C. Dye. 2010. A consistent log-linear relationship between tuberculosis incidence and body-mass index. *International Journal of Epidemiology* 39:149–55.

Lönnroth, K., B. G. Williams, S. Stadlin, E. Jaramillo, and C. Dye. 2008. Alcohol use as a risk factor for tuberculosis: a systematic review. *BMC Public Health* 8:289.

Lopez, B., D. Aguilar, H. Orozco, M. Burger, C. Espitia, V. Ritacco, L. Barrera, et al. 2003. A marked difference in pathogenesis and immune response induced by different Mycobacterium tuberculosis genotypes. *Clinical and Experimental Im-munology* 133:30–37.

Lowell, A. M., Edwards, L. B., and Palmer, C. E. 1969. *Tuberculosis. Vital and Health Statistics Monographs, American Public Health Association*. Cambridge: Har-vard University Press.

Lu, C., J. Wu, H. Wang, S. Wang, N. Diao, F. Wang, Y. Gao, et al. 2011. Novel biomarkers distinguishing active tuberculosis from latent infection identified by gene expres-sion profile of peripheral blood mononuclear cells. *PLoS One* 6:e24290.

Macdonald, G. 1952. Then analysis of equilibirum in malaria. *Tropical Diseases Bul-letin* 49:813–29.

Mack, U., G. B. Migliori, M. Sester, H. L. Rieder, S. Ehlers, D. Goletti, A. Bossink, et al. 2009. LTBI: Latent tuberculosis infection or lasting immune responses to *M. tuberculosis*? A TBNET consensus statement. *European Respiratory Journal* 33:956–73.

Macpherson, P., R. M. Houben, J. R. Glynn, E. L. Corbett, and K. Kranzer. 2014. Pre-treatment loss to follow-up in tuberculosis patients in low- and lower-middle-income countries and high-burden countries: a systematic review and meta-analysis. *Bulletin of the World Health Organization* 92:126–38.

Magombedze, G., and N. Mulder. 2013. Understanding TB latency using computa-tional and dynamic modelling procedures. *Infection, Genetics and Evolution* 13:267–83.

Maguire, H., S. Brailsford, J. Carless, M. Yates, L. Altass, S. Yates, S. Anaraki, et al. 2011. Large outbreak of isoniazid-monoresistant tuberculosis in London, 1995 to 2006: case-control study and recommendations. *Euro Surveillance* 16:pii: 19830.

Mak, A., A. Thomas, M. Del Granado, R. Zaleskis, N. Mouzafarova, and D. Menzies. 2008. Influence of multidrug resistance on tuberculosis treatment outcomes with standardized regimens. *American Journal of Respiratory and Critical Care Medicine* 178:306–12.

Makanjuola, T., H. B. Taddese, and A. Booth. 2014. Factors associated with adherence to treatment with isoniazid for the prevention of tuberculosis amongst people living with HIV/AIDS: A systematic review of qualitative data. *PLoS One* 9:e87166.

Mangtani, P., I. Abubakar, C. Ariti, R. Beynon, L. Pimpin, P. E. Fine, L. C. Rodrigues, et al. 2013. Protection by BCG against tuberculosis: A systematic review of randomised controlled trials. *Clinical Infectious Diseases* 58:470–80.

Mangtani, P., D. J. Jolley, J. M. Watson, and L. C. Rodrigues. 1995. Socioeconomic deprivation and notification rates for tuberculosis in London during 1982–91. *BMJ* 310:963–66.

Marais, B. J., R. P. Gie, H. S. Schaaf, A. C. Hesseling, C. C. Obihara, L. J. Nelson, D. A. Enarson, P. R. Donald, and N. Beyers. 2004. The clinical epidemiology of childhood pulmonary tuberculosis: a critical review of literature from the pre-chemotherapy era. *International Journal of Tuberculosis and Lung Disease* 8:278–85.

Marais, B. J., R. P. Gie, H. S. Schaaf, A. C. Hesseling, C. C. Obihara, J. J. Starke, D. A. Enarson, P. R. Donald, and N. Beyers. 2004. The natural history of childhood intra-thoracic tuberculosis: A critical review from the pre-chemotherapy era. *International Journal of Tuberculosis and Lung Disease* 8:392–402.

Marais, B. J., K. Lönnroth, S. D. Lawn, G. B. Migliori, P. Mwaba, P. Glaziou, M. Bates, et al. 2013. Tuberculosis comorbidity with communicable and non-communicable diseases: Integrating health services and control efforts. *Lancet Infectious Diseases* 13:436–48.

Marais, B. J., C. K. Mlambo, N. Rastogi, T. Zozio, A. G. Duse, T. C. Victor, E. Marais, and R. M. Warren. 2013. Epidemic spread of multidrug-resistant tuberculosis in Johannesburg, South Africa. *Journal of Clinical Microbiology* 51:1818–25.

Marais, B. J., T. C. Victor, A. C. Hesseling, M. Barnard, A. Jordaan, W. Brittle, H. Reuter, et al. 2006. Beijing and Haarlem genotypes are overrepresented among children with drug-resistant tuberculosis in the Western Cape Province of South Africa. *Journal of Clinical Microbiology* 44:3539–43.

Mariam, D. H., Y. Mengistu, S. E. Hoffner, and D. I. Andersson. 2004. Effect of rpoB mutations conferring rifampin resistance on fitness of Mycobacterium tuberculosis. *Antimicrobial Agents and Chemotherapy* 48:1289–94.

Marmot, M., J. Allen, R. Bell, E. Bloomer, and P. Goldblatt. 2012. WHO European review of social determinants of health and the health divide. *Lancet* 380:1011–29.

Marmot, M., S. Friel, R. Bell, T.A.J. Houweling, and S. Taylor. 2008. Closing the gap in a generation: health equity through action on the social determinants of health. *Lancet* 372:1661–69

Martín-Echevarria, E., S. Serrano-Villar, T. Sainz, A. Moreno, J. L. Casado, F. Dronda, M. J. Pérez Elias, et al. 2014. Development of tuberculosis in human immunodeficiency virus infected patients receiving antiretroviral therapy. *International Journal of Tuberculosis and Lung Disease* 18:1080–84.

216

Martinez, J. L., F. Baquero, and D. I. Andersson. 2007. Predicting antibiotic resistance. *Nature Reviews Microbiology* 5:958–65.

Martinson, N. A., G. L. Barnes, L. H. Moulton, R. Msandiwa, H. Hausler, M. Ram, J. A. McIntyre, G. E. Gray, and R. E. Chaisson. 2011. New regimens to prevent tuberculosis in adults with HIV infection. *The New England Journal of Medicine* 365:11–20.

Massire, C., C. A. Ivy, R. Lovari, N. Kurepina, H. Li, L. B. Blyn, S. A. Hofstadler, G. Khechinashvili, C. W. Stratton, R. Sampath, Y. W. Tang, D. J. Ecker, B. N. Kreiswirth. 2011. Simultaneous identification of mycobacterial isolates to the species level and determination of tuberculosis drug resistance by PCR followed by electrospray ionization mass spectrometry. *Journal of Clinical Microbiology* 49:908–17.

Matteelli, A., C. Casalini, M. C. Raviglione, I. El-Hamad, C. Scolari, E. Bombana, M. Bugiani, et al. 2000. Supervised preventive therapy for latent tuberculosis infection in illegal immigrants in Italy. *American Journal of Respiratory and Critical Care Medicine* 162:1653–55.

M'Boussa, J., D. Yokolo, B. Pereira, and S. Ebata-Mongo. 2002. A flare-up of tuberculosis due to war in Congo Brazzaville. *International Journal of Tuberculosis Lung Disease* 6:475–78.

McFarlane, N. 1989. Hospitals, housing and tuberculosis in Glasgow. *Social History and Medicine* 2:59–85.

McGrath, M., N. C. Gey van Pittius, P. D. van Helden, R. M. Warren, and D. F. Warner. 2013. Mutation rate and the emergence of drug resistance in Mycobacterium tuberculosis. *The Journal of Antimicrobial Chemotherapy* 69:292–302.

McKeown, T. 1976. *The Role of Medicine: Dream, Mirage, or Nemesis?* London: Nuffield Provincial Hospitals Trust.

McKeown, T., and R. G. Record, 1962. Reasons for the decline in mortality in England and Wales in the nineteenth century. *Population Studies* 16:94–122.

McKeown, T., R. G. Record, and R. D. Turner. 1975. An interpretation of the decline of mortality in England and Wales during the twentieth century. *Population Studies* 29:391–422.

McNerney, R., and P. Daley. 2011. Towards a point-of-care test for active tuberculosis: obstacles and opportunities. *Nature Reviews Microbiology* 9:204–13.

McNerney, R., M. Maeurer, I. Abubakar, B. Marais, T. D. McHugh, N. Ford, K. Weyer, et al. 2012. Tuberculosis diagnostics and biomarkers: needs, challenges, recent advances, and opportunities. *Journal of Infectious Diseases* 205 Suppl 2:S147–58.

McShane, H., W. R. Jacobs, P. E. Fine, S. G. Reed, D. N. McMurray, M. Behr, A. Williams, and I. M. Orme. 2012. BCG: myths, realities, and the need for alternative vaccine strategies. *Tuberculosis (Edinb)* 92:283–88.

Menzies, D., R. Joshi, and M. Pai. 2007. Risk of tuberculosis infection and disease associated with work in health care settings. *International Journal of Tuberculosis and Lung Disease* 11:593–605.

Menzies, N. A., T. Cohen, H. H. Lin, M. Murray, and J. A. Salomon. 2012. Population health impact and cost-effectiveness of tuberculosis diagnosis with Xpert MTB/RIF: A dynamic simulation and economic evaluation. *PLoS Medicine* 9:e1001347.

Merker, M., T. A. Kohl, A. Roetzer, L. Truebe, E. Richter, S. Rusch-Gerdes, L. Fattorini, et al. 2013. Whole genome sequencing reveals complex evolution patterns of multidrug-resistant mycobacterium tuberculosis Beijing strains in patients. *PLoS One* 8:e82551.

Merker, M., C. Blin, S. Mona, N. Duforet-Frebourg, S. Lecher, E. Willery, M. Blum et al. 2015. Evolutionary history and global spread of the *Mycobacterium tuberculosis* Beijing lineage. *Nature Genetics* 2015. Jan 19. doi: 10.1038/ng.3195 [Epub ahead of print].

Mesfin, Y. M., D. Hailemariam, S. Biadglign, and K. T. Kibret. 2014. Association between HIV/AIDS and multi-drug resistance tuberculosis: A systematic review and meta-analysis. *PLoS One* 9:e82235.

Meyer-Rath, G., K. Schnippel, L. Long, W. Macleod, I. Sanne, W. Stevens, S. Pillay, Y. Pillay, and S. Rosen. 2012. The impact and cost of scaling up GeneXpert MTB/RIF in South Africa. *PLoS One* 7:e36966.

Michelsen, S. W., B. Soborg, A. Koch, L. Carstensen, S. T. Hoff, E. M. Agger, T. Lillebaek, et al. 2014. The effectiveness of BCG vaccination in preventing *Mycobacterium tuberculosis* infection and disease in Greenland. *Thorax* 69:851–56.

Middelkoop, K., L. G. Bekker, L. Myer, L. F. Johnson, M. Kloos, C. Morrow, and R. Wood. 2011. Antiretroviral therapy and TB notification rates in a high HIV prevalence South African community. *Journal of Acquired Immune Deficiency Syndromes* 56:263–69.

Millen, S. J., P. W. Uys, J. Hargrove, P. D. van Helden, and B. G. Williams. 2008. The effect of diagnostic delays on the drop-out rate and the total delay to diagnosis of tuberculosis. *PLoS One* 3:e1933.

Ministry of Health and Social Affairs, Korean Institute of Tuberculosis, Korean National Tuberculosis Association,. 1971. *Report on the 2nd Tuberculosis Prevalence Survey in Korea—1970*. Ed. The Korean Institute of Tuberculosis. Seoul: The Korean Institute of Tuberculosis.

Mitnick, C. D. S. S. Shin, K. J. Seung, and M. J. Rich. 2008. Comprehensive treatment of extensively drug-resistant tuberculosis *New England Journal of Medicine* 359:563–74.

Mollison, D. 1984. Simplifying simple epidemic models. *Nature* 310:224–25.

Montaner, J. S., R. Hogg, E. Wood, T. Kerr, M. Tyndall, A. R. Levy, and P. R. Harrigan. 2006. The case for expanding access to highly active antiretroviral therapy to curb the growth of the HIV epidemic. *Lancet* 368:531–36.

Montaner, J. S., V. D. Lima, P. R. Harrigan, L. Lourenco, B. Yip, B. Nosyk, E. Wood, et al. 2014. Expansion of HAART coverage is associated with sustained decreases in HIV/AIDS morbidity, mortality and HIV transmission: the "HIV Treatment as Prevention" experience in a Canadian setting. *PLoS One* 9:e87872.

Morgenstern, H. 1995. Ecologic studies in epidemiology: Concepts, principles and methods. *Annual Review of Public Health* 16:61–81.

Mostowy, S., D. Cousins, J. Brinkman, A. Aranaz, and M. A. Behr. 2002. Genomic deletions suggest a phylogeny for the Mycobacterium tuberculosis complex. *Journal of Infectious Diseases* 186:74–80.

Muller, B., S. Borrell, G. Rose, and S. Gagneux. 2013. The heterogeneous evolution of multidrug-resistant Mycobacterium tuberculosis. *Trends in Genetics* 29:160–69.

Muller, B., S. Durr, S. Alonso, J. Hattendorf, C. J. Laisse, S. D. Parsons, P. D. van Helden, and J. Zinsstag. 2013. Zoonotic Mycobacterium bovis-induced tuberculosis in humans. *Emerging Infectious Diseases* 19:899–908.

Munthali, L., P. Y. Khan, N. J. Mwaungulu, F. Chilongo, S. Floyd, M. Kayange, J. R. Glynn, N. French, and A. C. Crampin. 2014. The effect of HIV and antiretroviral therapy on characteristics of pulmonary tuberculosis in northern Malawi: a cross-sectional study. *BMC Infectious Diseases* 14:107.

Murray, C. J., and J. A. Salomon. 1998. Modeling the impact of global tuberculosis control strategies. *Proceedings of the National Academy of Sciences of the USA* 95:13881–86.

Murray, C. J., T. Vos, R. Lozano, M. Naghavi, A. D. Flaxman, C. Michaud, M. Ezzati, et al. 2013. Disability-adjusted life years (DALYs) for 291 diseases and injuries in 21 regions, 1990–2010: a systematic analysis for the Global Burden of Disease Study 2010. *Lancet* 380:2197–2223.

Murray, J. F. 2004. A century of tuberculosis. *American Journal of Respiratory and Critical Care Medicine* 169:1181–86.

Murray, M. 2010. The epidemiology of tuberculosis. In *Tuberculosis*, ed. M. C. Raviglione. New York: Informa Healthcare.

Mwaba, P., R. McNerney, M. P. Grobusch, J. O'Grady, M. Bates, N. Kapata, M. Maeurer, and A. Zumla. 2011. Achieving STOP TB Partnership goals: perspectives on development of new diagnostics, drugs and vaccines for tuberculosis. *Tropical Medicine and International Health* 16:819–27.

Naandi Foundation. 2011. *The HUNGaMA Survey Report—2011. Fighting Hunger and Malnutrition.* Hyderabad: Naandi Foundation.

Nagelkerke, N. 2011. *Courtesans and Consumption. How Sexually Transmitted Infections Drive Tuberculosis Epidemics.* Delft: Eburon.

Narayanan, P. R. 2006. Influence of sex, age and nontuberculous infection at intake on the efficacy of BCG: re-analysis of 15-year data from a double-blind randomized control trial in South India. *The Indian Journal of Medical Research* 123:119–124.

Nardell, E. A. 1998. The role of ventilation in preventing nosocomial transmission of tuberculosis. *International Journal of Tuberculosis and Lung Disease* 2(suppl 1):S110-S117.

Nathanson, E., C. Lambregts-van Weezenbeek, M. L. Rich, R. Gupta, J. Bayona, K. Blondal, J. A. Caminero, et al. 2006. Multidrug-resistant tuberculosis management in resource-limited settings. *Emerging Infectious Diseases* 12:1389–97.

National Tuberculosis Institute Bangalore. 1974. Tuberculosis in a rural population of South India: a five-year epidemiological study. *Bulletin of the World Health Organization* 51:473–88.

Newton, S. M., A. J. Brent, S. Anderson, E. Whittaker, and B. Kampmann. 2008. Paediatric tuberculosis. *Lancet Infectious Diseases* 8:498–510.

Newton, S. M., R. J. Smith, K. A. Wilkinson, M. P. Nicol, N. J. Garton, K. J. Staples, G. R. Stewart, et al. 2006. A deletion defining a common Asian lineage of Mycobacterium tuberculosis associates with immune subversion. *Proceedings of the National Academy of Sciences of the United States of America* 103:15594–98.

New York City Department of Health. 2002. *Tuberculosis Cases and Rates, New York City, 1978–2001.* www.nyc.gov/html/doh/dowloads/pdf/tb/tbpp3.pdf. Accessed 26 January 2015.

Niemann, S., and P. Supply. 2014. Diversitay and Evolution of *Mycobacterium tuberculosis*: Moving to whole-genome-based approachs. *Cold Spring Harbor Perspectives in Medicine* 4:a021188.

Nodieva, A., I. Jansone, L. Broka, I. Pole, G. Skenders, and V. Baumanis. 2010. Recent nosocomial transmission and genotypes of multidrug-resistant Mycobacterium tuberculosis. *International Journal of Tuberculosis and Lung Disease* 14:427–33.

Noymer, A. 2011. The 1918 influenza pandemic hastened the decline of tuberculosis in the United States: An age, period, cohort analysis. *Vaccine* 29 Suppl 2:B38–41.

Obihara, C. C., N. Beyers, R. P. Gie, M. O. Hoekstra, J. E. Fincham, B. J. Marais, C. J. Lombard, L. A. Dini, and J. L. Kimpen. 2006. Respiratory atopic disease, Ascaris-immunoglobulin E and tuberculin testing in urban South African children. *Clinical and Experimental Allergy* 36:640–48.

Obihara, C. C., N. Beyers, R. P. Gie, P. C. Potter, B. J. Marais, C. J. Lombard, D. A. Enarson, and J. L. Kimpen. 2005. Inverse association between Mycobacterium tuberculosis infection and atopic rhinitis in children. *Allergy* 60:1121–25.

Ocheretina, O., V. E. Escuyer, M. M. Mabou, G. Royal-Mardi, S. Collins, S. C. Vilbrun, J. W. Pape, and D. W. Fitzgerald. 2014. Correlation between genotypic and phenotypic testing for resistance to rifampin in *Mycobacterium tuberculosis* clinical isolates in haiti: investigation of cases with discrepant susceptibility results. *PLoS One* 9:e90569.

Odone, A., R. M. Houben, R. G. White, and K. Lönnroth. 2014. The effect of diabetes and undernutrition trends on reaching 2035 global tuberculosis targets. *The Lancet Diabetes and Endocrinology* 2:754–64.

Odum, H. T. 2008. *Systems Ecology.* New York: John Wiley and Sons.

Orenstein, E. W., S. Basu, N. S. Shah, J. R. Andrews, G. H. Friedland, A. P. Moll, N. R. Gandhi, and A. P. Galvani. 2009. Treatment outcomes among patients with multidrug-resistant tuberculosis: systematic review and meta-analysis. *Lancet Infectious Diseases* 9:153–61.

Oxlade, O., and M. Murray. 2012. Tuberculosis and poverty: Why are the poor at greater risk in India? *PLoS One* 11:e47533.

Pai, M., C. M. Denkinger, S. V. Kik, M. X. Rangaka, A. Zwerling, O. Oxlade, J. Z. Metcalfe, et al. 2014. Gamma interferon release assays for detection of Mycobacterium tuberculosis infection. *Clinical Microbiology Reviews* 27:3–20.

Pai, N. P., and M. Pai. 2012. Point-of-care diagnostics for HIV and tuberculosis: landscape, pipeline, and unmet needs. *Discovery Medicine* 13:35–45.

Palmer, C. 1958. A decade in retrospect and in prospect. *Lancet* 78:257–60.

Paluzzi, J. E. 2004. A social disease/a social response: lessons in tuberculosis from early 20th century Chile. *Social Science and Medicine* 59:763–73.

Park, Y. K., Y. S. Park, K. I. Na, E. H. Cho, S. S. Shin, and H. J. Kim. 2013. Increased tuberculosis burden due to demographic transition in Korea from 2001 to 2010. *Tuberculosis and Respiratory Diseases (Seoul)* 74:104–10.

Parwati, I., R. van Crevel, and D. Van Soolingen. 2010. Possible underlying mechanisms for successful emergence of the Mycobacterium tuberculosis Beijing genotype strains. *Lancet Infectious Diseases* 10:103–111.

Patra, J., P. Jha, J. Rehm, and W. Suraweera. 2014. Tobacco smoking, alcohol srinking, siabetes, low body mass index and the risk of self-reported symptoms of active tuberculosis: Individual participant data (IPD) meta-analyses of 72,684 individuals in 14 high tuberculosis burden countries. *PLoS One* 9:e96433.

Pepperell, C. S., A. M. Casto, A. Kitchen, J. M. Granka, O. E. Cornejo, E. C. Holmes, B. Birren, J. Galagan, and M. W. Feldman. 2013. The role of selection in shaping diversity of natural *M. tuberculosis* populations. *PLoS Pathogens* 9:e1003543.

Pepperell, C. S., J. M. Granka, D. C. Alexander, M. A. Behr, L. Chui, J. Gordon, J. L. Guthrie, et al. 2011. Dispersal of *Mycobacterium tuberculosis* via the Canadian fur trade. *Proceedings of the National Academy of Sciences of the United States of America* 108:6526–31.

Perez-Lago, L., I. Comas, Y. Navarro, F. Gonzalez-Candelas, M. Herranz, E. Bouza, and D. Garcia-de-Viedma. 2014. Whole genome sequencing analysis of intrapatient microevolution in *Mycobacterium tuberculosis*: Potential impact on the inference of tuberculosis transmission. *Journal of Infectious Diseases* 209:98–108.

Perlman, D. C., W. M. El-Sadr, E. T. Nelson, J. P. Matts, E. E. Telzak, N. Salomon, K. Chirgwin, and R. Hafner. 1997. Variation of chest radiographic patterns in pulmonary tuberculosis by degree of human immunodeficiency virus-related immunosuppression. *Clinical Infectious Diseases* 25:242–46.

Piot, M. 1966. An attempt at linear programming in tuberculosis control. Unpublished report. Geneva: World Health Organization.

Prammananan, T., W. Cheunoy, D. Taechamahapun, J. Yorsangsukkamol, S. Phunpruch, P. Phdarat, M. Leechawengwong, and A. Haiprasert. 2008. Distribution of rpoB Mutations among multidrug-resistant Mycobacterium tuberculosis (MDRTB) Strains from Thailand and development of a rapid method for mutation detection. *Clinical Microbiology and Infection* 14:446–53.

Pretorius, C., N. A. Menzies, L. Chindelevitch, T. Cohen, A. Cori, J. W. Eaton, C. Fraser, et al. 2014. The potential effects of changing HIV treatment policy on tuberculosis outcomes in South Africa: results from three tuberculosis-HIV transmission models. *Aids* 28 Suppl 1:S25–34.

Qian, J., M. Cai, J. Gao, S. Tang, L. Xu, and J. A. Critchley. 2010. Trends in smoking and quitting in China from 1993 to 2003: National Health Service Survey data. *Bulletin of the World Health Organization* 88:769–76.

Quigley, M. A., A. Mwinga, M. Hosp, I. Lisse, D. Fuchs, J.D.H. Porter, and P. Godfrey-Faussett. 2001. Long-term effect of preventive therapy for tuberculosis in a cohort of HIV-infected Zambian adults. *AIDS* 15:215–22.

Raman, K., A. G. Bhat, and N. Chandra. 2010. A systems perspective of host-pathogen interactions: predicting disease outcome in tuberculosis. *Molecular Biosystems* 6:516–30.

Rangaka, M. X., R. J. Wilkinson, A. Boulle, J. R. Glynn, K. Fielding, G. van Cutsem, K. A. Wilkinson, et al. 2014. Isoniazid plus antiretroviral therapy to prevent tuberculosis: A randomised double-blind, placebo-controlled trial. *Lancet* 384: 682–90.

Rasanathan, K., A. Sivasankara Kurup, E. Jaramillo, and K. Lonnroth. 2011. The social determinants of health: Key to global tuberculosis control. *International Journal of Tuberculosis and Lung Disease* 15:S30–S36.

Rasmussen, M., X. Guo, Y. Wang, K. E. Lohmueller, S. Rasmussen, A. Albrechtsen, L. Skotte, et al. 2011. An Aboriginal Australian genome reveals separate human dispersals into Asia. *Science* 334:94–98.

Raviglione, M. C. 2006. XDR-TB: entering the post-antibiotic era? *International Journal of Tuberculosis and Lung Disease* 10:1185–87.

Raviglione, M. C., and R. Krech. 2011. Tuberculosis: Still a social disease. *International Journal of Tuberculosis and Lung Disease* 15 Suppl 2:S6–S8.

Raviglione, M. C., and A. Pio. 2002. Evolution of WHO policies for tuberculosis control, 1948–2001. *Lancet* 359:775–80.

Raviglione, M. C., and M. W. Uplekar. 2006. WHO's new Stop TB Strategy. *Lancet* 367:952–55.

Read, A. F., T. Day, and S. Huijben. 2011. The evolution of drug resistance and the curious orthodoxy of aggressive chemotherapy. *Proceedings of the National Academy of Sciences USA* 108 Suppl 2:10871–77.

Realpe, T., N. Correa, J. C. Rozo, B. E. Ferro, V. Gomez, E. Zapata, W. Ribon, et al. 2014. Population structure among *Mycobacterium tuberculosis* isolates from pulmonary tuberculosis patients in Colombia. *PLoS One* 9:e93848.

Reichler, M. R., R. Reves, S. Bur, V. Thompson, B. T. Mangura, J. Ford, S. E. Valway, and I. M. Onorato. 2002. Evaluation of investigations conducted to detect and prevent transmission of tuberculosis. *JAMA* 287:991–95.

Reichman, L. B. 2013. TIMEBOMB revisited 10 years later: Can we sustain progress or are we losing the war? [Sir John Crofton Memorial Lecture]. *International Journal of Tuberculosis and Lung Disease* 17:1377–82.

Reid, A., A. D. Grand, R. G. White, C. Dye, E. Vynnycky, K. Fielding, G. Churchyard, Y. Pillay. 2014. Accelerating progress towards tuberculosis elimination: the need for combination treatment and prevention. The International Journal of Tuberculosis and Lung Disease 19:5–9.

Revelle, C., W. R. Lynn, and F. M. Feldmann. 1967. Mathematical models for the economic allocation of tuberculosis control activitities in developing nations. *American Review of Respiratory Disease* 96:893–909.

Revelle, C., and J. Male. 1970. A mathematical model for determining case finding and treatment activities in tuberculosis control programs. *American Review of Respiratory Disease* 102:403–11.

Ribeiro, S. C., L. L. Gomes, E. P. Amaral, M. R. Andrade, F. M. Almeida, A. L. Rezende, V. R. Lanes, et al. 2014. *Mycobacterium tuberculosis* strains of the modern sublineage of the Beijing family are more likely to display increased virulence than strains of the ancient sublineage. *Journal of Clinical Microbiology* 52:2615–24.

Richardson, M., N. M. Carroll, E. Engelke, G. D. Van Der Spuy, F. Salker, Z. Munch, R. P. Gie, et al. 2002. Multiple Mycobacterium tuberculosis strains in early cultures from patients in a high-incidence community setting. *Journal of Clinical Microbiology* 40:2750–54.

Ricks, P. M., K. P. Cain, J. E. Oeltmann, J. S. Kammerer, and P. K. Moonan. 2011. Estimating the burden of tuberculosis among foreign-born persons acquired prior to entering the U.S., 2005–2009. *PLoS One* 6:e27405.

Rieder, H. L. 1999. *Epidemiologic Basis of Tuberculosis Control*. 1st ed. Paris: International Union against Tuberculosis and Lung Disease.

————. 2002. *Interventions for Tuberculosis Control and Elimination*. Ed. Disease International Union Against Tuberculosis and Lung. Paris: International Union Against Tuberculosis and Lung Disease.

————. 2009. Fourth-generation fluoroquinolones in tuberculosis. *Lancet* 373:1148–49.

Rieder, H. L., D. E. Snider Jr., and G. M. Cauthen. 1990. Extrapulmonary tuberculosis in the United States. *American Review of Respiratory Disease* 141:347–51.

Ristori, G., S. Romano, S. Cannoni, A. Visconti, E. Tinelli, L. Mendozzi, P. Cecconi, et al. 2013. Effects of Bacille Calmette-Guerin after the first demyelinating event in the CNS. *Neurology* 83:380–81.

Ritz, N., M. Mui, A. Balloch, and N. Curtis. 2013. Non-specific effect of Bacille Calmette-Guérin vaccine on routine immunisations. *Vaccine* 31:3098–3103.

Roberts, C., and J. Buikstra. 2003. *The Bioarcheology of Tuberculosis. A Global View on a Reemerging Disease.* Gainesville: University of Florida

———. 2008. The history of tuberculosis from earliest times to the development of drugs. In *Clinical Tuberculosis*, ed. P.D.O. Davies, P. F. Barnes, and S. B. Gordon, 3–19. London: Hodder & Stoughton.

Rodin, J., and D. de Ferranti. 2012. Universal health coverage: The third global health transition? *Lancet* 380:861–62.

Rodrigues, L. C., P. Mangtani, and I. Abubakar. 2011. How does the level of BCG vaccine protection against tuberculosis fall over time? *BMJ* 343:d5974.

Rodrıguez-Ojea, A., S. Jimenez, A. Berdasco, and M. Esquivel. 2002. The nutrition transition in Cuba in the nineties: an overview. *Public Health Nutrition* 5:129–33.

Roelsgaard, E., E. Iversen, and C. Blocher. 1964. Tuberculosis in tropical Africa: An epidemiological study. *Bulletin of the World Health Organization* 30:459–518.

Rosas-Magallanes, V., P. Deschavanne, L. Quintana-Murci, R. Brosch, B. Gicquel, and O. Neyrolles. 2006. Horizontal transfer of a virulence operon to the ancestor of Mycobacterium tuberculosis. *Molecular Biology and Evolution* 23:1129–35.

Rosencrantz, B.G. 1987. Introductory essay. In *The White Plague (R Dubos and J Dubos)*, 1–277. New Brunswick: Rutgers University Press.

Ross, R. 1911. *The Prevention of Malaria.* 2nd ed. London: John Murray.

Roth, A. E., L. G. Stensballe, M. L. Garly, and P. Aaby. 2006. Beneficial non-targeted effects of BCG—ethical implications for the coming introduction of new TB vaccines. *Tuberculosis* 86:397–403.

Roy, A., M. Eisenhut, R. J. Harris, L. C. Rodrigues, S, Sridhar, S. Habermann, L. Snell, et al. 2014. Effect of BCG vaccination against *Mycobacterium tuberculosis* infection in children: systematic review and meta-analysis. *BMJ* 349:g4643.

Ryan, F. 1992. *Tuberculosis: The Greatest Story Never Told—The Search for the Cure and the New Global Threat.* Bromsgrove, Worcestershire, England: Swift Publishers Ltd.

Salo, W. L., A. C. Aufderheide, J. Buikstra, and T. A. Holcomb. 1994. Identification of Mycobacterium tuberculosis DNA in a pre-Columbian Peruvian mummy. 91:2091–94.

Salomon, J. A., J. O. Lloyd-Smith, W. M. Getz, S. Resch, M. S. Sanchez, T. C. Porco, and M. W. Borgdorff. 2006. Prospects for advancing tuberculosis control efforts through novel therapies. *PLoS Medicine* 3:e273.

Samandari, T., T. B. Agizew, S. Nyirenda, Z. Tedla, T. Sibanda, N. Shang, B. Mosima-neotsile, et al. 2011. 6-month versus 36-month isoniazid preventive treatment for tuberculosis in adults with HIV infection in Botswana: A randomised, double-blind, placebo-controlled trial. *Lancet* 377:1588–98.

Sandegren, L., R. Groenheit, T. Koivula, S. Ghebremichael, A. Advani, E. Castro, A. Pennhag, et al. 2011. Genomic stability over 9 years of an isoniazid resistant Mycobacterium tuberculosis outbreak strain in Sweden. *PLoS ONE* 6:e16647.

Saraceni, V., B. Durovni, S. C. Cavalcante, S. Cohn, A. G. Pacheco, L. H. Moulton, R. E. Chaisson, and J. E. Golub. 2014. Survival of HIV patients with tuberculosis started on simultaneous or deferred HAART in the THRio cohort, Rio de Janeiro, Brazil. *Brazilian Journal of Infectious Diseases* pii: S1413–8670(14)00065–8.

Saukkonen, J. J., D. L. Cohn, R. M. Jasmer, S. Schenker, J. A. Jereb, C. M. Nolan, C. A. Peloquin, et al. 2006. An official ATS statement: hepatotoxicity of antituberculosis therapy. *American Journal of Respiratory and Critical Care Medicine* 174:935–52.

Schlossberg, D., E. N. Pritchett, and C. Nnumolu. 2007. Asymptomatic hepatotoxicity in patients treated for tuberculosis and latent tuberculosis. *Infectious Diseases in Clinical Practice* 15:320–23.

Schneider, E., M. Moore, and K. G. Castro. 2005. Epidemiology of tuberculosis in the United States. *Clinics in Chest Medicine* 26:183–95.

Schwartzman, K., O. Oxlade, R. G. Barr, F. Grimard, I. Acosta, J. Baez, E. Ferreira, et al. 2005. Domestic returns form investment in the control of tuberculosis in other countries. *New England Journal of Medicine* 353:1008–20.

Sergeev, R., C. Colijn, M. Murray, and T. Cohen. 2012. Modeling the dynamic relationship between HIV and the risk of drug-resistant tuberculosis. *Science Translational Medicine* 4:135ra67.

Shafer, R. W., and B. R. Edlin. 1996. Tuberculosis in patients infected with human immunodeficiency virus: Perspective on the past decade. *Clinical Infectious Diseases* 22:683–704.

Shafey, O., M. Eriksen, H. Ross, and J. Mackay. 2010. *The Tobacco Atlas*. 3rd ed. Geneva: World Health Organization.

Shah, N. S., A. Wright, G. H. Bai, L. Barrera, F. Boulahbal, N. Martin-Casabona, F. Drobniewski, et al. 2007. Worldwide emergence of extensively drug-resistant tuberculosis. *Emerging Infectious Diseases* 13:380–87.

Shakak, A. O., E. A. Khalil, A. M. Musa, K. A. Salih, A. E. Bashir, A. H. Ahmed, F. E. Idris, and A. M. Elhassan. 2013. Prevalence of latent tuberculosis infection in Sudan: A case-control study comparing interferon-gamma release assay and tuberculin skin test. *BMC Public Health* 13:1128.

Shea, K. M., J. S. Kammerer, C. A. Winston, T. R. Navin, and C. R. Horsburgh, Jr. 2013. Estimated rate of reactivation of latent tuberculosis infection in the United States, overall and by population subgroup. *American Journal of Epidemiology* 179:216–25.

Shey, M. S., E. Nemes, W. Whatney, M. de Kock, H. Africa, C. Barnard, M. van Rooyen, et al. 2014. Maturation of innate responses to Mycobacteria over the first nine months of life. *Journal of Immunology* 192:4833–43.

Shilova, M. V., and C. Dye. 2001. The resurgence of tuberculosis in Russia. *Philosophical Transactions of the Royal Society of London. Series B, Biological Sciences* 356:1069–75.

Shirakawa, T., T. Enomoto, S. Shimazu, and J. M. Hopkin. 1997. The inverse association between tuberculin responses and atopic disorder. *Science* 275:77–9.

Shirtcliffe, P., Weatherall, M., Beasley, R. 2002. An inverse correlation between estimated tuberculosis notification rates and asthma symptoms. *Respirology* 7:153–55.

Siminel, M., G. Bungetziann, and C. Anastasatu. 1979. The risk of infection and disease in contacts with patietns excreting Mycobacterium tuberculosis sensitive and resisitant to isoniazid. *Bulletin of the International Union against Tuberculosis* 54:263.

Singh, J. A., R. Upshur, and N. Padayatchi. 2007. XDR-TB in South Africa: No time for denial or complacency. *PLoS Medicine* 4:e50.

Sismanidis C., P. Glaziou, I. Law, K. Floyd. 2014. The burden of tuberculosis disease in children. *Lancet* 384:1343.

Sloot, R., M. F. Schim van der Loeff, P. M. Kouw, and M. W. Borgdorff. 2014. Risk of tuberculosis after recent exposure: A 10-year follow-up study of contacts in Amsterdam. *American Journal of Respiratory and Critical Care Medicine* 190:1044–52.

Small, P. M., and M. Pai. 2010. Tuberculosis diagnosis—time for a game change. *New England Journal of Medicine* 363:1070–71.

Smith, K. L., D. Saini, S. Bardarov, M. Larsen, R. Frothingham, N. R. Gandhi, W. R. Jacobs, Jr., A. W. Sturm, and S. Lee. 2014. Reduced virulence of an extensively drug-resistant outbreak strain of *Mycobacterium tuberculosis* in a murine model. *PLoS One* 9:e94953.

Smith, N. H., R. G. Hewinson, K. Kremer, R. Brosch, and S. V. Gordon. 2009. Myths and misconceptions: the origin and evolution of Mycobacterium tuberculosis. *Nature Reviews Microbiology* 7:537–44.

Smith, N. H., K. Kremer, J. Inwald, J. Dale, J. R. Driscoll, S. V. Gordon, D. van Soolingen, R. G. Hewinson, and J. M. Smith. 2006. Ecotypes of the *Mycobacterium tuberculosis* complex. *Journal of Theoretical Biology* 239:220–25.

Snider, D. E., Jr., G. D. Kelly, G. M. Cauthen, N. J. Thompson, and J. O. Kilburn. 1985. Infection and disease among contacts of tuberculosis cases with drug-resistant and drug-susceptible bacilli. *American Review of Respiratory Disease* 132:125–32.

Somoskovi, A., V. Deggim, D. Ciardo, and G. V. Bloemberg. 2013. Diagnostic implications of inconsistent results obtained with the Xpert MTB/Rif assay in detection of Mycobacterium tuberculosis isolates with an rpoB mutation associated with low-level rifampin resistance. *Journal of Clinical Microbiology* 51:3127–29.

Sonnenberg, P., P. Godfrey-Faussett, J. R. Glynn, S. Shearer, and J. Murray. 2000. Classification of drug-resistant tuberculosis. *Lancet* 356:1932.

Soper, F. L. 1962. Problems to be solved if the eradication of tuberculosis is to be realized. *American Journal of Public Health* 52:734–48.

Sorresso, D. J., J. B. Mehta, L. M. Harvill, and S. Bentley. 1995. Underutilization of isoniazid chemoprophylaxis in tuberculosis contacts 50 years of age and older. A prospective analysis. *Chest* 108:706–11.

Soysal, A., K. A. Millington, M. Bakir, D. Dosanjh, Y. Aslan, J. J. Deeks, S. Efe, et al. 2005. Effect of BCG vaccination on risk of Mycobacterium tuberculosis infection in children with household tuberculosis contact: A prospective community-based study. *Lancet* 366:1443–51.

Sreeramareddy, C. T., K. V. Panduru, J. Menten, and J. Van den Ende. 2009. Time delays in diagnosis of pulmonary tuberculosis: A systematic review of literature. *BMC Infectious Diseases* 9:91.

Sreeramareddy, C. T., Z. Z. Qin, S. Satyanarayana, R. Subbaraman, and M. Pai. 2014. Delays in diagnosis and treatment of pulmonary tuberculosis in India: A systematic review. *International Journal of Tuberculosis and Lung Disease* 18:255–66.

Stead, W.W. 1967. Pathogenesis of a first episode of chronic pulmonary tuberculosis in man: Recrudescence of residuals of the primary infection or exogenous reinfection? *American Review of Respiratory Diseases* 95:729–45.

Steingart, K. R., H. Sohn, I. Schiller, L. A. Kloda, C. C. Boehme, M. Pai, and N. Dendukuri. 2013. Xpert® MTB/RIF assay for pulmonary tuberculosis and rifampicin resistance in adults. *The Cochrane Collaboration* 1:CD009593.

Sterling, T. R., M. E. Villarino, A. S. Borisov, N. Shang, F. Gordin, E. Bliven-Sizemore, J. Hackman, et al. 2011. Three months of rifapentine and isoniazid for latent tuberculosis infection. *New England Journal of Medicine* 365:2155–66.

Stone, A. C., A. K. Wilbur, J. E. Buikstra, and C. A. Roberts. 2009. Tuberculosis and leprosy in perspective. *American Journal of Physical Anthropology* 140 Suppl 49:66–94.

Stop TB Partnership. 2010. *The Global Plan to Stop TB 2011–2015: Transforming the Fight towards Elimination of Tuberculosis.* Geneva: World Health Organization.

Stop TB Partnership, and World Health Organization. 2006. *The Global Plan to Stop TB, 2006–2015.* Geneva: Stop TB Partnership.

Storla, D. G., S. Yimer, and G. A. Bjune. 2008. A systematic review of delay in the diagnosis and treatment of tuberculosis. *BMC Public Health* 8:15.

Straetemans, M., A. L. Bierrenbach, N. Nagelkerke, P. Glaziou, and M. J. van der Werf. 2010. The effect of tuberculosis on mortality in HIV positive people: A meta-analysis. *PLoS One* 5:e15241.

Strauss, O. J., R. M. Warren, A. Jordaan, E. M. Streicher, M. Hanekom, A. A. Falmer, H. Albert, et al. 2008. Spread of a low-fitness drug-resistant Mycobacterium tuberculosis strain in a setting of high human immunodeficiency virus prevalence. *Journal of Clinical Microbiology* 46:1514–16.

Stuckler, D., S. Basu, M. McKee, and M. Lurie. 2011. Mining and risk of tuberculosis in sub-Saharan Africa. *American Journal of Public Health* 101:524–30.

Styblo, K. 1985. The relationship between the risk of tuberculous infection and the risk of developing infectious tuberculosis. *Bulletin of the International Union against Tuberculosis and Lung Disease* 60:117–19.

———. 1991. *Epidemiology of Tuberculosis.* 2nd ed. The Hague: KNCV Tuberculosis Foundation.

Styblo, K., J. F. Broekmans, and M. W. Borgdorff. 1997. Expected decrease in tuberculosis incidence during the elimination phase. How to determine its trend? *Tuberculosis Surveillance Research Unit, Progress Report 1997* 1:17–78.

Styblo, K., and J. R. Bumgarner. 1991. Tuberculosis can be controlled with existing technologies: Evidence. *Tuberculosis Surveillance Research Unit Progress Reports* 2:60–72.

Styblo, K., D. Dankova, J. Drapela, J. Galliova, Z. Jezek, J. Krivanek, A. Kubik, M. Langerova, and J. Radkovsky. 1967. Epidemiological and clinical study of tuberculosis in the district of Kolin, Czechoslovakia. *Bulletin of the World Health Organization* 37:819–74.

Styblo, K., and D. A. Enarson. 1991. Epidemiology of tuberculosis in HIV prevalent countries. In *Epidemiology of tuberculosis*, ed. J. F. Broekmans, 116–28. The Hague: KNCV.

Styblo, K., J. Meijer, and I. Sutherland. 1969. The transmission of tubercle bacilli. *Bulletin of the International Union against Tuberculosis and Lung Disease* 42:1–73.

Styblo, K., and I. Sutherland. 1982. [Epidemiology of tuberculosis in the child]. *Bulletin of the International Union against Tuberculosis* 57:134–41.

Suarez, P. G., C. J. Watt, E. Alarcon, J. Portocarrero, D. Zavala, R. Canales, F. Luelmo, M. A. Espinal, and C. Dye. 2001. The dynamics of tuberculosis in response to 10 years of intensive control effort in Peru. *Journal of Infectious Diseases* 184:473–78.

Subramani, R., T. Santha, T. R. Frieden, S. Radhakrishna, P. G. Gopi, N. Selvakumar, K. Sadacharam, and P. R. Narayanan. 2007. Active community surveillance of the impact of different tuberculosis control measures, Tiruvallur, South India, 1968–2001. *International Journal of Epidemiology* 36:387–93.

Sudhoff, K. 1922. *Rudolf Virchow und die Deutche Naturforscherversammlungen.* Leipzig: Akademische Verlagsgesellschaft.

Sudre, P., G. ten Dam, C. Chan, and A. Kochi. 1991. Tuberculosis in the present time: A global overview of the tuberculosis situation. WHO/TUB/91.158:1–47.

———. 1992. Tuberculosis: A global overview of the situation today. *Bulletin of the World Health Organization* 70:149–59.

Sun, G., T. Luo, C. Yang, X. Dong, J. Li, Y. Zhu, H. Zheng, et al. 2012. Dynamic Population Changes in Mycobacterium tuberculosis During Acquisition and Fixation of Drug Resistance in Patients. *Journal of Infectious Diseases* 206:1724–33.

Sun, Y. J., A. S. Lee, S. Y. Wong, H. Heersma, K. Kremer, D. van Soolingen, and N. I. Paton. 2007. Genotype and phenotype relationships and transmission analysis of drug-resistant tuberculosis in Singapore. *International Journal of Tuberculosis and Lung Disease* 11:436–42.

Sustainable Development Solutions Network. 2013. *An Action Agenda for Sustainable Development. Report for the UN Secretary General.* New York: Sustainable Development Solutions Network.

Suthar, A. B., R. Granich, J. Mermin, and A. Van Rie. 2012. Effect of cotrimoxazole on mortality in HIV-infected adults on antiretroviral therapy: A systematic review and meta-analysis. *Bulletin of the World Health Organization* 90:128C–138C.

Suthar, A. B., S. Lawn, J. del Amo Valero, H. Getahun, C. Dye, D. Sculier, T. Sterling, et al. 2012. Antiretroviral therapy for prevention of HIV-associated tuberculosis in developing countries: A systematic review and meta-analysis. *PloS Medicine* 9:e1001270.

Sutherland, I. 1968. The ten-year incidence of clinical tuberculosis following "conversion" in 2,550 individuals aged 14 to 19 years. *Tuberculosis Surveillance and Research Unit Progress Report, KNCV, The Hague.*

———. 1976. Recent studies in the epidemiology of tuberculosis, based on the risk of being infected with tubercle bacilli. *Advances in Tuberculosis Research* 19:1–63.

Sutherland, I., E. Svandova, and S. Radhakrishna. 1982. The development of clinical tuberculosis following infection with tubercle bacilli. 1. A theoretical model for the development of clinical tuberculosis following infection, linking from data on the risk of tuberculous infection and the incidence of clinical tuberculosis in the Netherlands. *Tubercle* 63:255–68.

Sutherland, J. S., P. C. Hill, I. M. Adetifa, B. C. de Jong, S. Donkor, S. A. Joosten, L. Opmeer, et al. 2011. Identification of probable early-onset biomarkers for tuberculosis disease progression. *PLoS One* 6:e25230.

Tameris, M. D., M. Hatherill, B. S. Landry, T. J. Scribaa, M. A. Snowden, S. Lockhart, J. E. Shea, et al. 2013. Safety and efficacy of a novel tuberculosis vaccine, MVA85A, in infants: results of a randomised, placebo-controlled phase IIb trial. *Lancet* 381:1021–28.

Teixeira, L., M. D. Perkins, J. L. Johnson, R. Keller, M. Palaci, V. do Valle Dettoni, L. M. Canedo Rocha, et al. 2001. Infection and disease among household contacts of patients with multidrug-resistant tuberculosis. *International Journal of Tuberculosis and Lung Disease* 5:321–28.

teWaternaude, J. M., R. I. Ehrlich, G. J. Churchyard, L. Pemba, K. Dekker, M. Vermeis, N. W. White, M. L. Thompson, and J. E. Myers. 2006. Tuberculosis and silica exposure in South African gold miners. *Occupational and Environmental Medicine* 63:187–92.

Thanh, D. H., D. N. Sy, N. D. Linh, T. M. Hoan, H. T. Dien, T. B. Thuy, N. P. Hoa, L. B. Tung, and F. Cobelens. 2010. HIV infection among tuberculosis patients in Vietnam: Prevalence and impact on tuberculosis notification rates. *International Journal of Tuberculosis and Lung Disease* 14:986–93.

Theron, G., J. Peter, D. Dowdy, I. Langley, S. Bertel Squire, and K. Dheda. 2014. Do high rates of empirical treatment undermine the potential effect of new diagnostic tests for tuberculosis in high-burden settings? *Lancet Infectious Diseases* 14:527–32.

Thompson, B. C. 1943. Survival rates in pulmonary tuberculosis. *British Medical Journal* 2:721.

Tiemersma, E. W., M. J. van der Werf, M. W. Borgdorff, B. G. Williams, and N. J. Nagelkerke. 2011. Natural history of tuberculosis: duration and fatality of untreated pulmonary tuberculosis in HIV negative patients: a systematic review. *PLoS One* 6:e17601.

Tortoli, E. 2011. Phylogeny of the genus Mycobacterium: Many doubts, few certainties. *Infection, Genetics and Evolution* 12:827–31.

Toungoussova, O. S., G. Bjune, and D. A. Caugant. 2006. Epidemic of tuberculosis in the former Soviet Union: Social and biological reasons. *Tuberculosis (Edinb)* 86:1–10.

Toungoussova, O. S., P. Sandven, A. O. Mariandyshev, N. I. Nizovtseva, G. Bjune, and D. A. Caugant. 2002. Spread of drug-resistant Mycobacterium tuberculosis strains of the Beijing genotype in the Archangel Oblast, Russia. *Journal of Clinical Microbiology* 40:1930–37.

Trauer, J. M., J. T. Denholm, and E. S. McBryde. 2014. Construction of a mathematical model for tuberculosis transmission in highly endemic regions of the Asia-Pacific. *Journal of Theoretical Biology* 358C:74–84.

Trauner, A., S. Borrell, K. Reither, and S. Gagneux. 2014. Evolution of drug resistance in tuberculosis: Recent progress and implications for diagnosis and therapy. *Drugs* 74:1063–72.

Tuberculosis Research Centre. 2001. Trends in the prevalence and incidence of tuberculosis in south India. *International Journal of Tuberculosis and Lung Disease* 5:142–57.

Tuite, A. R., J. L. Guthrie, D. C. Alexander, M. S. Whelan, B. Lee, K. Lam, J. Ma, D. N. Fisman, and F. B. Jamieson. 2013. Epidemiological evaluation of spatiotemporal and genotypic clustering of Mycobacterium tuberculosis in Ontario, Canada. *The International Journal of Tuberculosis and Lung Disease* 17:1322–27.

Tulsky, J. P., L. Pilote, J. A. Hahn, A. J. Zolopa, M. Burke, M. Chesney, and A. R. Moss. 2000. Adherence to isoniazid prophylaxis in the homeless: a randomized controlled trial. *Archives of Internal Medicine* 160:697–702.

Udwadia, Z. F., L. M. Pinto, and M. W. Uplekar. 2010. Tuberculosis management by private practitioners in Mumbai, India: Has anything changed in two decades? *PLOS One* 5:e12023.

UNAIDS. 2012. *Report on the Global AIDS Epidemic*. Geneva: UNAIDS.

United Nations. 2013a. *A New Global Partnership: Eradicate Poverty And Transform Economies Through Sustainable Development*. New York: United Nations.

United Nations Sustainable Development Knowledge Platform. 2014. Outcome document—open working group on sustainable development goals. http://sustainable development.un.org/focussdgs.html (accessed October 4, 2014).

United Nations. 2013b. Prevention and control of non-communicable diseases In *United Nations General Assembly 68th Session*. New York: United Nations.

Valcheva, V., and I. Mokrousov. 2011. Drug-resistance in mycobacterium tuberculosis: Molecular basis and genotypic detection. *Biotechnology & Biotechnological Equipment* 25 suppl:18–23.

Valway, S. E., M. P. Sanchez, T. F. Shinnick, I. Orme, T. Agerton, D. Hoy, J. S. Jones, H. Westmoreland, and I. M. Onorato. 1998. An outbreak involving extensive transmission of a virulent strain of Mycobacterium tuberculosis. *New England Journal of Medicine* 338:633–39.

van Crevel, R., T. H. Ottenhoff, and J. W. van der Meer. 2002. Innate immunity to Mycobacterium tuberculosis. *Clinical Microbiology Reviews* 15:294–309.

van den Driessche, P., and J. Watmough. 2002. Reproduction numbers and subthreshold endemic equilibria for compartmental models of disease transmission. *Mathematical Biosciences* 180:29–48.

van der Spuy, G. D., K. Kremer, S. L. Ndabambi, N. Beyers, R. Dunbar, B. J. Marais, P. D. van Helden, and R. M. Warren. 2008. Changing Mycobacterium tuberculosis population highlights clade-specific pathogenic characteristics. *Tuberculosis (Edinb)* 89:120–25.

van der Werf, M., C. Kodmon, V. Hollo, A. Sandgren, and P. Zucs. 2014. Drug resistance among tuberculosis cases in the European Union and European Economic Area, 2007 to 2012. *Euro Surveillance* 19:20733.

Van Deun, A., K. J. Aung, V. Bola, R. Lebeke, M. A. Hossain, W. B. de Rijk, L. Rigouts, et al. 2013. Rifampin drug resistance tests for tuberculosis: challenging the gold standard. *Journal of Clinical Microbiology* 51:2633–40.

van Leth, F., M. J. Van der Werf, and M. W. Borgdorff. 2008. Prevalence of tuberculous infection and incidence of tuberculosis: a re-assessment of the Styblo rule. *Bulletin of the World Health Organization* 86:20–26.

Van Rie, A., T. C. Victor, M. Richardson, R. Johnson, G. D. van der Spuy, E. J. Murray, N. Beyers, et al. 2005. Reinfection and mixed infection cause changing Mycobacterium tuberculosis drug-resistance patterns. *American Journal of Respiratory Critical Care Medicine* 172:636–42.

Van Rie, A., R. Warren, M. Richardson, T. C. Victor, R. P. Gie, D. A. Enarson, N. Beyers, and P. D. van Helden. 1999. Exogenous reinfection as a cause of recurrent tuberculosis after curative treatment. *New England Journal of Medicine* 341:1174–79.

van Soolingen, D., L. Qian, P.E.W. de Haas, J.T. Douglas, H. Traore, F. Portaels, H. Zi Qing, et al. 1995. Predominance of a single genotype of Mycobacterium tuberculosis in countries of east Asia. *Journal of Clinical Microbiology* 33:3234–38.

Vega, J. 2013. Universal health coverage: the post-2015 development agenda. *Lancet* 381:179–80.

Vernon, A., W. Burman, D. Benator, A. Khan, and L. Bozeman. 1999. Acquired rifamycin monoresistance in patients with HIV-related tuberculosis treated with once-weekly rifapentine and isoniazid. *Lancet* 353:1843–47.

Verrall, A. J., M. G. Netea, B. Alisjahbana, P. C. Hill, and R. van Crevel. 2014. Early clearance of Mycobacterium tuberculosis: a new frontier in prevention. *Immunology* 141:506–13.

Verver, S., R. M. Warren, N. Beyers, M. Richardson, G. D. van der Spuy, M. W. Borgdorff, D. A. Enarson, M. A. Behr, and P. D. van Helden. 2005. Rate of reinfection tuberculosis after successful treatment is higher than rate of new tuberculosis. *American Journal of Respiratory and Critical Care Medicine* 171:1430–35.

Viegas, S. O., A. Machado, R. Groenheit, S. Ghebremichael, A. Pennhag, P. S. Gudo, Z. Cuna, et al. 2013. Mycobacterium tuberculosis Beijing Genotype Is Associated with HIV Infection in Mozambique. *PLoS One* 8:e71999.

Villemin, J.-A. 1868. *Études sur la Tuberculose: Preuves Rationnelles et Expérimentales de sa Spécificité et de son Inoculabilité.* Paris: J.-B. Baillière et Fils.

von Gottberg, A., K. P. Klugman, C. Cohen, N. Wolter, L. de Gouveia, M. du Plessis, R. Mpembe, et al. 2008. Emergence of levofloxacin-non-susceptible Streptococcus pneumoniae and treatment for multidrug-resistant tuberculosis in children in South Africa: a cohort observational surveillance study. *Lancet* 371:1108–13.

von Mutius, E., N. Pearce, R. Beasley, S. Cheng, O. von Ehrenstein, B. Bj"rkst,n, and S. Weiland. 2000. International patterns of tuberculosis and the prevalence of symptoms of asthma, rhinitis, and eczema. *Thorax* 55:449–53.

Vree, M., D. D. Bui, N. S. Dinh, V. C. Nguyen, M. W. Borgdorff, and F. G. Cobelens. 2007. Tuberculosis trends, Vietnam. *Emerging Infectious Diseases* 13:796–97.

Vynnycky, E., M. W. Borgdorff, C. C. Leung, C. M. Tam, and P. E. Fine. 2008. Limited impact of tuberculosis control in Hong Kong: Attributable to high risks of reactivation disease. *Epidemiology and Infection* 136:943–52.

Vynnycky, E., and P.E.M. Fine. 1997a. The annual risk of infection with Mycobacterium tuberculosis in England and Wales since 1901. *International Journal of Tuberculosis and Lung Disease* 1:389–96.

———. 1997b. The natural history of tuberculosis: The implications of age-dependent risks of disease and the role of reinfection. *Epidemiology and Infection* 119:183–201.

———. 1998. The long-term dynamics of tuberculosis and other diseases with long serial intervals: Implications of and for changing reproduction numbers. *Epidemiology and Infection* 121:309–24.

———. 1999. Interpreting the decline in tuberculosis: The role of secular trends in effective contact. *International Journal of Epidemiology* 28:327–34.

———. 2000. Lifetime risks, incubation period, and serial interval of tuberculosis. *American Journal of Epidemiology* 152:247–63.

Waaler, H. T. 1968. A dynamic model for the epidemiology of tuberculosis. *American Review of Respiratory Disease* 98:591–600.

Waaler, H. T., and M.A. Piot. 1969. The use of an epidemiological model for estimating the effectiveness of tuberculosis control measures. *Bulletin of the World Health Organization* 41:75–93.

Walker, T. M., C. L. Ip, R. H. Harrell, J. T. Evans, G. Kapatai, M. J. Dedicoat, D. W. Eyre, et al. 2013. Whole-genome sequencing to delineate Mycobacterium tuberculosis outbreaks: a retrospective observational study. *Lancet Infectious Diseases* 13:137–46.

Walker, T. M., M. K. Lalor, A. Broda, L. S. Ortega, M. Morgan, L. Parker, S. Churchill, et al. 2014. Assessment of Mycobacterium tuberculosis transmission in Oxfordshire, UK, 2007–12, with whole pathogen genome sequences: an observational study. *Lancet Respiratory Medicine* 2:285–92.

Walusimbi, S., F. Bwanga, A. De Costa, M. Haile, M. Joloba, and S. Hoffner. 2013. Meta-analysis to compare the accuracy of GeneXpert, MODS and the WHO

2007 algorithm for diagnosis of smear-negative pulmonary tuberculosis. *BMC Infectious Diseases* 13:507.

Wang, J., and M. A. Behr. 2014. Building a better bacillus: the emergence of *Mycobacterium tuberculosis*. *Frontiers in Microbiology* 5:139.

Wang, L., H. Zhang, Y. Ruan, D. P. Chin, Y. Xia, S. Cheng, M. Chen, et al. 2014. Tuberculosis prevalence in China, 1990–2010; A longitudinal analysis of national survey data. *Lancet* 383:2057–64.

Warren, R. M., T. C. Victor, E. M. Streicher, M. Richardson, N. Beyers, N. C. van Pittius, and P. D. van Helden. 2004. Patients with active tuberculosis often have different strains in the same sputum specimen. *American Journal of Respiratory and Critical Care Medicine* 169:610–14.

Weiss, P., W. Chen, V. J. Cook, and J. C. Johnston. 2014. Treatment outcomes from community-based drug resistant tuberculosis treatment programs: A systematic review and meta-analysis. *BMC Infectious Diseases* 14:333.

Weyer, K., F. Mirzayev, G. B. Migliori, W. Van Gemert, L. D'Ambrosio, M. Zignol, K. Floyd, et al. 2012. Rapid molecular TB diagnosis: evidence, policy-making and global implementation of Xpert®MTB/RIF. *European Respiratory Journal* 42:252–71.

Weyer, K., S. Carai, and P. Nunn. 2011. TB diagnostics: what does the world really need? *Journal of Infectious Diseases* 204:S1196–1202.

Wilkinson, D., S. B. Squire, and P. Garner. 1998. Effect of preventive treatment for tuberculosis in adults infected with HIV: systematic review of randomised placebo controlled trials. *British Medical Journal* 317:625–29.

Williams, B. G. 2013. Could ART increase the population level incidence of TB? *ArXiv* arxiv.org/labs/1302.0503.

Williams, B. G., K. De Cock, P. Glaziou, R. Granich, A. Sharma, and C. Dye. 2010. Anti-retroviral therapy for tuberculosis control in nine African countries. *Proceedings of the National Academy of Sciences USA* 107:19485–89.

Williams, B. G., and C. Dye. 2003. Antiretroviral drugs for tuberculosis control in the era of HIV/AIDS. *Science* 301:1535–37.

Williams, B. G., R. Granich, L. S. Chauhan, N. S. Dharmshaktu, and C. Dye. 2005. The impact of HIV/AIDS on the control of tuberculosis in India. *Proceedings of the National Academy of Sciences USA* 102:9619–24.

Williams, B. G., E. L. Korenromp, E. Gouws, G. P. Schmid, B. Auvert, and C. Dye. 2006. HIV infection, anti-retroviral therapy and CD4+ cell count distributions in African populations. *Journal of Infectious Diseases* 194:1458.

Woldehanna, S., and J. Volmink. 2004. Treatment of latent tuberculosis infection in HIV infected persons. *Cochrane Database Systematic Reviews* 1:CD000171.

Wood, R., H. Liang, H. Wu, K. Middelkoop, T. Oni, M. X. Rangaka, R. J. Wilkinson, L. G. Bekker, and S. D. Lawn. 2010. Changing prevalence of tuberculosis infection with increasing age in high-burden townships in South Africa. *International Journal of Tuberculosis and Lung Disease* 14:406–12.

Woolhouse, M. E., C. Dye, J. F. Etard, T. Smith, J. D. Charlwood, G. P. Garnett, P. Hagan, et al. 1997. Heterogeneities in the transmission of infectious agents: Implications for the design of control programs. *Proceedings of the National Academy of Sciences USA* 94:338–42.

World Health Organization. 1991. *Forty-fourth World Health Assembly, Resolutions and Decisions*. Resolution WHA 44.8. Geneva: World Health Organization.

———. 2004. BCG vaccine. *Weekly Epidemiological Record* 79:27–38.

———. 2007a. *Global Tuberculosis Control: Surveillance, Planning, Financing*. Geneva: World Health Organization.

———. 2007b. *Tuberculosis Infection Control in the Era of Expanding Care and Treatment*. Geneva: World Health Organization.

———. 2008. *Anti-Tuberculosis Drug Resistance in the World*. Fourth Global Report. Geneva: World Health Organization.

———. 2010a. *Global Tuberculosis Control 2010*. Geneva: World Health Organization.

———. 2010b. *The World Health Report 2010. Health Systems Financing: The Path to Universal Coverage*. Geneva: World Health Organization.

———. 2011. *Global Tuberculosis Control: WHO Report 2011*. Geneva: World Health Organization.

———. 2012a. *Global Tuberculosis Control: WHO Report 2012*. Geneva: World Health Organization.

———. 2012b. *WHO Policy on Collaborative TB/HIV Activities: Guidelines for National Programmes and Other Stakeholders*. Geneva: World Health Organization.

———. 2013a. *Global Tuberculosis Control: WHO Report 2013*. Geneva: World Health Organization.

———. 2013b. *Global Update on HIV Treatment 2013: Results, Impact and Opportunities*. Geneva: World Health Organization.

———. 2013c. *The World Health Report 2013: Research for Universal Health Coverage*. Geneva: World Health Organization.

———. 2014a. *Global Strategy and Targets for Tuberculosis Prevention, Care and Control after 2015*. Geneva: World Health Organization.

———. 2014b. Global strategy and targets for tuberculosis prevention, care and control after 2015. In *Executive Board 134th session, EB134/12*. Geneva: World Health Organization.

———. 2014c. *Global Tuberculosis Control: WHO Report 2014*. Geneva: World Health Organization.

World Health Organization and International Union Against Tuberculosis And Lung Disease. 2004. *Anti-Tuberculosis Drug Resistance in the World: Third Global Report*. WHO/IUATLD Global Project on Anti-Tuberculosis Drug Resistance Surveillance. Geneva: World Health Organization.

Wu, P., B. J. Cowling, C. M. Schooling, I. O. Wong, J. M. Johnston, C. C. Leung, C. M. Tam, and G. M. Leung. 2008. Age-period-cohort analysis of tuberculosis notifications in Hong Kong from 1961 to 2005. *Thorax* 63:312–16.

Wu, P., E. H. Lau, B. J. Cowling, C. C. Leung, C. M. Tam, and G. M. Leung. 2010. The transmission dynamics of tuberculosis in a recently developed Chinese city. *PLoS One* 5:e10468.

Yaesoubi, R., and T. Cohen. 2013. Identifying dynamic tuberculosis case-finding policies for HIV/TB coepidemics. *Proceedings of the National Academy of Sciences of the United States of America* 110:9457–62.

Yang, C., T. Luo, G. Sun, K. Qiao, K. Deriemer, J. Mei, and Q. Gao. 2012. Mycobacterium tuberculosis Beijing strains favor transmission but not drug resistance in China. *Clinical Infectious Diseases* 55:1179–87.

Yang, W. T., C. R. Gounder, T. Akande, J. W. De Neve, K. N. McIntire, A. Chandrasekhar, A. de Lima Pereira, et al. 2014. Barriers and delays in tuberculosis diagnosis and treatment services: Does gender matter? *Tuberculosis Research and Treatment* 2014:461935.

Yimer, S. A., C. Holm-Hansen, D. G. Storla, and G. A. Bjune. 2014. Tuberculosis management time: An alternative parameter for measuring the tuberculosis infectious pool. *Tropical Medicine & International Health* 19:313–20.

Yirdaw, K. W., D. Jerene, Z. Gashu, M. E. Edginton, A. M. Kumar, Y. Letamo, B. Feleke, et al. 2014. Beneficial effect of Isoniazid preventive therapy and antiretroviral therapy on the incidence of tuberculosis in people living with HIV in Ethiopia. *PLoS One* 9:e104557.

Young, D. B., and C. Dye. 2006. The development and impact of tuberculosis vaccines. *Cell* 124:683–87.

Young, D. B., H. P. Gideon, and R. J. Wilkinson. 2009. Eliminating latent tuberculosis. *Trends in Microbiology* 17:183–88.

Young, D. B., J. Stark, and D. Kirschner. 2008. Systems biology of persistent infection: Tuberculosis as a case study. *Nature Reviews Microbiology* 6:495–64.

Young, T. A. 1815. *Practical and Historical Treatise on Consumptive Disease.* London: Thomas Underwood and John Callow.

Zaridze, D., P. Brennan, J. Boreham, A. Boroda, R. Karpov, A. Lazarev, I. Konobeevs-kaya, et al. 2009. Alcohol and cause-specific mortality in Russia: a retrospective case-control study of 48,557 adult deaths. *Lancet* 373:2201–14.

Zelner, J. L., M. B. Murray, M. C. Becerra, J. Gales, L. Lecca, R. Calderon, R. Yataco, et al. 2014. Age-specific risks of tuberculosis infection from household and community exposures and opportunities for intervention in a high-burden setting. *American Journal of Epidemiology* 180:853–61.

Zignol, M., M. Dara, A. S. Dean, D. Falzon, A. Dadu, K. Kremer, H. Hoffmann, S. Hoffner, and K. Floyd. 2014. Drug-resistant tuberculosis in the WHO European Region: an analysis of surveillance data. *Drug Resistance Updates* 16:108–15.

Zignol, M., S. M. Hosseini, A. Wright, C. Lambregts-van-Weezenbeek, P. Nunn, B. G. Williams, and C. Dye. 2006. Global incidence of multidrug resistant tuberculosis. *Journal of Infectious Diseases* 194:479–85.

Zignol, M., W. van Gemert, D. Falzon, C. Sismanidis, P. Glaziou, K. Floyd, and M. Raviglione. 2012. Surveillance of anti-tuberculosis drug resistance in the world: An updated analysis, 2007–2010. *Bulletin of the World Health Organization* 90:111–19.

Zumla, A., S. H. Gillespie, M. Hoelscher, P.P.J. Philips, S.T.C. Cole, I. Abubakar, T. D. McHugh, et al. 2014. New antituberculosis drugs, regimens, and adjunct therapies: Needs, advances, and future prospects. *Lancet Infectious Diseases* 14:327–40.

Zumla, A., M. Schito, and M. Maeurer. 2014. Advancing the portfolio of tuberculosis diagnostics, drugs, biomarkers, and vaccines. *Lancet Infectious Diseases* 14:267–69.

索　引

DOTS　　29,89

57检